Pädiatrie upgrade 2002

B. Koletzko · D. Reinhardt
S. Stöckler-Ipsiroglu (Hrsg.)

Springer

Berlin
Heidelberg
New York
Barcelona
Hongkong
London
Mailand
Paris
Tokio

Pädiatrie upgrade 2002

Weiter- und Fortbildung

B. Koletzko · D. Reinhardt

S. Stöckler-Ipsiroglu (Hrsg.)

Mit 79 Abbildungen und 82 Tabellen

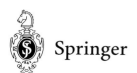 Springer

Professor Dr. med. B. Koletzko
Dr. von Haunersches Kinderspital
Ludwig-Maximilians-Universität
Lindwurmstr. 4
D-80337 München

Professor Dr. med. D. Reinhardt
Dr. von Haunersches Kinderspital
Ludwig-Maximilians-Universität
Lindwurmstr. 4
D-80337 München

Professor Dr. med. Sylvia Stöckler-Ipsiroglu
Universitätsklinik für Kinder- und Jugendheilkunde
Währinger Gürtel 18-20
A-1090 Wien

Aus der Zeitschrift: Monatsschrift Kinderheilkunde; Auswahl 2000/2001

ISBN 3-540-43401-1 Springer-Verlag Berlin Heidelberg New York

Die Deutsche Bibliothek - CIP-Einheitsaufnahme
Pädiatrie upgrade ...: Weiter- und Fortbildung. - Berlin ; Heidelberg ; New York ; Barcelona ;
Hongkong ; London ; Mailand ; Paris ; Tokio : Springer, 2002

Springer-Verlag Berlin Heidelberg New York
ein Unternehmen der BertelsmannSpringer Science+Business Media GmbH

http://www.springer.de/medizin

Lektoratsplanung: Renate Scheddin
Umschlaggestaltung: design & production GmbH, Heidelberg
Druck- und Buchbinderarbeiten: Mercedes Druck GmbH, Berlin

SPIN: 10874605   26/3160 – 5 4 3 2 1 0 – Gedruckt auf säurefreiem Papier

Vorwort

Die Kinder- und Jugendheilkunde zeichnet sich nicht zuletzt durch eine besonders vielseitige ärztliche Tätigkeit aus, die eine der Attraktionen des Fachgebietes ausmacht. Der Arzt wird durch altersabhängige Besonderheiten von Säuglingen, Kindern und Jugendlichen herausgefordert. Hinzu kommt die für die Pädiatrie charakteristische, ganzheitliche Zugangsweise zum Patienten ohne Begrenzung auf ein Organsystem. Entsprechend erfordert gerade die ärztliche Betreuung von Kindern und Jugendlichen ein breites medizinisches Wissen mit regelmäßiger, qualifizierter Fort- und Weiterbildung. In jedem Heft der Monatsschrift für Kinderheilkunde werden seit 1992 Fortbildungsartikel publiziert, die von ausgewiesenen Experten ihres Gebietes verfaßt und kritisch redigiert sind. Diese Fortbildungsbeiträge bieten in didaktisch klar gegliederter Form einen an der ärztlichen Praxis orientierten Überblick über den aktuellen Wissensstand der Pädiatrie. Dabei ist der Anspruch der Autoren und der Rubrikherausgeber, die Beiträge so interessant und lebendig zu gestalten, dass der Leser auch am späten Abend nach einem langen Arbeitstag noch von ihnen gefesselt wird. Der hier vorliegende Jahresband enthält 19 neue Fortbildungsbeiträge aus unterschiedlichen Bereichen der Pädiatrie. Die Lektüre ermöglicht dem Facharzt für Kinder- und Jugendheilkunde die Überprüfung und Aktualisierung seines Wissens. Dem in der pädiatrischen Weiterbildung tätige Arzt wird das Basiswissen des Fachgebietes nahegebracht und die Vorbereitung auf die Facharztprüfung erleichtert. Ärzte anderer Fachgebiete erhalten einen Einblick in die aktuellen Entwicklungen der Pädiatrie. Möge die Lektüre anregend und von praktischem Nutzen sein!

München, im April 2002

Univ.-Prof. Dr. med. Berthold Koletzko

Inhalt

Autoren

BAHUAU, M., Service de Biochimie et Biologie Moleculaire Hôpital d´enfant Armand-Trousseau, Paris, Frankreich

BEBLO, S., Dr., Dr. von Haunersches Kinderspital, Ludwig-Maximilians-Universität, Lindwurmstr.4, 80337 München

BEHRENS, R., Prof. Dr., Pädiatrische Gastroenterologie Hepalogie und Endoskopie, Universitätsklinik für Kinder und Jugendliche, Loschgestr. 15, 91054 Erlangen

BROERING, D.C., Dr., Chirurgische Klinik und Poliklinik Abt. für Hepatobiliäre Chirurgie, Universitätsklinikum Hamburg Eppendorf, Martinistr. 52, 20246 Hamburg

BURDELSKI, M., Prof. Dr., Klinik und Poliklinik für Kinder-und Jugendmedizin, Universitätsklinikum Hamburg Eppendorf, Martinistr. 52, 20246 Hanburg

EIFF, C., Dr. von, Institut für Medizinische Mikrobiologie, Westfälische-Wilhelms-Universität, Münster, Domagkstr. 10, 48149 Münster

FÄRBER, D., Prof. Dr., Kinder-und Poliklinik der Technischen Universität München, Kölner Platz 1, 80804 München

GANSCHOW, R., Dr., Klinik und Poliklinik für Kinder-und Jugendmedizin, Universitätsklinikum Hamburg Eppendorf, Martinistr. 52, 20246 Hanburg

GERIKE, E., Dr., Nationales Referenzzentrum für Masern, Mumps, Röteln, Robert-Koch-Institut, Nordufer 20, 13353 Berlin

GERNER, P., Dr., Zentrum für Kinder-und Jugendmedizin Wuppertal, Kooperierende Klinik der Universität Witten/Herdecke, Heusnerstr.40, 42283 Wuppertal

GRIESE, M., Prof. Dr., Dr. von Haunersches Kinderspital, Ludwig-Maximilians-Universität, Pettenkoferstr. 8a, 80336 München

HABERMEHL, P., Dr., Pädiatrische Infektiologie, Zentrum für Präventive Pädiatrie, Johannes-Gutenberg-Universität Mainz, Langenbeckstr.1, 55101 Mainz

HAHN, H., Kinder-und Poliklinik der Technischen Universität München, Kölner Platz 1, 80804 München

HANDRICK, W., Prof. Dr., Ärztliches Labor Dr. Bertold&Koll, Am Kleistpark 1, 15230 Frankfurt/Oder

HEININGER, U., PD Dr., Universitäts-Kinderspital bei der Basel UKBB, Postfach, 4005 Basel, Schweiz

HERPERTZ-DAHLMANN, B., Prof. Dr., Klinik und Poliklinik für Kinder-und Jugendpsychiatrie und Psychotherapie, Rheinisch-Westfälische Technische Hochschule, 52057 Aachen

HOFFMANN, G.F., Prof. Dr., Stoffwechselzentrum Universitätskinderklinik Heidelberg, INF 150, 69120 Heidelberg

HOLTKAMP, K., Dr., Klinik und Poliklinik für Kinder-und Jugendpsychiatrie und Psychotherapie, Rheinisch-Westfälische Technische Hochschule, 52057 Aachen

KNUF, M., Dr., Pädiatrische Infektiologie, Zentrum für Präventive Pädiatrie, Johannes-Gutenberg-Universität Mainz, Langenbeckstr.1, 55101 Mainz

KOLETZKO, B., Prof. Dr., Dr. von Haunersches Kinderspital, Ludwig-Maximilians-Universität, Lindwurmstr.4, 80337 München

KOSCH, A., Dr., Universitäts-Kinderklinik Pädiatrische Hämatologie und Onkologie, Albert-Schweitzerstr.33, 48149 Münster

KRIES, R., Prof. Dr. von, Institut für Soziale Pädatrie und Jugendmedizin, LMU München, Heiglhofstr. 63, 81377 München

MÜLLER, L., Dr., Chirurgische Klinik und Poliklinik Abt. für Hepatobiliäre Chirurgie Universitätsklinikum Hamburg Eppendorf, Martinistr. 52, 20246 Hamburg

MUNTAU, A., Dr., Dr. von Haunersches Kinderspital, Ludwig-Maximilians-Universität, Lindwurmstr.4, 80337 München

NICOLAI, T., Prof. Dr., Dr. von Haunersches Kinderspital, Ludwig-Maximilians-Universität, Lindwurmstr.4, 80337 München

NOWAK-GÖTTL, U., Prof. Dr., Universitäts-Kinderklinik, Pädiatrische Hämatologie und Onkologie, Albert-Schweitzerstr.33, 48149 Münster

NÜßLEIN, T.G., Dr., Klinik für Kinder-und Jugendmedizin im St. Josef-Hospital, Universitätsklinik, Alexandrinenstr. 5, 44791 Bochum

PETERMANN, F., Prof. Dr., Zentrum für Rehabilitationsforschung Lehrstuhl Klinische Psychologie und Kinderambulanz, Universität Bremen, Grazerstr.6, 28359 Bremen

PRIETSCH, Viola, Dr., Stoffwechselzentrum, Universitätskinderklinik Heidelberg, INF 150, 69120 Heidelberg

REINHARDT, D., Prof. Dr., Dr. von Haunersches Kinderspital, Ludwig-Maximilians-Universität, Lindwurmstr. 4, 80337 München

ROGIERS, X., Prof. Dr., Chirurgische Klinik und Poliklinik, Abt. für Hepatobiliäre Chirurgie, Universitätsklinikum Hamburg Eppendorf, Martinistr. 52, 20246 Hamburg

ROST, I., Dr., Abt. für medizinische Genetik Kinderklinik und Kinderpoliklinik im Dr. von Haunerschen Kinderspital der LMU München, Goethestr. 29, 80336 München

ROTH, E., Dr.phil., Klinik und Poliklinik für Kinder-und Jugendpsychiatrie, Universität Würzburg, Füchsleinstr.15, 97080 Würzburg

STEINHAUSEN, H.-C., Prof. Dr. Dr., Zentrum für Kinder-und Jugendpsychiatrie (ZKJP), Universität Zürich, Neumünsterallee 9, Postfach, 8032 Zürich, Schweiz

STÖCKLER-IPSIROGLU, Sylvia, Prof. Dr., Universitätsklinik für Kinder- und Jugendheilkunde, Währinger Gürtel 18-20, 1090 Wien, Österreich

TISCHER, A., Dr., Nationales Referenzzentrum für Masern, Mumps, Röteln, Robert-Koch-Institut, Nordufer 20, 13353 Berlin

TREDANO, M., Service de Biochimie et Biologie Moleculaire, Hôpital d´Enfant Armand-Trousseau, Paris, Frankreich

TSCHÄPE, H., Prof. Dr., Nationales Referenzzentrum für Salmonellen und andere Enteritiserreger, Robert-Koch-Institut (Bereich Wernigerode), Burgstr. 37, 38855 Wernigerode

VOLZ, S., Pädiatrische Infektiologie, Zentrum für Präventive Pädiatrie, Johannes-Gutenberg-Universität Mainz, Langenbeckstr.1, 55101 Mainz

WARNKE., A., Prof. Dr., Klinik und Poliklinik für Kinder-und Jugendpsychiatrie Universität Würzburg, Füchsleinstr.15, 97080 Würzburg

WIRTH, S., Zentrum für Kinder-und Jugendmedizin Wuppertal Kooperierende Klinik der Universität Witten/Herdecke , Heusnerstr.40, 42283 Wuppertal

ZELL, A., Pädiatrische Infektiologie Zentrum für Präventive Pädiatrie Johannes-Gutenberg-Universität Mainz, Langenbeckstr.1, 55101 Mainz

ZSCHOCKE, J., Dr. Dr. med., Stoffwechselzentrum, Universitätskinderklinik Heidelberg, INF 150, 69120 Heidelberg

Monatsschr Kinderheilkd
2001 · 149:1398–1405 © Springer-Verlag 2001

W. Handrick[1] · C. von Eiff[2]
[1] Klinik und Poliklinik für Kinder und Jugendliche, Universität Leipzig
[2] Institut für Medizinische Mikrobiologie, Westfälische Wilhelms-Universität Münster

Durch *Staphylococcus aureus* verursachtes Toxic-shock-Syndrom

Das durch *Staphylococcus aureus* verursachte Toxic-shock-Syndrom (TSS) ist eine akute febrile, exanthematische, multisystemische Erkrankung. Obwohl das TSS 1978 von Todd et al. erstmals bei Kindern beobachtet wurde, setzte man diese Erkrankung in den folgenden Jahren praktisch mit dem menstruellen TSS gleich. In der Folgezeit nahm aber der Anteil menstrueller Fälle ab und der nicht-menstrueller TSS-Fälle zu (1994 in den USA 42%). Die Bedeutung des TSS liegt v. a. in der nicht unerheblichen Akutletalität und dem Risiko bleibender Spätfolgen.

Epidemiologie

TSS-Erkrankungen sind relativ selten. Bei entsprechenden Symptomen und Befunden wird deshalb oft erst spät oder gar nicht an ein TSS gedacht. Heute erkranken v. a. jüngere Erwachsene, aber auch Kinder beiderlei Geschlechts. In den USA lag das Durchschnittsalter der Patienten mit menstruellem TSS seit den 80er Jahren bei 22–23 Jahren, das der Patienten mit nicht-menstruellem TSS (Frauen und Männer) bei 27–30 Jahren. 1994 betrug der Anteil nicht-menstrueller TSS-Fälle in den USA 42%. Kinder <10 Jahren erkranken sehr selten an einem TSS. Beim TSS handelt es sich meist um sporadische Erkrankungen, vereinzelt wurde auch über nosokomiale Infektionen berichtet.

Ätiopathogenese

Der bakterielle Erreger des TSS ist *Staphylococcus aureus*. Für das menstruationsassoziierte Krankheitsbild wurden Isolationsraten von *Staphylococcus aureus* bei Vaginal- bzw. Zervixabstrichen zwischen 74 und 98% berichtet, bei gesunden menstruierenden Frauen lagen die Trägerraten dagegen mit 1,5–16% deutlich niedriger. Die Staphylokokkenstämme beim TSS gehören meist zur Phagengruppe 1, speziell wurden die Phagentypen 29 und 52 gefunden. Bei manchen TSS-Patienten handelt es sich offensichtlich „nur" um eine Besiedlung (z. B. Vagina, Respirationstrakt), in vielen Fällen aber um eine Infektion durch Toxin produzierende *Staphylococcus-aureus*-Stämme.

Bei ▶**primären** durch *Staphylococcus aureus* verursachten Infektionen kommt es überwiegend zu Haut-, Schleimhaut- und Weichteilinfektionen (z. B. Abszesse, Phlegmonen), seltener zu „tieferen" Organinfektionen (z. B. Osteomyelitis, Arthritis, Pyomyositis, Endokarditis, Pneumonie, Tracheitis, Sinusitis, Nierenabszess, Mastitis) bzw. Sepsis.

Zu den ▶**sekundären Staphylococcus-aureus-Infektionen**, die durch ein TSS kompliziert werden können, zählen solche nach Operationen, Instrumentationen, thermischen Schädigungen, Insektenstichen, Verletzungen, respiratorischen Virus-

Menstruelles und nicht-menstruelles TSS

Das TSS kommt selten vor

Es erkranken v. a. jüngere Erwachsene und Adoleszenten

Staphylococcus-aureus-Stämme der Phagengruppe 1, die Toxin produzieren

▶ **Primäre Staphylococcus-aureus-Infektionen**

▶ **Sekundäre Staphylococcus-aureus-Infektionen**

Prof. Dr. W. Handrick
Ärztliches Labor Dr. Berthold & Koll., Am Kleistpark 1, 15230 Frankfurt/Oder

infektionen, Varizellen, Geburt bzw. Abort. Der zeitliche Abstand zum vorausgegangenen Eingriff kann beim postoperativen TSS einige Tage bis mehrere Wochen betragen (u.U. ist der Patient bei Beginn der Symptomatik bereits aus der Klinik entlassen).

Dass die Verwendung von vaginalen Tampons während der Menstruation einen signifikanten Risikofaktor darstellt, konte in mehreren kontrollierten Studien in den USA nachgewiesen werden (über 90% der Patientinnen mit menstruellem TSS benutzten Tampons). Besonders Tampons mit hoher Saugfähigkeit wurden mit dem Auftreten eines TSS assoziiert. Typischerweise tritt das menstruelle TSS in der Zeit zwischen Mitte und Ende einer Menstruation auf.

Staphylococcus-aureus-Toxine

Das ▶Spektrum der von Staphylococcus aureus gebildeten Toxine umfasst u. a. Hämolysine, die epidermolytischen Toxine (Exfoliativtoxine) ETA und ETB, Toxic-shock-Syndrome-Toxin1 (TSST-1) und mehrere Enterotoxine. Neben den klassischen Enterotoxinen SEA-SEE ist die Reihe der Enterotoxine in den letzten Jahren durch weitere Vertreter (SEG, SEH, SEI, SEJ) ergänzt worden.

Neben durch das TSST-1 ausgelösten Schocksyndromen wurden auch solche durch die Enterotoxine B, C und H beschrieben. TSST-1-negative Stämme von Staphylococcus aureus, die ein TSS hervorrufen, bilden dabei ein oder mehrere dieser Enterotoxine.

Das ▶TSST-1, zuerst als „Enterotoxin F" bezeichnet, wurde bei 90–100% der Staphylococcus-aureus-Stämme von menstruellen und bei 40–60% der Stämme von nicht-menstruellen TSS-Patienten nachgewiesen. ▶Enterotoxin B kommt bei 40–50% der Staphylococcus-aureus-Stämme von nicht-menstruellen TSS-Fällen vor. Dagegen wird der heterogene ▶Enterotoxin C-Typ (SEC_{1-3}, SEC_{Bovine}, SEC_{Ovine}) nur selten (3%) als Erreger von nicht-menstruellen TSS-Fällen gefunden.

Entsprechende Untersuchungen haben ergeben, dass ein bestimmtes Milieu (ähnlich dem in der Vagina während der Menstruation) die Toxinproduktion fördert (neutraler pH, hohe Pco_2-Konzentration, hohe Proteinkonzentration).

Die genannten Toxine gehören zu pyrogenen Exotoxinen, die als ▶Superantigene fungieren, d. h. sie stimulieren bereits in geringen Konzentrationen T-Lymphozyten, die über eine spezifische V-β-Region verfügen. Durch die Stimulation kommt es zu einer massiven ▶Ausschüttung verschiedener Zytokine (IL-1, TNF-α), die komplexe, sich verstärkende Wechselwirkungen aufweisen. Klinische Folgen der massiven Zytokinausschüttung sind Fieber, Absinken des Gefäßtonus, Endothelschädigung („capillary leak syndrome"), Hypotension, interstitielles Ödem, vaskuläre Kongestion, ischämische Organschädigung.

Histologisch finden sich keine Hinweise auf eine bakterielle Invasion, sondern nur minimale Entzündungsreaktionen, perivaskuläre mononukleäre Infiltrate und interstitielles Ödem (TNF-α hemmt die Mobilisierung der neutrophilen Granulozyten).

Antikörper gegen Staphylococcus-aureus-Toxine

Ob es bei einem Menschen mit Besiedlung bzw. Infektion durch einen Toxin produzierenden Staphylococcus-aureus-Stamm zu einem TSS kommt oder nicht, hängt auch davon ab, ob der Patient über ▶Anti-TSST-1-Antikörper verfügt.

Viele Erwachsene erwerben solche Antikörper, ohne an einem TSS erkrankt gewesen zu sein. So haben 90% der gesunden Erwachsenen entsprechende Antikörpertiter. Personen, die keine Anti-TSST-1-Antikörper aufweisen, hatten of-

Tabelle 1

Diagnostisch relevante klinische Symptome und Befunde bei Toxic-shock-Syndrom

Hauptkriterien
- Fieber (>38,9℃)
- Haut: diffuse, makuläre Erythrodermie
- Nach 1–2 Wochen Schuppung (Handinnenflächen, Fußsohlen, Finger, Zehen)
- Herz-Kreislauf: Hypotension, orthostatische Dysregulation, Tachykardie, Zyanose, Ödeme, Schock

Nebenkriterien
- Schleimhaut (Konjunktiva, Pharynx, Vagina): Hyperämie, Ulzera
- Magen-Darm-Trakt: Erbrechen, wässrige Durchfälle, Bauchschmerzen
- Muskulatur: Myalgien
- Lunge: Tachypnoe, ARDS
- Niere: Oligurie, Kreatininanstieg
- Leber: Anstieg von Transaminasen/Bilirubin
- Blut: Thrombozytopenie, DIC
- ZNS: Kopfschmerzen, Somnolenz, Konfusion (keine fokalen Zeichen)

▶Laboruntersuchungen

Tabelle 2
Hinweisende Laborbefunde beim TSS

Blut
Pathologische Nieren und Lebertests
Neutrophilie, Linksverschiebung,
Anämie
Thrombozytopenie
Pathologische Gerinnungswerte
Hypokalzämie, Hypophosphatämie
Erhöhte Kreatinphosphokinase
Meist negative Blutkulturen

Urin
„Sterile" Leukozyturie

Liquor
Pleozytose

Punktate, Eiter, Abstriche
Staphylococcus-aureus-Nachweis

Fast alle Organe können betroffen sein

Hauptkriterien der CDC: Fieber, Erythrodermie, Hautschuppung, Hypotension

Ein negativer bakteriologischer Befund schließt das Vorliegen eines TSS nicht aus.

Die serologische Untersuchung ist keine Routinemethode!

fenbar noch keinen Kontakt mit Toxin produzierenden *Staphylococcus-aureus*-Stämmen oder aber sie sind nicht in der Lage, solche Antikörper zu produzieren. Letzteres dürfte v. a. bei Frauen mit rezidivierenden menstruellen TSS-Episoden eine Rolle spielen. Möglicherweise kommt es auch im Rahmen des TSS zu einer Hemmung der Antikörpersynthese.

Klinische Symptome und Befunde

Das TSS ist eine akut bzw. perakut beginnende multisystemische Erkrankung. Bei schlechtem Allgemeinzustand können fast alle Organe des Körpers mehr oder weniger betroffen sein.

Ein TSS liegt vor, wenn die in Tabelle 1 aufgeführten Hauptkriterien und ≥3 Nebenkriterien erfüllt sind (CDC-Kriterien).

Nicht selten beginnt die Erkrankung akut mit Fieber, Erbrechen und Durchfall. Typisch sind systolische Blutdruckwerte von <90 mmHg bzw. bei Kindern unterhalb der 5. Perzentile der altersspezifischen Normwerte. Das Exanthem wird als sonnenbrandähnlich bzw. skarlatiniform beschrieben. Auch Gallenblasenhydrops und Pankreatitis können vorkommen. Ausgeprägte Ödeme sind weniger bedingt durch Nierenversagen oder Hyperhydratation, sondern v. a. Folge des „capillary leak syndrome", d. h. die intravasale Flüssigkeit diffundiert ins Gewebe.

Diagnostik

Die Diagnose „TSS" kann durch verschiedene, z. T. aufwändige ▶Laboruntersuchungen gestützt werden: Untersuchung der *Staphylococcus-aureus*-Stämme zur Detektion der Toxinproduktion, Nachweis der Toxingene mittels PCR, Nachweis von Antikörpern gegen TSST-1 und SEB im Patientenserum, Bestimmung des Anteils V-β_2-positiver Lymphozyten.

In der Routinediagnostik basiert die Diagnose aber letztendlich auf der Synopsis klinischer Symptome und Befunde sowie hinweisender Laborbefunde. Tabelle 2 enthält wichtige, auf ein TSS hinweisende Laborbefunde.

Nachweis von *Staphylococcus aureus*

Je nach klinischer Situation sollte versucht werden, den „Fokus" zu identifizieren und in Sekreten (Vagina, Wunden), Abstrichen (Nase, Rachen), Urin, Blut oder Liquor den Erreger nachzuweisen. Zur mikrobiologischen Diagnosesicherung können isolierte *Staphylococcus-aureus*-Stämme auf ihre Fähigkeit zur Toxinbildung untersucht werden. Es ist jedoch zu beachten, dass Toxin bildende *Staphylococcus-aureus*-Stämme auch bei Gesunden vorkommen können.

Trotz typischer klinischer Symptome und Befunde gelingt es aber oft nicht, einen *Staphylococcus-aureus*-Stamm anzuzüchten, da viele Patienten bereits zuvor mit Antibiotika behandelt wurden. Ein negativer bakteriologischer Befund schließt also das Vorliegen eines TSS nicht aus.

Nachweis von Antikörpern gegen TSST-1 und SEB im Serum

Serologische Untersuchungen beim TSS können ergänzend herangezogen werden. Eine hoher Titer von Antikörpern gegen TSST-1 zu Beginn der Erkrankung kann als protektiv angesehen werden, wohingegen ein niedriger Antikörperspiegel zu Beginn der Erkrankung (ggf. mit einem späteren Anstieg) als Hinweis auf ein TSS gewertet werden muss. Auch in größeren Studien zeigte sich, dass Antikörpertiter gegen TSST-1 von akut an TSS erkrankten Patienten und gesunden Kon-

Tabelle 3
Differenzialdiagnosen zum TSS

Staphylococcus aureus
Staphylococcal scalded skin syndrome (SSSS)
Sepsis bzw. septischer Schock

A-Streptokokken
Scharlach
Streptokokken-TSS
Sepsis bzw. septischer Schock

Andere Erreger
Meningokokkensepsis
Leptospirose
Rickettsiosen
Masern
Enterovirusinfektionen

Nicht-infektiöse Erkrankungen
TEN/Stevens-Johnson-Syndrom/Erythema
exsudativum multiforme
Kawasaki-Syndrom
Arzneimittelnebenwirkung

Klinisch-chemische und
hämatologische Diagnostik

trollpersonen signifikant unterschiedlich sind. So fanden Crass et al. bei akut Erkrankten in 82% niedrige Antikörperspiegel, bei Gesunden hingegen hohe Titer vom >1:800. Ein Großteil der Normalpopulation scheint daher durch stille Feiung geschützt.

Strikte Indikationen zur Durchführung der serologischen Untersuchungen sind ungewöhnliche bzw. rekurrente Verläufe.

Weitere mikrobiologische Untersuchungen

Negative Ergebnisse von Untersuchungen zum Nachweis von Antikörpern gegen Leptospiren, Legionellen, Rickettsien, Rötelnvirus und Masernvirus unterstützen die Verdachtsdiagnose „TSS".

Sonstige Diagnostik

Im Blut können eine mäßiggradige bis ausgeprägte Leukozytose nachweisbar sein sowie eine deutliche Neutrophilie (80–90%) mit Linksverschiebung im Differenzialblutbild, Thrombozytopenie, beschleunigter BSR sowie erhöhten Werten bei Transaminasen, Amylase, Harnstoff, Kreatinin, Bilirubin, Kreatinphosphokinase. Oft findet sich eine Hypokalzämie (Tabelle 2).

Bei einigen Patienten lassen sich Proteinurie, Leukozyturie und Hämaturie nachweisen. Je nach klinischer Symptomatik sind EKG, EEG, Röntgen- bzw. Ultraschalluntersuchungen indiziert.

Differenzialdiagnosen

In Tabelle 3 sind die wichtigsten Erkrankungen aufgeführt, die als Differenzialdiagnosen zum TSS in Betracht kommen.

Tabelle 4.
Differenzierung zwischen TSS und Kawasaki-Syndrom

	Toxisches Schocksyndrom	Kawasaki-Syndrom
Alter der Patienten	meist >14 Jahre	In etwa 85% <4 Jahre
Durchschnittsalter	23 Jahre (menstruell) 30 Jahre (nicht-menstruell)	
Saisonalität	–	Später Winter, Frühjahr
Männlich:Weiblich	1:1,2	1,5:1
Assoziation zur Menstruation	+ (in 50–60%)	–
Hypotonie	+	–
Diarrhö	+	–
Zervikale LKS	–	+ (in 50–75%)
Myalgie	+	-
Herzbeteiligung	((+))	+
Kreatininanstieg	+ (in 60–90%)	–
Staphylococcus-aureus-Nachweis	+	–
Thrombozytenzahl	↓	↑ (nach dem 7. Tag)

Wichtig ist die Unterscheidung zwischen TSS und Kawasaki-Syndrom.

Im Vordergrund stehen Schockbehandlung und Monitoring auf der Intensivtherapiestation.

Tabelle 5
Therapie des TSS
Organspezifische supportive Maßnahmen gegen
Hypotension
Arrhythmie
Ateminsuffizienz
Niereninsuffizienz
Therapie der Infektion
i.-v.-Antibiotikum: Isoxazolylpenizillin oder Cephalosporin der 2. Generation in Kombination mit Clindamycin (Stopp der Toxinproduktion)
Fokussanierung (Drainage, Spülung)
Fremdkörperentfernung (z. B. Tampon)
Methylprednisolon/Dexamethason?
Immunglobulin?

Besonders wichtig ist die Unterscheidung zwischen TSS und Kawasaki-Syndrom (Tabelle 4). Die Patienten mit Kawasaki-Syndrom sind meist weniger schwer erkrankt als TSS-Patienten. Gemeinsam sind beiden Krankheiten das hohe Fieber, die Hyperämie der Schleimhäute und das Exanthem mit nachfolgender Hautschuppung. Myalgie, Erbrechen, Bauchschmerzen, Durchfall und Schock fehlen jedoch beim Kawasaki-Syndrom.

Therapie

TSS-Patienten bedürfen eines engmaschigen Monitorings (u. a. Messung des zentralen Venendrucks) auf einer Intensivtherapiestation. Tabelle 5 enthält die wichtigsten therapeutischen Maßnahmen beim TSS. Im Vordergrund steht die symptomatische Therapie, d. h. v. a. eine konsequente Schocktherapie mit Volumen- und Elektrolytsubstitution, ggf. auch eine Gabe von Sauerstoff und Katecholaminen.

Bei Lungen- oder Nierenversagen sind künstliche Beatmung bzw. Dialysebehandlung indiziert. Tamponentfernung und Vaginallavage sollten in jedem Fall von menstruationsassoziierter Erkrankung erfolgen. Bei bekanntem infektiösen Fokus (z. B. Sinusitis, Arthritis, Osteomyelitis) sind ggf. chirurgische Eingriffe (mit Drainage und evtl. Spülung) indiziert.

▶ **Antibiotiktherapie**
Clindamycin spielt eine besondere Rolle.

Nach Abnahme entsprechender Kulturen ist eine frühzeitige Behandlung mit einem gegenüber Staphylokokken wirksamen ▶**Antibiotikum** (z. B. Isoxazolylpenizillin oder Zephalosporin der 2. Generation) einzuleiten. Clindamycin soll darüber hinaus die Toxinproduktion hemmen und erscheint daher als Kombinationspartner sinnvoll.

Die Antibiotika verhindern eine weitere Toxinproduktion sowie Rezidive, haben aber auf die bereits eingetretenen toxinbedingten Organschädigungen keinen Einfluss. Die Applikation erfolgt intravenös und in Maximaldosen. Toxin produzierende MRSA-Stämme kommen extrem selten vor.

▶ **Immunglobuline**

Auch eine antitoxische Behandlung mit ▶**Immunglobulinen** erscheint pathophysiologisch sinnvoll. Dickgiesser fand bei verschiedenen käuflichen Immunglobulinen hohe Titer an Anti-TSST-1-Antikörpern (mit einer Streubreite von 1:80–1:4200) [2]. Klinisch kontrollierte Studien liegen hierzu allerdings nicht vor, ebenso wenig Daten über eine theoretisch denkbare Plasmapherese zur Toxinelimination.

▶ **Steroide**

Durch eine kurzzeitige Gabe von ▶**Steroiden** können Fieberdauer und schwere Erkrankungen günstig beeinflusst werden. In therapieresistenten Fällen mit schwerer Schocksymptomatik wird eine frühzeitige Behandlung mit Methylprednisolon (10–30 mg/kg KG/Tag) empfohlen. Es gibt aber hierzu keine kontrollierten Studien.

Verlauf, Komplikationen, Prognose

Es gibt beim TSS z. T. sehr schwere, aber auch mildere Verläufe. Letztere werden oft nicht als TSS erkannt und dementsprechend nicht adäquat behandelt, was Rezidive zur Folge haben kann (dies betrifft v. a. menstruierende Frauen).

Aus der zu Beginn typischerweise vorhandenen Thrombozytopenie kann sich im weiteren Verlauf eine Thrombozytose entwickeln. Das Ausmaß der Hautschuppung kann im Einzelfall sehr unterschiedlich ausgeprägt sein.

▶ **Komplikationen**

Die meisten ▶**Komplikationen** sind Folge der verminderten Perfusion durch die Hypotension. Zu den möglichen TSS-Komplikationen zählen Herzinsuffizienz, Arrhythmie, Lungenödem bzw. ARDS, DIC, Niereninsuffizienz, Enzephalopathie, Herpes febrilis. Das „capillary leak syndrome" kann Perikard- und Pleuraergüsse sowie Aszites zur Folge haben.

▶ **Prognose**

Die ▶**Prognose** wird v. a. bestimmt von der Dauer des Schocks und dem Ausmaß der Organdysfunktionen. Die Prognose ist umso günstiger, je früher die Dia-

Bei den meisten Patienten kommt es zur kompletten Heilung.
▶ Letalität: 2–4%

Drastische Senkung der Rezidivrate durch adäquate Antibiotikatherapie

gnose gestellt wird und eine effektive Therapie beginnt. Bei den meisten Patienten kommt es zur kompletten Heilung.

Die ▶ Letalitätsrate des TSS wird heute mit etwa 2–4% angegeben. Mögliche Ursachen für einen Exitus letalis sind: Kardiomyopathie, Arrhythmie, respiratorische Insuffizienz und (selten) Blutungen. Es handelt sich dabei überwiegend um Fälle von nicht-menstruellem TSS (am ehesten bedingt durch nicht oder zu spät gestellte Diagnose).

Zu den potenziellen Folgeerscheinungen eines TSS zählen der (reversible) Verlust von Finger- und Zehennägeln nach 1–2 Monaten, prolongierte Müdigkeit und Muskelschwäche.

Rezidive und Prophylaxe

Bei Frauen, die ein TSS durchgemacht haben, besteht ein erhöhtes Risiko, erneut an einem TSS zu erkranken. Das Auftreten eines TSS-Rezidivs (bzw. von Rezidiven) kann Folge ausgebliebener bzw. inadäquater Therapie oder ungenügender Produktion von Anti-TSST-1-Antikörpern sein. Es wurde berichtet, dass eine adäquate Antibiotikatherapie die Rezidivrate von 65% auf <1% senken kann.

Durch Verzicht auf die Verwendung von Tampons kann das Risiko eines menstruellen TSS reduziert werden.

Literatur

1. Chesney PJ, Davis JP (1998) Toxic shock syndrome. In: Feigin RD, Cherry JD (eds) Textbook of pediatric infectious diseases, 4th edn. Saunders, Philadelphia, pp 830–852
2. Dickgiesser N (1991) Toxic shock syndrome. In: Hahn H, Schmidt G (Hrsg) Staphylokokken-Infektionen. SMV Verlagsgesellschaft, Gräfelfing, S 68–75
3. Schlievert PM, Mac Donald KL (1998) Toxic shock syndrome. In: Gorbach SL, Bartlett JG, Blacklow NR (eds) Infectious diseases, 2nd edn. Saunders, Philadelphia, pp 1689–1696
4. Stevens DL (1996) The toxic shock syndromes. Infect Dis Clin North Am 10: 727–746
5. Todd JK (1997) Toxic shock syndromes. In: Long SS, Pickering LK, Prober CG (eds) Pediatric infectious diseases. Churchill Livingstone, New York, pp 107–111
6. Waldvogel FA (2000) Staphylococcus aureus (including staphylococcal toxic shock). In: Mandell GL, Bennett JE, Dolin R (eds) Principles and practice of infectious diseases, 5th edn. Churchill Livingstone, Philadelphia, pp 2069–2076

Monatsschr Kinderheilkd
2000 · 148:737–743 © Springer-Verlag 2000

H. Tschäpe • Nationales Referenzzentrum für Salmonellen und andere Enteritiserreger;
Robert Koch-Institut, Wernigerode

Ansteckungsgefahr durch Typhus-Bakterien bei Auslandsreisen

▶ Inzidenz von Typhus

▶ Einschleppung von Typhus-Bakterien durch Touristen

▶ Therapiemisserfolg

▶ Endemische Infektketten

Typhus-Bakterien spielen gegenwärtig in Deutschland und in anderen europäischen Industriestaaten dank konsequenter hygienischer Massnahmen kaum noch eine infektionsepidemiologische und gesundheitliche Rolle. Dies ist besonders durch die Einführung und Durchsetzung strikter wasserhygienischer Vorschriften und Verhaltensnormen für Typhus-Dauerausscheider (z. B. Beschäftigungsverbot in Lebensmittelbetrieben) zu begründen. Auch die Möglichkeit einer erfolgreichen antibiotischen Therapie von Typhus-Infektionen ist hierbei von Bedeutung.
Aus diesem Grunde ist der Bauchtyphus heute weitgehend aus der Palette der bei uns vorkommenden Infektionskrankheiten verschwunden, das Krankheitsbild gerät immer mehr in Vergessenheit und ist den meisten in der klinischen Praxis Tätigen unbekannt. Es darf aber dabei nicht vergessen werden, daß dieses geringe Vorkommen (▶ Inzidenz) von Typhus nicht auf alle Länder der Welt zutrifft und gegenwärtig nur für die Industriestaaten der nördlichen Hemisphäre gilt. In anderen Ländern – besonders denen des südostasiatischen und afrikanischen Raums – ist der Typhus noch immer weit verbreitet und die Inzidenz an Typhus-Erkrankungen sehr hoch (Abb. 1). Doch gerade Länder dieser Regionen (Thailand, Indien, Kenia, Tansania etc.) sind heutzutage von großem und steigendem touristischen Interesse, viele Millionen Reisende werden jährlich dort registriert.

Obwohl bislang noch keine nennenswerten Veränderungen der Typhus-Inzidenz zu verzeichnen sind, verwundert es nicht sonderlich, daß wir in Deutschland wie auch in anderen nördlichen Industriestaaten nur noch die im Ausland erworbenen Typhus-Erkrankungen bzw. die ▶ touristische Einschleppung von Typhus-Bakterien registrieren. Unabhängig davon, daß sich in den betroffenen Reiseländern Touristen an Typhus anstecken, erkranken und zu Dauerausscheidern (siehe unten) werden können, entsteht neuerdings durch das Auftauchen von Antibiotika-Mehrfachresistenzen und in Folge dessen von therapieresistenten Typhus-Stämmen ein individuell zusätzlich erhöhtes gesundheitliches Risiko für den Reisenden (▶ Therapiemisserfolg). Zudem besteht die Gefahr, daß diese mehrfachresistenten Bakterien in unsere Regionen wieder einwandern und sich über Dauerausscheider ▶ endemische Infektketten ergeben. Somit ist es nicht nur erforderlich, daß die bisherigen erfolgreichen strategi-

Prof. Dr. H. Tschäpe
Robert Koch-Institut, Bereich Wernigerode, Burgstraße 37, D-38855 Wernigerode

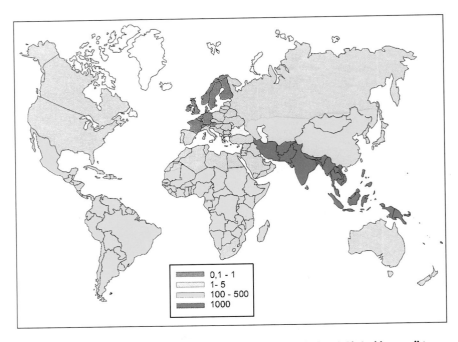

	0,1 - 1
	1- 5
	100 - 500
	1000

Abb. 1 ▲ **Weltweites Vorkommen (Inzidenz) von Bauchtyphus (typhoid fever). Die Inzidenz ergibt sich aus der Anzahl der Typhusfälle pro 10^5 der Bevölkerung**

schen Maßnahmen der Typhusüberwachung bestehen bleiben. Unsere Anstrengungen müssen sich auch auf die Prävention einer Typhusinfektion für alle Reisende in Endemiegebiete, besonders auf die Immunisierung der Betreffenden richten [7].

Verbreitung und Übertragung von Typhus

Der Erreger des Bauchtyphus ist ein gram-negatives, bewegliches Stäbchen, das zur vielfältigen und umfangreichen Bakterienart *Salmonella enterica* gehört. Früher wurde dieser Erreger als eine eigene Art *Salmonella typhi* betrachtet, heute weiß man, daß er nur als ein Serovar, also als ein eng verwandter „Abkömmling" der Salmonellen aufgefaßt und somit als Salmonella enterica Serovar typhi, kurz als *S. typhi* bezeichnet werden muß.

Im Gegensatz zu den anderen Salmonella-Serovaren (z.B. *S. enteritidis*, *S.typhimurium*, *S.agona* etc.) ist der *S. typhi* ausschließlich humanpathogen, also streng an den Menschen angepaßt. Eine Übertragung des Virus erfolgt von Mensch zu Mensch und hierbei meist über kontaminiertes Wasser und Lebensmittel.

Da der Mensch die einzige Infektionsquelle darstellt, kommt den sog. ▶ **Typhus-Dauerausscheidern** als latente und ständige Infektionsquelle eine wichtige Rolle zu. Etwa 2–5 % der an Typhus erkrankten bzw. mit Typhus-Bakterien infizierten Patienten können zu Dauerausscheidern werden, bei ihnen kolonisieren die S.typhi-Bakterien die Gallengänge bzw. die Gallenblase und entziehen sich damit allen antiinfektiösen, aber auch meistens den antibiotischen Strategien. Von dort aus werden sie intermittierend mit den Fäzes ausgeschieden und stellen bei entsprechenden Prädispositionen eine erneute Infektionsquelle dar.

Daher war die spezielle Überwachung und Vorsorgepflicht von Dauerausscheidern eine wichtige antiepidemische Maßnahme gegen den Bauchtyphus und hat besonders nach dem zweiten Weltkrieg zu einer drastischen Absenkung der Inzidenz des Typhus geführt. So sanken die ▶ **Erkrankungszahlen** in Deutschland von ca. 30×10^5 im Jahr 1950 auf 0.2×10^5 im Jahr 1998, die erfaßten Dauerausscheider von Typhus-Bakterien von ca. 3000 im Jahr 1950 auf ca. 15 im Jahr 1998, wodurch auch die

Eine Übertragung erfolgt meist über kontaminiertes Wasser und Lebensmittel.

▶ **Typhus-Dauerausscheider**
Die Typhus-Bakterien kolonisieren Gallengänge und Gallenblase.

▶ **Erkrankungszahlen**

8

Tabelle 1
Erkrankungs- und Todesfälle an Bauchtyphus (nach [3])

Länder	Population x10^6	Erkrankungsfälle pro Jahr	Todesfälle pro Jahr	Inzidenz[1]
Afrika	531	2.655.000	130.000	500
Asien	2.662	13.310 000	440.000	500
Indonesien[2]	190	900.000	20.000	1.026
Südamerika	397	595.500	10.000	150
Ozeanien	5	7.500	124	150
Industriestaaten	1.131	22.620	74	2
Deutschland	80	55	0	0.2

[1] Je nach Land kommen etwa 500–1000 Dauerausscheider pro 10^5 der Bevölkerung zusätzlich zu den Erkrankten vor
[2] Andere südostasiatische Länder mit ähnlicher Inzidenz

endemische Ansteckung erheblich reduziert wurde. Vergleicht man die Typhus-Inzidenzen anderer Länder, ergibt sich ein sehr divergentes Bild, denn in Ländern des südostasiatischen Raums existiert eine viel höhere Verbreitung des Typhus (Tabelle 1)

Im allgemeinen besteht in allen Altersgruppen der Bevölkerung eine gleich hohe Empfänglichkeit für Typhus-Infektionen. Nach einer überstandenen Erkrankung bildet sich eine starke zelluläre und humorale Immunität aus, so daß Zweiterkrankungen in der Regel ausbleiben. Daher ergibt sich auch die Sinnhaftigkeit und der bereits vorliegende Erfolg, mit einer effektiven ▶ **Schutzimpfung gegen Typhus** prophylaktisch sowohl eine wichtige persönliche Schutzmaßnahme für Reisende in die Epidemiegebiete, als auch eine gesellschaftlich erforderliche Strategie zur Verhinderung des Imports von Typhus-Bakterien in unsere Gebiete herbeizuführen. Das ist um so wichtiger geworden, da es durch den enormen und meist unkontrollierten Einsatz von Antibiotika zur Bekämpfung von Typhus-Infektionen zu einer erheblichen Antibiotikaresistenzentwicklung unter S. typhi-Stämmen dieser Länder gekommen ist [6], was neue gesundheitliche Risiken für diese Regionen aufwirft.

Antibiotikaresistenz von Typhus-Bakterien

Eine Resistenzentwicklung, die sich auch gegen eine Vielzahl von Antibiotika richten kann, wird durch Plasmide als extrachromosomale Erbträger der Bakterien verursacht. Die ▶ **Antibiotikaresistenz-Plasmide** stammen aus der Darmflora von Menschen und Tieren und können sich durch Konjugation sehr schnell auf pathogene Bakterien und somit auch auf Typhus-Bakterien ausbreiten (▶ **infektiöse Vererbung**). Durch Plasmidtransfer entstandene resistente Typhus-Bakterien können unter dem „Schutz der Antibiotikaverabreichung" epidemisch eine große Ausbreitung erfahren, denn ähnlich wie bei der Cholera kann man auch beim Typhus von pandemischen Seuchenzügen, also von einer epidemischen Ausbreitung eines besonderen, durch bestimmte genetische Merkmale definierten Epidemiestammes über weite geographische Regionen hinweg sprechen [1]. Diese pandemischen Prozesse sind für Mensch-zu-Mensch-Infektketten sehr typisch, so daß es sehr leicht zu einer klonalen und überregionalen Verbreitung eines entsprechenden antibiotikaresistenten Typhus-Stammes kommen kann [6].

Bemerkenswert sind in diesem Zusammenhang auch Epidemiestämme, die nicht über sogenannte Virulenz-Antigene (Vi-Antigene), also der für die Typhus Bakterien typischen Kapsel aus Poly-α1–4-D,N-Acetyl-Galaktosaminuronsäure, verfügen. ▶ **Vi-negative Stämme**, die je nach endemischer Situation zu 5 und 20 % vorkommen, stellen jedoch keine virulenzgeschwächten Varianten dar. Daher könnten solche Ty-

Einer Erkrankung folgt eine hohe zelluläre und humorale Immunität.

▶ **Schutzimpfung gegen Typhus**

▶ **Antibiotikaresistenz-Plasmide**

▶ **Infektiöse Vererbung**

Beim Typhus kann es zu pandemischen Seuchen über weite geographische Regionen hinweg kommen.

▶ **Vi-negative Stämme**

phus-Varianten durch einen flächendeckenden Einsatz des Impfstoffs Typhim Vi®
(Tabelle 2) weiter ausselektiert werden und anteilmäßig zunehmen.

Krankheitsbild und Klinik

Der Typhus gehört zu den zyklischen und systemischen Infektionskrankheiten. Nach
Aufnahme und Magenpassage adhärieren die Typhus-Bakterien an den Peyerschen
Plaques, die quasi die Grenzkontrollstationen im Darm darstellen. Von dort wan-
dern sie in die M-Zellen (▶ **stationäre Makrophagen**) ein. Mit Hilfe eines speziellen
Typ III-Sekretionsapparates können sie eine Reihe von zellbiologisch wirksamen Ef-
fektormolekülen direkt in die Zielzelle „injizieren" und somit die zelluläre Abwehr
ausschalten bzw. umfunktionieren [2]. Somit können Typhus-Bakterien in diesen
Abwehr-Zellen überleben und ihrer Abtötung bzw. Zerstörung entgehen. Durch ihr
Überleben und ihre Vermehrung in den Makrophagen werden sowohl die zellulären
als auch die humoralen Komponenten der ▶ **Immunkaskade mobilisiert**, dies führt
u. a. auch zu lokalen entzündlichen Prozessen, zu Ulzerationen und Schwellungen
der Peyerschen Plaques. Das klinische Bild des Durchfalls ist dabei selten.

▶ **Stationäre Makrophagen**

▶ **Immunkaskade**

Tabelle 2
Vergleich der oralen und parenteralen Immunisierung[1]

	Typhoral® / Vivotif®	Typhim Vi®
Art des Impfstoffes	Lebendimpfstoff, verschreibungspflichtig	Komponentenimpfstoff (Kapselantigen Vi), verschreibungspflichtig
Wirkung	Zelluläre und humorale (IgA, IgG) Abwehr, gute Nachahmung des Infektionsweges	Stimulation der humoralen Abwehr (IgG) (B-Zell-Immunogen), nur gegen Vi-positive wirksam
Anwendungsmodus	• Oral (Schluckimpfung) *Durch nicht-medizinisches Personal möglich*	• Parenteral (intramuskulär, intravasale Applikation ist streng zu vermeiden) *Ausschliesslich durch autorisiertes Personal !*
Anwendungsschema	3–4 Kapseln im Abstand von je zwei Tagen, Kapseln mit Wasser schlucken (unzerkaut !)	1 Dose (0.5 ml Lösung mit 25 µg Vi-Kapselmaterial)
Boosterung	Je Dosis Anstieg der Schutzwirkung	Keine
Kühlkette	Notwenig	Nicht notwenig
Verträglichkeit	Gut	Gut
Indikation	Kinder ab zwei Jahre, Jugendliche und Erwachsene	Kinder ab zwei Jahre, Jugendliche und Erwachsene
Kontraindikation	• Erkrankte • Erworbene oder therapiebedingte Immuninsuffizienz • Kinder vor dem 2. Lebensjahr • Bei Antibiotikatherapie und Malariaprophylaxe (!)	• Überempfindlichkeit gegen Impfstoffbestandteile • Kinder unter zwei Jahren (unzureichende Reaktion auf B-Zell-Immunogene)
Nebenwirkungen	Gastroenterologische Beschwerden, Kopfschmerzen, Übelkeit, Schüttelfrost in Einzelfällen allergische Reaktionen	Rötungen, Schwellungen und Verhärtungen an der Impfstelle, Kopfschmerzen, Übelkeit, Schüttelfrost
Schutzwirkung[2]	60–95%	65–75%
Beginn der Schutzwirkung	10 Tage nach letzter Impfdosis d. h. wenigstens 1 Woche vor Beginn der Reise Abschluß der Impfung	Nach 7–15 Tagen, d. h. Impfung wenigstens 1–2 Wochen vor Beginn der Reise
Dauer des Schutzes	5–7 Jahre, bei ständiger Exposition nach 3 Jahren Wiederholungsimpfung empfohlen *Bei Reisen in Typhus-Endemiegebiete jährliche Wiederimpfung![1]*	3 Jahre, bei ständiger Exposition nach 3 Jahren Wiederholungsimpfung empfohlen[1]

[1] Für weitere Informationen siehe Beipackzettel
[2] Zahlreiche kontroverse Daten und Diskussionen in der Literatur (vgl. [3])

Nach einer Inkubationszeit von 10–14 Tagen treten verstärkt und remittierend Fieber, Übelkeit, Erbrechen sowie Kopf- und Gliederschmerzen auf. Diese ▶ **grippe-ähnlichen Beschwerden** sind oft noch mit Husten, belegtem Hals, Kältegefühl, Gliederschmerzen, Lethargie, relativer Bradykardie und Schwächegefühl verbunden und verstärken dadurch eine klinische Fehleinschätzung. Erst wenn die Typhus-Bakterien die Peyerschen Plaques verlassen, sich systemisch ausbreiten und im Zuge der Organmanifestationen weitere ▶ **Typhus-typische Beschwerden** und klinische Anzeichen erzeugen (z. B. Roseolen der Haut, Leber- und Milzschwellungen, Abzeßbildungen, bronchitische Geräusche), ist ein ▶ **Erregernachweis** im Blut (Blutkultur) und später auch im Stuhl möglich.

Komplikationen im Krankheitsverlauf wie Darmblutungen und -perforationen mit anschließender Peritonitis, Lungentyphus etc. können zum letalen Ausgang der Infektion führen. Nach einer Krankheitsphase von ca. 14 Tagen schließt sich eine sehr lange ▶ **Rekonvaleszenzperiode** an (manchmal mit dem charakteristischen Haarausfall). In ca. 2–5 % der Krankheitsfälle kolonisieren die Typhus-Bakterien dauerhaft die Gallengänge und/oder die Gallenblase und können somit nur sehr schwer eliminiert werden. Obwohl die Betroffenen inzwischen völlig gesund geworden sind, werden die Typhus-Bakterien von der Galle aus intermittierend über den Stuhl oft lebenslang ausgeschieden (Dauerausscheider, s. oben).

Erkennung und Erfassung des Typhus

Jede über vier Tage anhaltende hochfieberhafte Erkrankung ohne zunächst feststellbaren Organbefund – ganz besonders, wenn Reisen in die Typhus-endemischen Länder Afrikas, Südostasiens oder Südamerikas erfolgt sind – kann durch eine Typhusinfektion bedingt sein. Da den meisten praktisch tätigen Medizinern das Krankheitsbild des Bauchtyphus nicht mehr begegnet, wird vielfach aufgrund fehlender Erfahrung auf eine Grippe oder Pneumonie geschlossen. Um eine ▶ **Abklärung** bzw. Bestätigung einer eventuellen Typhus-Infektion zu erhalten, müssen unverzüglich ▶ **klinisch-chemische** (Leukopenie) sowie ▶ **klinisch-mikrobiologische Untersuchungen** (Typhus-Bakterien im Blut, Stuhl, Urin bzw. Test auf Typhus-Antikörper) veranlaßt werden. Da der ▶ **Erregernachweis** anfangs nur aus der Blutkultur gelingt, viel später dann erst aus dem Stuhl, und die Typhus-Bakterien außerdem speziell geeignete Anzuchtbedingungen benötigen, bleibt oft der für die Typhus-Diagnostik entscheidende mikrobiologische Nachweis unzureichend.

Liegt ein Typhus-Stamm mikrobiologisch isoliert vor, sollte grundsätzlich daran gedacht werden, diesen für eine weitere laborgestützte epidemiologische, d. h. klonale Analyse an das ▶ **Nationale Referenzzentrum** (NRZ) für Salmonellen und andere Enteritiserreger zu schicken (Adresse unten). Dort kann dieses Isolat mit Hilfe von ▶ **Feintypisierungsmethoden** (Lysotypie, Genotypie, molekulare Fingerprints) bezüglich seiner klonalen Zugehörigkeit zu bestimmten Epidemiestämmen in verschiedenen Ländern bestimmt werden.

Meldepflicht von Typhus-Erkrankungen

Typhus ist eine meldepflichtige Krankheit, die vom behandelnden Arzt an das zuständige Gesundheitsamt anzuzeigen ist. Nach §§ 3, 4, und 5 des BSeuchG (§§ 6, 7, 8 des zukünftigen Infektionsschutzgesetzes) ist der Krankheitsverdacht, die Erkrankung sowie der Tod an Typhus und das Ausscheiden von S. typhi unverzüglich telefonisch und spätestens innerhalb von 24 Stunden schriftlich zu melden (siehe Merkblatt für Ärzte 1996 des Robert Koch-Instituts). Es besteht eine Einweisepflicht ins Krankenhaus. Aber auch der mikrobiologische Nachweis von S. typhi (Erkrankung oder auch symptomlose Ausscheidung) ist zu melden. Diese Nachrichten werden zentral im Robert Koch-Institut gesammelt und wöchentlich im Epidemiologischen Bulletin veröffentlicht. Erst der Vergleich der Meldedaten mit den in der Bundesrepublik Deutschland isolierten und im NRZ für Salmonellen und andere Enteritiserreger klonal analysierten S. typhi-Stämme (Art und Herkunft, Infektionsquellen und -wege) garantiert eine vertiefte Überwachung des Bauchtyphus hinsichtlich der Risiken bei Reisen in Endemiegebiete sowie der Antibiotikaresistenzentwicklung.

Behandlung und Prophylaxe

Mittel der Wahl für eine Behandlung des Typhus sind ▶ **Antibiotika**, früher ausschließlich das Chloramphenicol und das Ampicillin/Amoxicillin, in den letzten Jahren die Trimethoprim-Sulphamethoxazol-Kombination (Co-Trimoxazol). Heute werden meistens das Ciprofloxacin (allerdings nur für Erwachsene) sowie neuere Breitband-Cephalosporine [4] in voller Dosis für mindestens zwei Wochen empfohlen.

Zur Sanierung von Dauerausscheidern ist eine Monotherapie, auch mit Ciprofloxacin, ungeeignet. Hier müssen zumeist länger andauernde ▶ **Antibiotika- Kombinationsbehandlungen** eingegangen werden, empfohlen wird eine Kombination von β-Laktam- und Aminoglykosid-Antibiotika oder auch Co-Trimoxazol, oral meist 2–4 Monate. Oft erweist es sich als notwendig, zusätzlich zu den Antibiotika-Kombinationen die Gallenblase zu entfernen, um eine rezidivfreie Sanierung zu garantieren (RKI-Merkblatt für Ärzte, 1996). Der prophylaktische Einsatz von Antibiotika, besonders im Zusammenhang mit Reisetätigkeiten, ist sinnlos und fördert nur die Selektion von Antibiotikaresistenz-Plasmiden in der Darmflora und damit die Vorläufer einer Resistenzentstehung bei Typhus-Bakterien.

Typhus-Impfstoffe

Während bei der prophylaktischen Immunisierung in den 60er bis 80er Jahren parenterale und orale Totimpfstoffe mit schlechter Verträglichkeit und geringer Schutzwirkung zur Anwendung kamen [3], stehen heute gut verträgliche und wirksame ▶ **orale Impfstoffe** wie Typhoral® bzw. Vivotif® sowie der parenteral zu applizierende ▶ **Vi-Antigenimpfstoff** Typhim Vi® zur Verfügung (Tabelle 2). Diese Impfstoffe kommen gegenwärtig ausnahmslos zum Einsatz, weitere Typhus-Lebendimpfstoffe befinden sich in einer Erprobungsphase. Die Lebendimpfstoffe ahmen den natürlichen Infektionsweg nach und besitzen eine gute Verträglichkeit bei gleichzeitig ausreichend hoher Effektivität. Sie müssen jedoch mindestens dreimal in zweitägigem Abstand appliziert werden. Im Gegensatz dazu erreicht der Typhim Vi®-Impfstoff zwar nur einen humoral bedingten Infektionsschutz (IgG), kommt aber mit einer einmaligen Applikation aus.

Die gegenwärtigen Kenntnisse zu den Vor- und Nachteilen der Anwendung sowie zur Wirkung der Lebendimpfstoffe Typhoral®, Vivotif® und dem Vi-Antigen-Komponentenimpfstoff Typhim Vi® sind trotz der bis in die Gegenwart hinein geführten kontroversen Diskussionen in Tabelle 2 zusammengefaßt dargestellt. Beim Einsatz von oral applizierbarem Impfstoff ist nicht zu übersehen, daß gerade bei den vielen freiwilligen Zusatzimpfungen (wie z. B. Reiseimpfungen gegen Typhus) die ▶ **Impfbereitschaft** wesentlich durch die als weniger belastend empfundene orale Darreichungsform und durch die Möglichkeit der Selbstmedikation gefördert wird. Trotzdem bleibt für alle Reisenden in die Endemiegebiete mandativ, selbst für die Einhaltung der notwendigen hygienischen Vorsichtsmaßnahmen zur Verhütung einer Typhus-Erkrankung Sorge zu tragen.

Aussichten

Obwohl dem Bauchtyphus in den nördlichen Industriestaaten gegenwärtig keine besondere klinische und epidemiologische Bedeutung zukommt, wird für die nächsten Jahre ein wachsendes Aufkommen und ein verstärktes Interesse der Öffentlichkeit und des öffentlichen Gesundheitswesens prognostiziert. Grund dafür ist die nach wie vor hohe Durchseuchung in verschiedenen Entwicklungsländern (besonders im südostasiatischen und afrikanischen Raum), das Aufkommen von multiresistenten

---

▶ **Antibiotika**

Zur Sanierung von Dauerausscheidern ist eine Monotherapie ungeeignet.

▶ **Antibiotika- Kombinationsbehandlungen**

Der prophylaktische Einsatz von Antibiotika ist sinnlos!

▶ **Orale Impfstoffe**
▶ **Vi-Antigenimpfstoff**
Die verfügbaren oralen Impfstoffe sowie der Vi-Antigenimpfstoff sind verträglich und wirksam.

▶ **Impfbereitschaft**

Zusätzlich zur Impfung gilt: Boil it - cook it - peel it - or forget it!

So vermeidet man Durchfallerkrankungen:

▶ Keine rohen Salate essen
▶ Keine Speisen aus schlecht gegarten Muscheln, Fisch oder Fleisch essen
▶ Kein ungeschältes und möglichst nur selbst geschältes Obst essen
▶ Eiswürfel in Getränken ablehnen
▶ Kein Speiseeis oder nur fabrikverpachtes Fertig-Eis essen
▶ Trinkwasser abkochen oder Mineralwasser aus original-verschlossenen Flaschen trinken

Boil ist - cook it - peel it - or forget it!

Die Strategien zur Verhütung und zur Bekämpfung des Typhus sind ortsspezifisch:

▶ **Entwicklungsländer**

▶ **Industriestaaten**

Die wachsende Reisetätigkeit stellt eine große Gefahr dar, Typhus in die Heimatländer zu importieren!

Typhus-Bakterien, die einer breiten Palette von Antibiotika widerstehen sowie der ständig ansteigende Massen- und Abenteuertourismus in die Typhus-Endemie- bzw. Epidemiegebiete. Antiepidemische und seuchenhygienische Strategien zur Verhütung und Bekämpfung des Typhus ergeben sich heute unterschiedlich für die Entwicklungsländer und für die Industriestaaten.

Für ▶ die **Entwicklungsländer** ist
▶ die Sanierung der Abwasser- und Trinkwassersysteme,
▶ die Verhütung der Übertragung in Lebensmittelbetrieben(insbesondere durch Erfassung und Aussonderung von Dauerausscheidern),
▶ die Durchimmunisierung der Bevölkerung in Endemie- bzw. Epidemiegebieten und
▶ der rationale Umgang mit den Antibiotika herauszustellen.

Für die ▶ **Industriestaaten** ist insbesondere die Verhütung des Imports von Typhus-Bakterien durch die wachsende Reisetätigkeit zu garantieren. Dabei sollte besondere Aufmerksamkeit auf die
▶ prophylaktische Immunisierung Reisender in Endemie- bzw. Epidemiegebiete,
▶ besondere klinische Aufmerksamkeit bei anhaltendem Fieber über vier Tage im Zusammenhang mit einer Auslandsreise und eine notwendige bakteriologisch-serologische Abklärung,
▶ Erfassung von neuen Dauerausscheidern und
▶ sich daraus ergebende Einhaltung von hygienischen Vorsichtsmassregeln gelegt werden.

Anfragen zu Typhus

Anfragen und Anträge zur Untersuchung von Typhus-Stämmen sind zu richten an: Nationales Referenzzentrum für Salmonellen und andere Enteritiserreger im Robert Koch-Institut, Bereich Wernigerode (Leiter Prof. Dr. H. Tschäpe), Burgstr. 37, D-38855 Wernigerode, Tel. 03943-679237, Fax: 03943-679207, e-mail: TschaepeH@rki.de

Weiterführende Literatur

1. Altwegg M (1995) **Molecular typing of Salmonella species: methods and application.** SE Asian J Trop Med Publ Hlth 26, suppl.2:17–24
2. Hueck ChJ (1998) **Type IV protein secretion systems in bacterial pathogens of animal and plants.** Microbiol Mol Biol Rev 62:379–433
3. Ivanoff B, Levine MM, Lambert PH (1994) **Vaccination against typhoid fever: present status.** Bull WHO 72:957–971
4. O'Grady FWH, Lambert P, Finch RG, Greenwood D (1997) **Antibiotic and Chemotherapy.** 7th edn.: Churchill and Livingstone, London
5. Robert Koch-Institut (1996) **Typhus und Paratyphus.** Merkblatt für Ärzte. Deutscher Ärzte-Verlag, Köln
6. Rowe B, Ward LR, Threllfall EJ (1997) **Multidrug-resistant S. typhi: worldwide epidemic.** Clin Infect Dis (Suppl. 1):S106–109
7. Tschäpe H (1996) **Typhus abdominalis – Reimport durch den Tourismus.** Flug- und Reisemedizin, 2/96:16–17

Monatsschr Kinderheilkd
2000 · 148: 855–864 © Springer-Verlag 2000

D. Färber, H. Hahn
Kinderklinik und -Poliklinik der Technischen Universität München

Pneumonien im Kindesalter

Altersabhängigkeit, Formen, therapeutische Konsequenzen

Deutliche Unterschiede im Erregerspektrum, klinischen Erscheinungsbild, pathologisch anatomischen Aufbau und Verlauf zwischen Kindes- und Erwachsenenalter.

▶ **Anatomische Unterschiede**

▶ **Erregerspezifische Reaktionen**

▶ **Angeborene oder erworbene Störungen als prädisponierende Faktoren für Pneumonie**

Die Röntgenthoraxaufnahme ist eine der häufigsten, vielfach auch eine der wichtigsten Untersuchungen im Kindesalter: mehr als 50% der Röntgenleistungen einer Kinderklinik entfallen auf die Untersuchung der Thoraxorgane. Die Frage nach entzündlich bedingten Veränderungen stellt dafür die häufigste Indikation. Bedeutsam sind die Unterschiede zwischen Kindern und Erwachsenen im pathologisch-anatomischen Aufbau, im Verlauf, im klinischen Erscheinungsbild und im Erregerspektrum.

Die Beachtung folgender Kriterien erleichtert die differente Beurteilung der Pneumonieformen in den verschiedenen Altersstufen [4, 11]:

1. Mehrfache ▶ **anatomische Unterschiede** sind für den andersartigen Verlauf von Pneumonien im Kindesalter verantwortlich. Die peripheren Atemwege sind nicht nur kleiner, weil die kindliche Lunge insgesamt klein ist, sondern sie weisen auch in Relation einen kleineren Durchmesser im Verhältnis zu den zentralen Atemwegen auf. So können ein diskret ausgeprägtes Ödem, geringere Mengen von Schleim oder entzündlichem Material bereits die kindlichen Bronchien oder Bronchiolen verlegen und damit eine lokale Überblähung oder Atelektasen hervorrufen. Die intraalveolären Kollateralen (Lambert-Kanäle und Kohn'sche Poren) sind bei Kindern weniger gut ausgeprägt bzw. erscheinen erst gegen Ende des ersten Lebensjahrzehntes. Daher sind die Atemwege um so instabiler, je jünger das Kind ist. Die Atemwege von Kleinkindern weisen in Relation mehr Schleimdrüsen auf als die von Erwachsenen, die physikalische Zusammensetzung des Schleims ist anders, die Viskosität geringer. Auch dies trägt zu der verstärkten Obstruktion der Atemwege bei. Weiterhin ist die Elastizität der Lunge geringer als bei den Erwachsenen.

2. Die entzündlichen Reaktionen sind beim Kind größtenteils ▶ **erregerspezifisch** und damit häufig abhängig vom Alter des Kindes. So läßt das radiologische Erscheinungsbild manchmal altersabhängige Rückschlüsse auf einen möglichen Erreger zu. Beispielsweise ist die Neugeborenenpneumonie häufig durch B-Streptokokken verursacht, die des 3 Monate alten Säuglings meist durch RS-Viren oder (seltener) Chlamydien. Kleinkinder erkranken meist an Viruspneumonien, Kindergarten- und Schulkinder häufiger an durch Hämophilus influenzae, Pneumokokken oder insbesondere Mykoplasmen bedingten Formen der Lungenentzündung. In Tabelle 1 sind die häufigsten Erreger der Pneumonie beim Kind in Altersabhängigkeit zusammengestellt.

3. ▶ **Angeborene Fehlbildungen oder erworbene Störungen** stellen für sämtliche Pneumonien **prädisponierende Faktoren** dar, so der Lungensequester, die Ösophago-Trachealfistel, Gesichts- oder selten Larynxspalten, Herzfehler, der gastroösophageale Reflux, aber auch die angeborene Zilienmalformation, die Mukoviszidose oder

Prof. Dr. D. Färber · Röntgenabteilung, Kinderklinik und -poliklinik der Technischen Universität, Kölner Platz 1, D-80804 München

Tabelle 1
Häufigste Erreger kindlicher Pneumonien in Abhängigkeit vom Alter (nach [10])

Alter	Bakteriell	Viral	Andere Erreger
1. und 2. Woche			
- Häufig	B. Streptoc.	RS-Viren	Chlamydien
	E. coli		Ureaplasmen
- Selten	H. influenzae		
	A. Streptoc.	Herpes Simplex.	
	S. aureus		Mykobakterien
	Klebsiellen		
1.–3. Monat			
- Häufig		RS-Viren	Chlamydien
- Selten	B. Streptoc.	Adenoviren	Mykobakterien
	A. Streptoc.		
	H. influenzae		
	S. pneumoniae		
	S. aureus		
3 Monate–1 Jahr			
- Häufig	H. influenzae	RS-Viren	Mykobakterien
	S. pneumoniae		
- Selten	B. pertussis		
	S. aureus		
	A. Streptoc.		
5–14 Jahre			
- Häufig	S. pneumoniae		Mykoplasmen
- Selten	S. aureus		
	B. Streptoc.		

eine gestörte Immunitätslage. Nicht selten kann eine primär nicht erkannte Fremdkörperaspiration Ursache therapieresistenter Lungenentzündungen sein (Abb. 1).

Diagnostik

Klinische Hinweise können nur gelegentlich zur Differenzierung der einzelnen Pneumonieformen und -ursachen herangezogen werden. Die pulmonale Obstruktion ist häufig mit virusbedingten Verlaufsformen verbunden, dem Auskultationsbefund kommt außer der Lokalisationsbeurteilung nur in selten Fällen differentialdiagnostische Bedeutung zu. Positive Blutkulturen sind kaum zu bekommen, da in der Regel die Infektion durch Inhalation oder Aspiration von Erregern l aus den oberen Atemwegsorganen erfolgt. Serologische Untersuchungen (Mykoplasmen, Chlamydien, Legionellen) sind möglich, die Ergebnisse jedoch erst nach Tagen zu erwarten.

Geringe differentialdiagnostische Aussagekraft der klinischen Untersuchung.

Ein Bakteriennachweis aus Nasen- bzw. Rachenabstrich kann nur unter Vorbehalt für die Genese einer Pneumonie herangezogen werden.

Die *radiologische Diagnostik* besteht in den meisten Fällen, je nach Alter, aus einer Thorax-Übersichtsaufnahme in p.a.- oder a.p.-Position. In den meisten Fällen reicht eine Ebene aus, lediglich bei hilus-

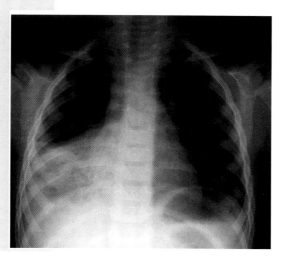

Abb. 1 ◄ **Aspirationspneumonie.**
Männlich, 2 Jahre, konfluierende Infiltration im rechten Mittel- und Unterfeld, unscharfe Begrenzung von Zwerchfell und Herzrand. Segmentatelektase im rechten Mittel- und Unterlappen. „Verschleppte" Erdnußaspiration

Thoraxaufnahmen p.a. oder a.p. meist ausreichend.

▶ Thorakale Sonographie

Computertomographie selten indiziert

Radiologische Differenzierung verschiedener Pneumonieformen nur bedingt möglich.

▶ Zeichen der Viruspneumonie

▶ Retikuläre Zeichnung

▶ Dystelektasen

nahen Prozessen oder solchen in Projektion auf den Herzschatten können ergänzende Aufnahmen in 2. Ebene hilfreich sein.

Bei thoraxwandnahen Veränderungen oder zur Differenzierung der „weißen" Lunge, insbesondere bei der Frage nach Ausdehnung oder Konsistenz eines Pleuraergusses, ist die ▶ Sonographie des Thorax hilfreich. Nur bei unklarem Verlauf oder im Summationsbild schwer interpretierbarer, nicht erklärbarer Ausdehnung von pulmonalen Veränderungen ist die Computertomographie indiziert, meist als HR-CT mit 2 mm Schichtdicke.

Radiologisch nachweisbare Lungenveränderungen

Es wurde immer wieder versucht, typische Lungenveränderungen mit spezifischen Erregern in Zusammenhang zu bringen. Gibt es eine Identifizierung von viral oder bakteriell bedingten Lungenveränderungen und damit einen Rückschluß auf die Genese? Diese röntgenographische Differenzierung wird in der Literatur verschieden beurteilt [6, 12]. Die Erfahrung zeigt, daß es in manchen Fällen möglich ist, im klinischen Alltag jedoch Übergangsformen wesentlich häufiger vorkommen. Besondere Schwierigkeiten bereitet die Mykoplasmenpneumonie, die in ihrer hilären, alveolären und interstitiellen Verlaufsform ohne zusätzliche klinische Angaben eine radiologische Zuordnung kaum möglich macht [1, 7].

Radiologische Veränderungen überwiegend viraler Genese

Im typischen Fall fängt die ▶ Viruspneumonie beidseits hilär oder perihilär an, breitet sich dann in die Peripherie aus, die Infiltrationen sind eher interstitiell. Gerade die entzündlich bedingte Vergrößerung der Hiluslymphknoten, häufig beidseitig, zusammen mit einer mäßig ausgeprägten Überblähung der Lunge stellt beim Kind eine häufige Korrelation dar.

Dazu kommen peribronchiale Infiltrationen, die sich in einer netzig streifigen ▶ retikulären Zeichnungsvermehrung äußern, vorwiegend epihilär, in den Mittel- und Oberfeldern. Das viral bedingte Ödem der Bronchialschleimhaut sowie die entzündlich verdickte Wand des Bronchus führen zu einer Obstruktion der peripheren Atemwege mit der Folge eines „Air-Trappings", das sich als umschriebene Transparenzerhöhung vorwiegend im Bereich der Mittel- und Unterfelder der Lungen zeigt.

Eine weitere Folge ist der Nachweis größerer und mittlerer atelektatischer Bezirke durch Schleimobstruktion der Alveolen der in Relation besonders kleinen peripheren Atemwege. Typisch für diese flächenhaften Verschattungen ist, daß sie im Verlauf rasch wechseln können, sowohl was die Ausdehnung als auch die Lokalisation betrifft. Die atelektatisch infiltrativen Veränderungen der sog. ▶ Dystelektasen

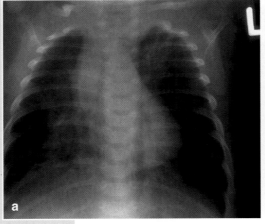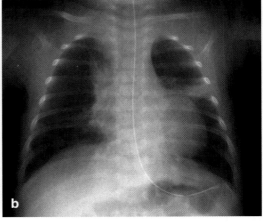

Abb. 2 a,b ▲ Viruspneumonie (RS-Viren). a Männlich, 2 Monate, bds. ausgeprägte Lungenblähung, teils netzig-streifige, teils dystelektatische Infiltrationen und Verdichtungen bds., rechts im Mittel- und Unterfeld und im linken Oberfeld. b Männlich, 6 Wochen, dystelektatische Verschattungen im linken Mittelfeld, rechten Ober-Unterfeld; pulmonale Obstruktion

können segmental verlaufen, eine Differenzierung zur bakteriellen Pneumonie bereitet dann Schwierigkeiten [10] (Abb. 2a,b).

Radiologische Veränderungen überwiegend bakterieller Genese

Im Gegensatz zu den viral bedingten Veränderungen, die mehr zentrifugal verlaufen, beginnen die durch bakterielle Infektionen bedingten Verschattungen eher peripher und schreiten zentralwärts vor, zeigen also eine zentripetale Ausbreitungsform. Im Gegensatz zu der interstitiellen Zeichnungsvermehrung kommt es hier zu einer ▶ **alveolären Verschattung**, die sich grobfleckig, oft flächenhaft konfluierend darstellt. Sie kann sich segmental ausbreiten, überschreitet die Lappengrenzen jedoch selten. Innerhalb der großflächigen Eintrübungen zeigen sich häufig noch zarte Aufhellungsfiguren, die luftgefüllten Bronchialabschnitten im Sinne eines Luftbronchogramms entsprechen. Im Gegensatz zu atelektatischen Verschattungen zeigen die entzündlich bedingten keine Volumenreduktion des betreffenden Subsegmentes oder Lappenabschnittes.

Als ▶ **Komplikationen** mancher bakterieller Pneumonieformen ist der Lungenabszeß und die Pneumatozele zu nennen. Der ▶ **Lungenabszeß** ist Folge einer umschriebenen Nekrose von Lungengewebe, die zur Höhlenbildung führt. Besteht ein Anschluß zum Bronchialsystem, kann eine Spiegelbildung nachweisbar werden. Im Gegensatz zur Pneumatozele zeigt der Lungenabszeß eine meist dickere Wandung und eine eher verwaschene Abgrenzung zum umgebenden Gewebe.

Die ▶ **Pneumatozele oder Pseudozyste,** früher häufiger im Verlauf von Staphylokokkenpneumonien beobachtet, zeigt im Gegensatz dazu meist eine scharf begrenzte, relativ dünnwandige Begrenzung. Sie bildet sich häufig spontan zurück, in seltenen Fällen, vorwiegend bei peripherer Lage, droht ein Pyo-Pneumothorax als Komplikation. Bei bakteriellen Bronchopneumonien kann eine ▶ **Pleurabeteiligung** vorliegen; das radiologische Substrat ist ein **Erguß** verschiedenen Ausmaßes, bis hin zum meta- oder parapneumonischen Empyem. Die Bestimmung der Ergußdicke und die Differenzierung von den infiltrativen Arealen der Lunge ist eine Domäne der Thorax-Sonographie (Abb. 3a,b).

Pneumonieformen der verschiedenen Altersgruppen

Die Praxis zeigt, daß die Unterscheidung zwischen einer viral bedingten, eher interstitiellen Pneumonie und einer alveolär verlaufenden Lungenentzündung bakterieller Genese nur selten möglich ist, zumal durch die Schädigung der Bronchialschleimhaut im Rahmen einer Viruserkrankung rasch eine sekundäre bakterielle Superinfektion auftreten kann. Aus diesem Grund läßt sich die anatomische bzw.

Sidebar:

▶ **Alveoläre Verschattung**

▶ **Komplikationen bakterieller Pneumonien**
▶ **Lungenabszeß**

▶ **Pneumatozele, Pseudozyste**

▶ **Erguß bei Pleurabeteiligung**

Röntgenmorphologische Klassifizierung kindlicher Pneumonien nicht möglich

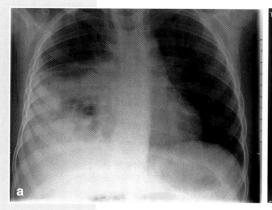
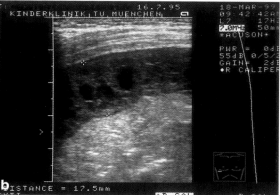

Abb. 3 a,b ▲ **Parapneumonisches Empyem. a Weiblich, 4 Jahre, Pneumokokkenpneumonie. Konfluierende Infiltrationen rechts im Mittel- und Unterfeld, pseudozystische Aufhellungsfiguren, Pleurarandstreifen rechts, Interlobärerguß. Linkskonvexe Schonungsskoliose. b Thoraxsonographie (Koronarschnitt): Rechtspleuraler Erguß, nicht echofrei, von „Pseudozysten" durchsetzt, Dicke 10–15 mm. Diagnose: Fibrinöser Pleuraerguß**

röntgenmorphologische Klassifizierung kindlicher Pneumonien nicht realisieren. Die nach ätiologischen Gesichtspunkten versuchte Einteilung [5] ist am Krankenbett ebenso wenig sinnvoll, da Erregernachweis oder Antikörpertiter erst Tage später zur Verfügung stehen. Die von Wiskott angegebene Einteilung hatte lange Zeit Gültigkeit, ist jedoch durch Erregerwechsel bzw. Änderung der Epidemiologie der Lungenentzündungen obsolet geworden. Wenn auch fließende Übergänge bestehen, scheint doch eine ▶ **altersabhängige Klassifikation** und Unterteilung der Pneumonien im Kindesalter am ehesten erfolgversprechend zu sein. Durch die Kenntnis der in den verschiedenen Altersstufen vorherrschenden Erreger ist damit auch in therapeutischer Hinsicht eine Differenzierung möglich.

Im folgenden sollen die häufigsten Pneumonieformen mit den typischen Erregerspektren in der jeweiligen Altersklasse besprochen werden. Wie aus Tabelle 1 hervorgeht, kommen zahlreiche altersspezifische Keime als Ursache einer Pneumonie in Frage, die hier jedoch im Einzelnen nicht besprochen werden können.

Pneumonieformen des Neugeborenen und jungen Säuglings (bis 3. Lebensmonat)

Die durch ▶ **Listerien** verursachte Infektion zeigt häufig ein eher untypisches Bild mit verstärkter interstitieller Zeichnungsvermehrung. Typischer sind die fein- bis mittelfleckigen, nahezu miliaren Infiltrationen, die dann ggf. eine Verdachtsdiagnose aus dem Röntgenbild erlauben.

Häufiger ist die ▶ **B-Streptokokken-Pneumonie** des Neugeborenen im Rahmen einer Early Onset-B-Streptokokkensepsis (Abb. 4). Beim typischen Erscheinungsbild findet sich ein beidseitig ausgeprägtes, feingranuliertes Zeichnungsmuster mit zarter diffuser Eintrübung der Lunge, gelegentlich mit diskreter Pleuramitreaktion (positiver Lappenspalt!). Insbesondere bei Frühgeborenen kann die Differenzierung zu der fein- bis feinstgranulierten Zeichnungsvermehrung im Rahmen des Atemnotsyndroms schwierig, gelegentlich sogar unmöglich sein.

Das röntgenologische Erscheinungsbild der ▶ **Chlamydienpneumonie** (3. bis 12. Woche) ist eher uncharakteristisch, es finden sich teils interstitielle, teils grobfleckige Verdichtungen mit mehr oder minder stark ausgeprägter pulmonaler Obstruktion. Das klinische Bild (Stakkatohusten, Bluteosinophilie) hilft gelegentlich diagnostisch weiter (Abb. 5).

Die ▶ **Ureaplasmeninfektion** des Neugeborenen führt vor allem bei Frühgeborenen nicht selten zu einer pulmonalen Beteiligung, das radiologische Erscheinungsbild ist jedoch wenig typisch, daher für die ätiologische Diagnostik kaum verwertbar (Abb. 6). Ebenso verhält es sich mit den anderen in Tabelle 1 wiedergegebenen Erregern.

Wenn auch Aspirationspneumonien in jedem Lebensalter auftreten können, sollte doch die ▶ **Mekoniumaspiration** des Neugeborenen herausgestellt werden. Im Röntgenbild finden sich disseminierte, mittel- bis grobfleckige Verdichtungen mit zum Teil überblähten Lungenarealen (Abb. 7).

Abb. 4 ▶ **B-Streptokokken. Männlich, 1 Lbstg. Großes Herz, feinfleckig granulierte Zeichnungsvermehrung bds., positives Luftbronchogramm. Nebenbefund: Hautfalte linkes Unterfeld. DD: Atemnotsyndrom Grad II–III**

Abb. 5 ▶ **Chlamydienpneumonie. Weiblich, 2 Monate, grobfleckige diffuse Infiltrationen bds., rechts mehr als links, geringe Obstruktion, kleinfleckige Dystelektasen, fleckige Verdichtungen, z.T. auch streifig (Dr. Fendel, Universitäts-Kinderklinik Dr. von Haunersches Kinderspital München)**

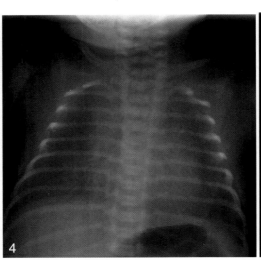
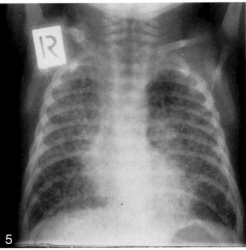

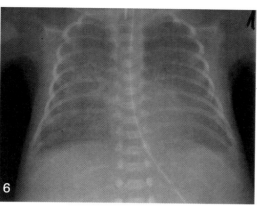

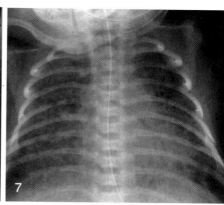

Abb. 6 ► **Ureaplasmenpneumonie. Weiblich, 14 Tage, bds. Eintrübung, rechts mehr als links, bds. fleckige, konfluierende Verdichtungen. Geringe Überblähung**

Abb. 7 ► **Mekoniumaspiration. Weiblich, 1 Lbstg. Großes Herz, nahezu symmetrische grobfleckig konfluierende Infiltration bds., vorwiegend in den Mittel- und Unterfeldern**

Entzündliche Lungenveränderungen beim Säugling und Kleinkind

Unter den Erregern stehen in dieser Altersklasse die Viren im Vordergrund, besonders häufig und gefürchtet die ► **RS-Viruspneumonie**, etwas seltener die durch Adenoviren verursachte Form. Das radiologische Substrat ist wechselnd, vorwiegend jedoch mit interstitieller Zeichnungsvermehrung und Atelektasenbildung, die in ihrer Größe und Ausdehnung rasch wechseln können. Im Vordergrund steht jedoch die durch die Schleimobstruktion bedingte Überblähung der Lungen mit tief stehenden Zwerchfellen, weiten Zwerchfellwinkeln und erweiterten Zwischenrippenräumen.

Bei der Diagnose der ► **Bronchiolitis** (Abb. 8) hilft oft die Diskrepanz zwischen den relativ geringen pulmonalen Veränderungen im Röntgenbild, abgesehen von der ausgeprägten Überblähung, und dem erheblich reduzierten Allgemeinzustand des Patienten.

Der Altersgipfel der durch ► **Hämophilus influenzae** hervorgerufenen Pneumonien fällt in diese Altersklasse. Dieser Keim ist auch einer der häufigsten Erreger kindlicher Pneumonien im 2. Lebensjahr. Im Gegensatz zu den bisher angegebenen Verlaufsformen steht bei dieser Erkrankung der einseitige Befall im Vordergrund, wobei meist die basalen Lungenabschnitte stärker betroffen sind. Die röntgenologisch faßbaren Veränderungen sind eher uncharakteristisch, neben interstitiellen Verdichtungen kommt es jedoch auch zu eher grobfleckig konfluierenden.

Typisch für diese Altersstufe war früher die ► **primär abszedierende Staphylokokkenpneumonie,** die derzeit eher seltener beobachtet wird [8]. Im Röntgenbild finden sich großflächige konfluierende Verschattungen, die die Lappengrenzen überschreiten, mit einer mehr oder minder deutlich ausgeprägten Pleuramitbeteiligung, sei es als homogene Verschattung der gesamten Lunge, sei es als mehr oder minder breiter Pleurarandstreifen. Bilden sich durch Alveolarrupturen Pneumato-

► **RS-Viren**

► **Bronchiolitis**

► **Hämophilus influenzae**

► **Primär abszedierende Staphylokokkenpneumonie**

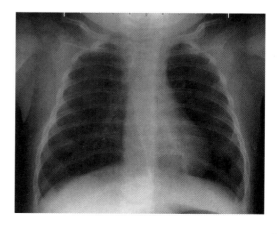

Abb. 8 ► **Bronchiolitis. Weiblich, 4 Monate, deutliches Emphysem bds., geringer Randpneu rechts Oberfeld, nur diskrete netzig-streifige Verdichtungen bds., vorwiegend basal. Klinisch: schlechter Allgemeinzustand!**

zelen aus, ist dieses Phänomen nahezu pathognomonisch für den Erreger. Ähnliche Veränderungen, wenn auch seltener, können im Zusammenhang mit Hämophilus influenzae-Infektionen beobachtet werden (Abb. 9 a–c). Eine weitere Komplikation kann ein Sero-Pyo-Pneumothorax sein, im weiteren Verlauf kann sich in äußerst seltenen Fällen auch eine Rippenosteomyelitis entwickeln.

Als ▶ „marginale Übergangspneumonie" werden durch Pneumokokken bedingte Lungenentzündungen bezeichnet, die, wenn auch selten, bereits zwischen dem 1. und 2. Lebensjahr beobachtet werden. Es handelt sich meist um peripher gelegene, flächenhafte Verschattungen, bevorzugt in den Oberfeldern.

Entzündliche Lungenveränderungen des Kindes (ab 3. Lebensjahr)

In diesen Lebensraum fallen die ▶ **Lobär- oder Segmentpneumonien;** meist sind Pneumokokken die Erreger. Homogene, von der Peripherie des Lappens zentripetal, gelegentlich keilförmig sich ausbreitende homogene Verschattungen, gelegentlich mit positivem Luftbronchogramm, sind typisch (Abb. 10). Bevorzugte Lokalisationen sind der rechte Ober- und Mittellappen sowie der linke Unterlappen bzw. die Lingularegion. In diesen Fällen ist gelegentlich eine seitliche Lungenaufnahme indiziert. Eine besondere Verlaufsform stellt die sog. ▶ „Kugelpneumonie" dar, die u.U. differentialdiagnostische Schwierigkeiten gegenüber einem Lungenabszeß, einem Tumor oder einer Metastase bereiten kann (Abb. 11).

Epidemiologisch gesehen ist die häufigste Pneumonieform bei älteren Kindern die durch Mykoplasma pneumoniae hervorgerufene Infektion. Sie ist der Hauptvertreter der früher als *atypische Pneumonie* bezeichneten Pneumonieformen. Ihr radiologisches Erscheinungsbild ist äußerst variabel. Die Veränderungen sind meist beidseitig, jedoch häufig mit einseitiger Dominanz. Die Morphologie der Verschattungen läßt sowohl an bakterielle, aber auch virale Genese denken. Die ▶ **Mykoplasmenpneumonie** kann nahezu alle der beschriebenen Verlaufsformen imitieren,

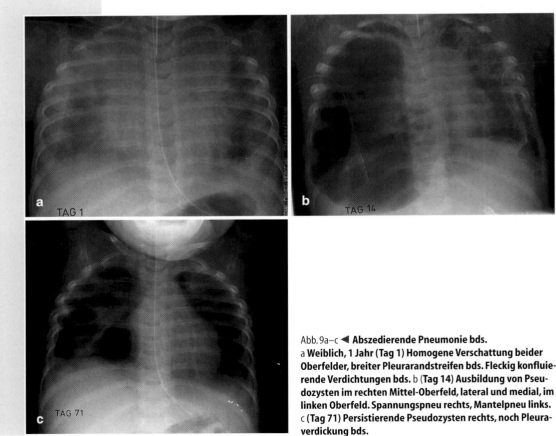

Abb. 9a–c ◄ Abszedierende Pneumonie bds.
a **Weiblich, 1 Jahr (Tag 1)** Homogene Verschattung beider Oberfelder, breiter Pleurarandstreifen bds. Fleckig konfluierende Verdichtungen bds. b (**Tag 14**) Ausbildung von Pseudozysten im rechten Mittel-Oberfeld, lateral und medial, im linken Oberfeld. Spannungspneu rechts, Mantelpneu links. c (**Tag 71**) Persistierende Pseudozysten rechts, noch Pleuraverdickung bds.

Abb. 10 ▶ **Lobärpneumonie.** Weiblich, 5 Jahre, nahezu homogene Verschattung des rechten Oberlappens. Begrenzung durch Interlobärspalt

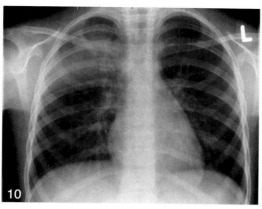
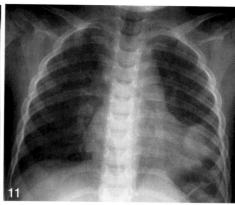

Abb. 11 ▶ **Kugelpneumonie.** Männlich, 4 Jahre, rundliche, relativ scharf begrenzte Verdichtung im linken Unterfeld über dem Zwerchfell in Projektion auf Herzspitze

Mykoplasmenpneumomie kann fast alle Verlaufsformen imitieren.

selbst die der Lobärpneumonie. Interstitielle Verdichtungen sind ebenso möglich wie segmentale. Häufig finden sich jedoch flächige milchglasartige, aber auch retikuläre oder retikulonoduläre Eintrübungen, hier häufig einseitig. Eine ausgeprägte perihiläre Infiltration bei deutlicher, oft beidseitiger Hilusvergrößerung kommt ebenso vor wie weiche, flächenhafte Infiltrate. Auffallend ist gelegentlich die Diskrepanz zwischen ausgeprägten Röntgenveränderungen und einem, abgesehen von dem typischen Reizhusten, relativ wenig beeinträchtigten Allgemeinzustand (Abb. 12 a–c). Diskrete pleuritische Mitreaktionen kommen vor, eine ausgeprägte Ergußbildung ist selten.

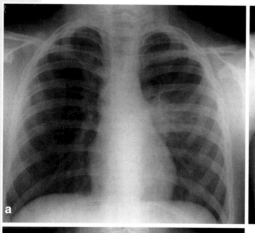
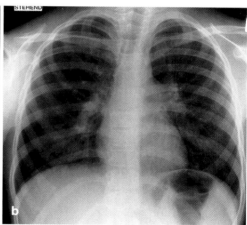
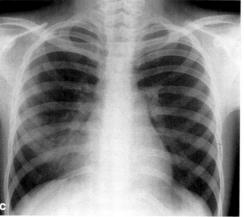

Abb. 12a–c ◀ **Mykoplasmenpneumonie.**
a **Männlich, 13 Jahre, diffuse weiche Eintrübung des linken Mittel- und Unterfeldes, ausgeprägte Vergrößerung des linken Hilus mit netzig-streifiger Zeichnung nach lateral. Mitreaktion des rechten Hilus.**
b **Männlich, 10 Jahre, perihiläre Infiltrationen bds., interstitiell streifig-netzige Verdichtungen bds., links mehr als rechts. Zarter Pleurarandstreifen rechts.**
c **Weiblich, 10 Jahre, unscharf begrenzte, weiche, konfluierende Infiltration im rechten Mittelfeld, nach lateral hin. Mitreaktion des linken Hilus**

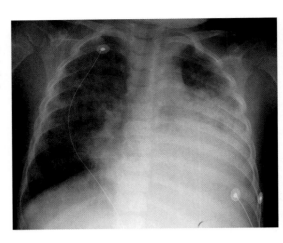

Spezielle Pneumonieformen des Kindesalters

Im Rahmen von speziellen Infektionskrankheiten kommt es zu entsprechenden pulmonalen Veränderungen, auf die hier jedoch nicht näher eingegangen werden soll. Es handelt sich um die ▶ **Pertussispneumonie** mit bevorzugtem Befall des rechten Mittellappens, die primäre und sekundäre ▶ **Masernpneumonie** mit Sonderform der **atypischen Masernpneumonie** nach Impfung mit Maserntotimpfstoff mit ihren typischen Rundherden, aber auch die ▶ **Varizellenpneumonie** mit den nahezu alle Lungenabschnitte betreffenden fein- bis mittelfleckigen Verdichtungen (Abb. 13). Ebenso wenig soll hier auf die Röntgensymptomatologie der Primärtuberkulose eingegangen werden.

Interessant ist die Änderung der Epidemiologie mancher kindlicher Pneumonieformen: Die ▶ **plasmazelluläre interstitielle Pneumonie** des Säuglings, insbesondere Frühgeborener, ist seit Jahren verschwunden, neue Pneumonieformen wurden bei Kindern beobachtet, so die ▶ **Legionellenpneumonie** oder die AIDS-assoziierte ▶ **lymphozytär interstitielle Pneumonie** (Abb. 14). In diesem Zusammenhang ist bei immunsupprimierten Patienten noch die *interstitielle Pneumonie* durch ▶ **Pneumocystis carinii** zu nennen, die eine schlechte Prognose hat. Das radiologische Substrat ist eine meist beidseitige, nahezu symmetrisch schmetterlingsförmig sich ausbreitende, milchglasartige Eintrübung beider Lungen mit fein- bis feinstgranulärem interstitiellem Infiltrationsmuster [9] (Abb. 15).

▶ **Pilzpneumonien** (Candida, Mucormykose, Aspergillose) kommen bei Kindern meist nur als nosokomiale Infektion, bei primärem und/oder sekundärem Immundefekt oder im Rahmen chronischer peribronchialer Erkrankungen (Mukoviszidose) vor.

Randspalte:

▶ **Pertussis**
▶ **Masern**

▶ **Varizellen**

▶ **Plasmazelluläre interstitielle Pneumonie**
▶ **Legionellen**
▶ **Lymphozytär interstitielle Pneumonie**
▶ **Pneumocystis-carinii-Pneumonie**

▶ **Pilzpneumonien**

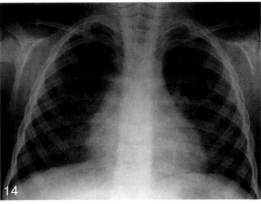

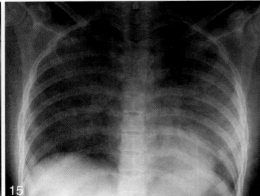

Insgesamt geringe Spezifität der radiologischen Morphe in Bezug auf die Ätiologie

Fazit

Die Vielfalt der radiologischen Erscheinungsformen kindlicher Pneumonien erlaubt nur in seltenen Fällen einen ätiologischen Rückschluß, das heißt, die Spezifität ist gering. Für therapeutische Entscheidungen benötigt man Anamnese, klinisches Bild, aber auch Laborbefunde. Das Alter des Kindes kann jedoch zur ätiologischen Differenzierung noch den wichtigsten Beitrag liefern.

Literatur

1. Foy HM, Loop J, Clarke ER, Mansy AW, Spence WF, Feigl P, Grayston JTh (1973) Radiographic study of Mycoplasma pneumoniae pneumonia. Am Rev Resp Dis 108: 469–474
2. Glöbl H (1997) Thorax – untere Luftwege. In: Benz-Bohm G (Hrsg) Kinderradiologie. Thieme, Stuttgart New York, S 117–126
3. Griscom NTh (1988) Pneumonia in children and some of its variants. Radiology 167: 297–302
4. Griscom NTh, Wohl MEB, Kirkpatrick JA (1978) Lower respiratory infections: How infants differ from adults. Rad Clin North Am 16: 367–387
5. Kosenow W (1982) Luftwegsinfekte und Lungenentzündungen. Monatsschr Kinderheilkd 130: 363–372
6. McCarthy PL, Spiesel SZ, Stashwick CA, Ablow RC, Masters STJ, Dolan Th (1981) Radiographic findings and etiologic diagnosis in ambulatory childhood pneumonias. Clin Pediatr 20: 686–691
7. Reither M (1998/99) Mykoplasmenpneumonie im Kindes- und Jugendalter. Pädiatr Prax 55: 619–627
8. Roeser A (1996) Bronchopulmonale Erkrankungen im Kindesalter. Wissenschaftliche Verlagsgesellschaft, Stuttgart, S 272–305
9. Shaw D (1994) The chest: Infections. In: Carty H, Shaw D, Brunelle F, Kendall B (eds) Imaging children. Churchill Livingstone, 56–72
10. Stöver B (1996) Pneumonieformen – akute Pneumonien. In: Schuster W, Färber D (Hrsg) Kinderradiologie 2: Bildgebende Diagnostik. Springer, Berlin Heidelberg New York, S 85–99
11. Stöver B (1990) Differentialdiagnostik entzündlicher Lungenerkrankungen im Kindesalter. Radiologe 30: 310–318
12. Swischuk LE, Hayden CK (1986) Viral vs. bacterial pulmonary infections in children (is roentgenographic differentiation possible?). Pediatr Radiol 16: 278–284

Monatsschr Kinderheilkd
2000 · 148:1137–1151 © Springer-Verlag 2000

P. Gerner · S. Wirth
Zentrum für Kinder und Jugendmedizin, Wuppertal

Chronische Virushepatitiden im Kindesalter

Die chronischen Virushepatitiden (Nomenklatur in Tabelle 1) stellen für den Pädiater diagnostisch und therapeutisch durchaus eine Herausforderung dar. Der häufigste Übertragungsweg für die chronischen Virushepatitiden (seit der Einführung des Blutproduktescreenings) ist die perinatale Transmission. Bei Kindern, die auf diesem Weg infiziert wurden, fehlen lange Zeit klinische Zeichen der Infektion. Laborchemisch ist oft keine oder nur eine milde Transaminasenerhöhung nachweisbar. Obwohl die Progression zur Leberzirrhose oder dem hepatozellulären Karzinom nur in seltenen Fällen schon in das Kindes- und Jugendalter fällt, muss davon ausgegangen werden, dass langfristig weltweit etwa 30% der Träger an den Folgen der Infektion versterben. Die schlechte Prognose legt eine therapeutische Intervention nahe, die sich bisher jedoch nur auf die Behandlung mit α-Interferon beschränkte. Die Erfolgsrate war jedoch eher enttäuschend, da nur etwa bei 25–40% der Patienten das Therapieziel erreicht wird. Die Behandlung hat zudem eine Reihe von unerwünschten Nebenwirkungen.

▶ **Neue antivirale Substanzen**

Durch die Forschungen der letzten Jahre konnte das Wissen um den Lebenszyklus und die viralen Strategien zur Persistenz der Viren wesentlich vertieft werden. Darüber hinaus konnte durch den Einsatz ▶ **neuer antiviraler Substanzen** die Prognose der Patienten verbessert werden. Einige dieser Wirksubstanzen sind seit kurzem oder innerhalb des nächsten Jahres auch im Kindesalter einsetzbar.

Hepatitis B

Hepatitis-B-Virus

Das Hepatitis-B-Virus gehört zur Familie der Hepadnaviridae, deren Name sich aus „*Hepar*" und dem „*DNA*"-Genom ableitet. Es enthält ein zirkuläres, teilweise doppelsträngiges Genom von etwa 3200 Basenpaaren. Bisher werden sieben Genotypen unterschieden, die bislang keine klinische Bedeutung haben. Große Sequenzabschnitte kodieren für bis zu 3 Strukturproteine wodurch das Virus eine sehr kompakte Bauweise erreicht und einen Durchmesser von nur 42 nm besitzt. Im Blut von infizierten Individuen finden sich 3 Formen des Virus bzw. seiner Proteine. Das Virus selbst besteht aus einer Lipidhülle, dem Kern (core) und der DNA. Es kann in Serumkonzen-

Dr. P. Gerner
Zentrum für Kinder- und Jugendmedizin Wuppertal, Kooperierende Klinik der Universität Witten/Herdecke, Heusnerstraße 40, 42283 Wuppertal, E-Mail: gerner@klinikum-wuppertal.de

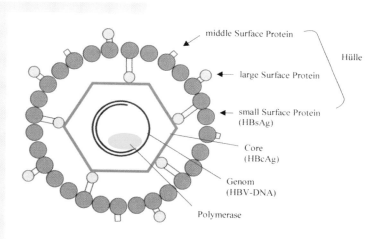

middle Surface Protein

Hülle

large Surface Protein

small Surface Protein
(HBsAg)

Core
(HBcAg)

Genom
(HBV-DNA)

Polymerase

Abb. 1 ◄
Struktur von HBV

trationen von mehr als 10⁹ Virionen pro Milliliter Serum nachweisbar sein (Abb. 1). Darüber hinaus zirkulieren nicht infektiöse Hüllpartikel, deren Morphologie entweder sphärisch oder filamentös ist. Ihre Konzentrationen liegen um ein vielfaches höher (10¹³ bzw. 10¹¹/ml), wobei die Funktion jedoch weitgehend unklar ist. Ein Erklärungsmodell für ihre Existenz ist, dass sie eine Art falsche Zielscheibe für Antikörper des Wirtes darstellen, da sie gebunden werden und damit nicht für die Immunabwehr gegen das eigentliche Virus zur Verfügung stehen.

Um die Immunpathogenese des Virus zu verstehen, ist es wichtig zu wissen, dass das Hepatitis-B-Virus, sofern es sich nicht um seltene Mutanten handelt (s. unten) per se nicht zytopathog ist. Verantwortlich für die Zellschädigung ist vielmehr die Immunabwehr (zytotoxische T-Lymphozyten und natürliche Killerzellen). Über virale Antigene, die auf der Hepatozytenmembran durch die Präsentation auf MHC-Klasse-II-Molekülen erkannt werden, wird die infizierte Zelle attackiert. Für extrahepatische Manifestationen der Infektion werden zum Teil zirkulierende Immunkomplexe verantwortlich gemacht.

Epidemiologie

Weltweit infizieren sich jährlich mehr als 50 Mio. Menschen mit dem Hepatitis-B-Virus; 1 Mio. sterben pro Jahr an den Folgen der Infektion. Fast die Hälfte der Weltbevölkerung wurde von HBV infiziert und 250–300 Mio. Menschen sind chronische Virusträger (Abb. 2). Trotz der Entwicklung eines Impfstoffes stieg die Prävalenz von HBV, da der Impfstoff für den größten Teil der Weltbevölkerung bisher nicht zugänglich ist. In Nordeuropa beträgt die Prävalenz chronischer Träger 0,5–2%, in Südeuropa bis 5%. Die jährliche Inzidenz einer akuten Hepatitis B ist ungefähr 5 pro 100.000 Einwohner. In Deutschland geht man von bis zu 50.000 Neuinfektionen pro Jahr für alle Altersgruppen aus.

Transmission und Prävention

Die ▶ prä- oder peripartale Übertragung ist nach der Einführung des Screenings von Blutkonserven im Kindesalter hierzulande der häufigste Übertragungsweg. Dabei wird eine intrauterine Übertragung bei 2–3% der vertikalen Transmissionen angenommen. Bedeutender ist die Übertragung während und nach der Geburt durch Kontakt des Kindes mit mütterlichem Blut oder später durch Muttermilch in der Stillperiode. Ob ein Kind vertikal infiziert wird, hängt vom *serologischen Status und der Viruslast der Mutter* ab. HBeAg-positive Mütter übertragen in etwa 90% die Infektion, während nur 20% der Neugeborenen von anti-HBe-positiven Müttern chronisch infiziert werden.

Die Ansteckung durch parenterale und perkutane Exposition mit Blut, beispielsweise durch verunreinigte Nadeln von Drogenabhängigen oder bei Massenimpfungen in Ländern, in denen keine Einmalspritzen verwendet werden, ist noch ein häufiger Infektionsweg. Ein weiterer wichtiger Infektionsweg ist die horizontale Übertra-

Hepatitis B ist per se nicht zytopathogen. Für die Zellschädigung ist die Immunabwehr verantwortlich.

Weltweit sind 250–300 Mio. Menschen chronische Virusträger.

In Deutschland geht man von bis zu 50.000 Neuinfektionen pro Jahr für alle Altersgruppen aus.

▶ Prä- oder peripartale Übertragung hierzulande häufigster Übertragungsweg im Kindesalter

Das Risiko einer chronischen Infektion liegt bei HBeAg-positiven Müttern bei 90%, bei anti-HBe-positiven Müttern bei 20%.

Hepatitis B

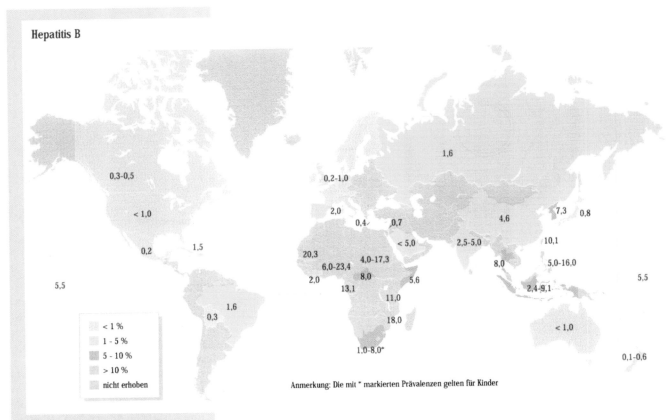

Anmerkung: Die mit * markierten Prävalenzen gelten für Kinder

Abb. 2 ▲ **Statistik der weltweiten Verbreitung von Hepatitis B**

gung. Hier ist die genaue Infektionsquelle in der Regel unbekannt. Die sexuelle Übertragung gewinnt in der Adoleszenz und im Erwachsenenalter an Bedeutung.

Eine effektive Prävention ist seit Mitte der 80er Jahre durch die aktive Impfung möglich. Bei HBsAg-positiven Müttern wird der Säugling postpartal innerhalb der ersten 12 h simultan passiv und aktiv geimpft. Bei bis zu 5% der Fälle kommt es dennoch zu einer chronischen Infektion. Diese resultiert aus Impfversagern, spezifischen HBV-Mutanten (s. unten) oder der schon Monate zurückliegenden intrauterinen Infektion.

Bei HBsAg-positiven Müttern: innerhalb der ersten 12 h simultan passive und aktive Impfung

Tabelle 1
Das Hepatitisalphabet

Spezies	Familie	Genom	Inkubation [Tage]	Verlauf	Bisherige Therapie	Zukünftige Therapieoption
HAV	Picornaviridae	RNA	15–45	Akut	Symptomatisch	
HBV	Hepadnaviridae	DNA	40–120	Akut, chronisch	α-Interferon, Lamivudin	PEG-Interferon/Lamivudin?, PEG-Interferon/Vakzine?
HCV	Flaviviridae	RNA	15–50	Akut, chronisch	α-Interferon, Ribavirin	PEG-Interferon/Ribavirin, Amantadin?
HDV	Virion	RNA	25–75	Akut, chronisch	Keine	Prenylierung? PEG-Interferon/Lamivudin?
HEV	Caliciviridae	RNA	20–80	Akut	Symptomatisch	
HGV	Flaviviridae	RNA	?	Akut, chronisch	Keine Indikation	
TTV	Circoviridae?	DNA	?	Akut, chronisch	Keine Indikation	
SENV	Noch unbekannt	DNA	?	Akut, chronisch	Noch unbekannt	

Diagnostik

HBV-DNA ist der sensitivste Marker der HBV-Infektion

Die Routineserologie bei Verdacht auf eine HBV-Infektion stützt sich auf die Bestimmung von HBsAg, anti-HBs, HBeAg, anti-HBe und anti-HBc IgG und IgM (Tabelle 2, 3). Bei gesicherter Infektion ist neben diesen die quantitative Bestimmung der HBV-DNA nützlich. Sie gibt Aufschluss über die Viruslast und damit den Grad der Infektiosität. Unter Therapie zeigt der Rückgang der viralen Replikation ein Ansprechen an. HBcAg wird nur auf der Hepatozytenmembran exprimiert und ist somit nur im Leberpunktat durch Spezialfärbung nachweisbar. Die HBV-DNA ist der sensitivste Marker der HBV-Infektion. Sie kann meist noch vor dem Auftreten der Antikörper und evtl. noch nach Verschwinden der Antigene nachgewiesen werden.

Tabelle 2
Bedeutung/Herkunft der serologischen Marker

Marker	Bedeutung/Herkunft
HBsAg	Hüll-(surface) Protein des Virus
HBcAg	Kern-(core) Protein, Nachweis nur auf Hepatozyten, chronischer Träger
HBeAg	Lösliches Protein der PräC-Region, Herkunft der Antigenbezeichnung als "e" unbekannt
HBV-DNA	Erbsubstanz des Virus, akuter oder chronischer Träger
Anti-HBs	Antikörper gegen HBsAg; positiv bei geimpften Personen oder nach Serokonversion
Anti-HBc-IgG	Antikörper gegen HBcAg; Marker einer stattgefundenen oder noch vorhandenen Infektion
Anti-HBc-IgM	Marker der akuten HBV-Infektion

Das Hepatitis-B-Virus bildet noch eine Reihe weiterer Antigene (PreS1, PreS2, Pol, X). Gegen diese werden nicht neutralisierende Antikörper gebildet. Sie spielen im klinischen Alltag keine Rolle.

Tabelle 3
Bedeutung der Serologie

Expositionsstatus	HBsAg	Anti-HBs	HBeAg	Anti-HBe	IgG-Anti-HBc	IgM Anti-HBc
Akute Infektion	+	–	±	±	±	+
Ausheilung oder niedrig replikative Phase	–	+	–	±-	±	–
Chronischer Träger – hochreplikativ	+	–	+	–	+	–
Chronischer Träger – niedrigreplikativ	+	–	–	+	+	–
Immunisiert	–	+	–	–	–	–
Übergang zur anti-HBe-Serokonversion	+	–	+	+	+	±

Besonderheiten

▶ **Cave: Diagnostische Lücken**

▶ **Diagnostische Lücken:** Es sind Virusvarianten beschrieben, die durch Mutationen im Hüllprotein die Struktur des HBsAg verändern und durch einige diagnostische Assays nicht nachgewiesen werden können. Zudem haben kommerzielle PCR-Kits höhere Nachweisgrenzen als die in vielen Forschungslabors etablierten PCRs. Für die Routinediagnostik sind diese Ausnahmen bisher nicht von wesentlicher Bedeutung.

Infektionsverlauf

Nach der Infektion des Wirtes entscheidet zum größten Teil die Immunantwort über Elimination oder Persistenz des Virus. Bei chronisch Infizierten wird eine relativ zu schwache Abwehr der T-Helfer-Zellen und zytotoxischen T-Lymphozyten gefunden. Großen Einfluss auf die Chronizität hat das Alter des Kindes. Während über 90% der infizierten Neugeborenen eine chronische Infektion entwickeln, sinkt die Rate mit zunehmendem Alter im 2. Lebensjahrzehnt auf 5–10% wie bei Erwachsenen. Die wichtigsten und ersten Marker der akuten Infektion sind HBsAg, HBeAg und anti-HBc-IgM, wobei mit sensitiven PCRs die HBV-DNA noch vor der Immunreaktion des Wirtes detektiert werden könnte. Die verschiedenen Marker des Virus sind im dynamischen Wechsel und reflektieren die virale Replikation und die Immunantwort des Patienten (Abb. 3).

> **Chronische Hepatitis B**

Die ▶ **chronische Hepatitis B** ist definiert als Persistenz von HBsAg über mindestens 6 Monate. Man kann im Allgemeinen eine hochreplikative (HBeAg-positive) von einer niedrigreplikativen (anti-HBe-positiven) Phase unterscheiden. In der Letzteren ist die HBV-DNA meist nur noch in der PCR nachweisbar.

Neben der Serologie hat in der Diagnose der chronischen Hepatitis B die Leberhistologie Bedeutung. Weder klinischer Verlauf, Viruslast, serologischer Status noch biochemische Marker wie Transaminasen des Patienten erlauben eine wirklich genaue Aussage über den Grad der Leberentzündung und hepatozellulären Schädigung. Daher ist zur Einstufung der Progressivität und Therapieindikation eine Leberbiopsie in vielen Fällen sinnvoll. Die bisher verwendete Einteilung in Chronisch aktive Hepatitis (CAH), Chronisch persistierende (CPH), Minimale Hepatitis (MH) wird zunehmend durch eine Nomenklatur ersetzt, die neben der ▶ **entzündlichen Aktivität** auch den ▶ **Fibrosierungsgrad** mit in die klinische Wertung einbezieht.

Im Kindesalter liegt die jährliche spontane Serokonversionsrate zu anti-HBe bei vertikal infizierten bei 2,5% und bei postpartal infizierten bei 10%. Die spontane Serokonversionsrate zu anti-HBs liegt unter 0,3% pro Jahr.

Die Serokonversion zu anti-HBs kann nicht mit der Ausheilung der Erkrankung gleichgesetzt werden. Bei vielen Patienten sind auch nach Serokonversion zu anti-HBs mit sehr sensitiven PCRs noch Viren nachweisbar. Selten weisen „Escapemutanten" im S-Bereich sogar eine hohe Viruslast auf. Serologisch ist gleichzeitig anti-HBe und/oder anti-HBc positiv. Die Infektion kann dann unter veränderten Wirtsbedingungen (z. B. Immunsuppression) wieder reaktivieren.

Klinik

Die akute HBV-Infektion manifestiert sich häufig klinisch inapparent mit unspezifischen Krankheitssymptomen und wird relativ selten diagnostiziert. In <1% der Infektionen kann es zu einer ▶ **fulminanten Hepatitis** kommen. Eine große Zahl fulminanter Verläufe wird bei Säuglingen von anti-HBe-positiven Müttern beobachtet, die keine Simultanimpfung erhielten. Bei diesen kommt es oft im Alter von 3–4 Monaten zu einem Leberversagen mit hoher Mortalität.

Seitenleiste

▶ **Chronische Hepatitis B**

Eine Leberbiopsie ist zur Einstufung der Progressivität und Therapieindikation sinnvoll.

▶ **Entzündliche Aktivität**
▶ **Fibrosierungsgrad**

Cave: Die Serokonversion zu anti-HBs kann nicht mit der Ausheilung der Erkrankung gleichgesetzt werden.

▶ **Fulminante Hepatitis**

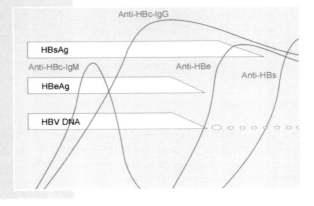

Abb. 3 ◀
Serologischer Verlauf der chronischen Hepatitis B

Das Leberzirrhoserisiko liegt im Kindes- und Jugendalter zwischen 5 und 15%.

▶ **Extrahepatische Manifestationen**

Das Hepatitis-B-Virus ist eine Ausnahme unter den DNA-Viren, der Replikationszyklus begünstigt die Entstehung vieler Mutationen.

▶ **„Escape- oder Fluchtmutanten"**

Auch die chronische Infektion wird oft zufällig oder nur aufgrund erhöhter Transaminasen entdeckt. Ausgeprägte klinische Zeichen der Leberschädigung werden selten beobachtet. Dies liegt gerade im Kindesalter an der meist niedrigen Krankheitsaktivität der Infektion. Eine Gefahr geht vielmehr von der langfristigen Schädigung aus, die in der Fibrose, Zirrhose und dem hepatozellulären Karzinom liegt (Abb. 4). Das Leberzirrhoserisiko liegt im Kindes- und Jugendalter zwischen 5 und 15%. ▶ **Extrahepatische Manifestationen** wie Glomerulonephritis, Arthritiden oder Periarteriitis nodosa sind selten.

Klinisch signifikante HBV-Varianten

Während der menschliche Organismus vielfältige Mechanismen zur Konstanthaltung seiner Erbsubstanz aufbringt, gewinnen manche Viren durch den raschen Wechsel ihrer genomischen Eigenschaften die Fähigkeit, auf das Immunsystem des Wirtes individuell und flexibel zu reagieren. Dies trifft v. a. für RNA- und Retroviren zu, da sie eine hohe Mutationsrate während der RNA-Replikation aufweisen. Das Hepatitis-B-Virus stellt diesbezüglich eine Ausnahme unter den DNA-Viren dar, da während des Replikationszyklus der Umweg über eine RNA-Synthese erfolgt und somit vergleichsweise viele Mutationen entstehen können. In jedem Patienten zirkuliert ein Gemisch unterschiedlicher Viren, die als Quasispezies bezeichnet werden. Je nach individuellen Wirtsfaktoren und Immunstatus werden unterschiedliche HBV-Mutanten selektioniert.

Surface-Mutationen

Die effektivste Immunabwehr des Wirtes wird durch Antikörper gegen ein Oberflächenprotein der Virushülle (HBsAg) erreicht. Diese Antikörper (anti-HBs) sind neutralisierend und bewirken fast immer einen dramatischen Abfall der HBV-DNA auf Werte unterhalb der Nachweisgrenze für die meisten PCRs. Durch Mutationen innerhalb der Antikörperbindungsregion kann das Virus die Immunantwort umgehen; man spricht von ▶ **„Escape- oder Fluchtmutanten"**. Es sind 3 klinische Situationen beschrieben, in denen diese Varianten eine wichtige Rolle spielen:

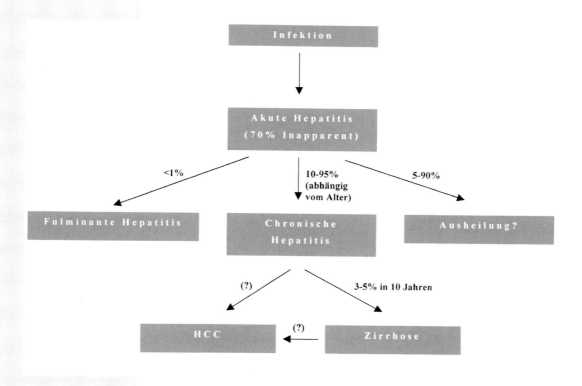

Abb. 4 ▲ **Verlauf und Klinik der HBV-Infektion**

1. Möglicherweise führen sie zu einer diagnostischen Lücke, da die in den ELISAs verwendeten polyklonalen oder monoklonalen Antikörper nicht an das im Blut vorhandene HBsAg binden. Eine Infektion kann unerkannt bleiben.
2. Neugeborene einer Mutter, die diese Fluchtmutanten überträgt, können trotz Simultanimpfung infiziert werden.
3. HBsAg-positive Leberempfänger sollen durch Immunglobulingaben zwar vor der Reinfektion der neuen Leber geschützt werden, diese dürfen jedoch nicht gegen die Mutanten wirken.

Im letzteren Fall hat die Kombination der passiven Prophylaxe von Immunglobulinen zusammen mit dem Nukleosidanalogon Lamivudin eine wesentliche Verbesserung gebracht.

Polymerasemutationen und Therapieresistenz

Durch den therapeutischen Einsatz von Lamivudin sind Mutationen im HBV-Polymerase-Gen und hier v. a. in der 4-Aminosäureabfolge des so genannten YMDD-Motivs wichtig geworden. Bei etwa 15% der behandelten Patienten sind diese Mutanten nach 1 Jahr nachweisbar. Sie manifestieren sich klinisch meist durch eine ▶ **Therapieresistenz gegenüber Lamivudin** und damit dem Wiederanstieg der HBV-DNA. Ihr Auftreten stellt ein bislang nicht gelöstes Problem dar. Eventuell können neue Nukleosidanaloga oder Kombinationsbehandlungen dieses Hindernis in der Zukunft lösen.

Core-Promotor-Mutationen: Prädiktor für die anti-HBe-Serokonversion

Promotoren sind Sequenzabschnitte, die normalerweise einem Gen vorgeschaltet sind und dessen Transkription beeinflussen. Der Promotor des Core-Gens regelt die Transkription des HBcAg, HBeAg und die Replikation des Virus. Mutationen in dieser Region können daher weitreichende Auswirkungen haben. Der Mutationshotspot liegt in einem Bereich, an den eine Vielzahl von Transkriptionsfaktoren binden. In einer kürzlich erschienenen Studie wurde ein positiver Prädiktor für das Ansprechen auf die Interferontherapie in einer Mutation dieser Region (Nukleotidposition 1764) vermutet [5]. Dieses Ergebnis muss jedoch noch in weiteren Untersuchungen überprüft werden.

PräS-Deletionsmutationen

Die Proteine der PräS-Region übernehmen wichtige Funktionen im „Zusammenbau" des Virus. Deletionen in diesem Bereich des Virusgenoms können dazu führen, dass das Virus in den Hepatozyten nicht mehr umhüllt wird und dadurch nicht mehr aus der Zelle ausgeschleust werden kann. Das Resultat ist die ▶ **intrazelluläre Akkumulation der Virusproteine**, die in hoher Konzentration direkt zelltoxisch wirken. Diese Mutanten sind im Kindesalter selten, können aber Grund für eine anhaltende Leberentzündung trotz anti-HBe-Serokonversion sein [7].

PräCore-Mutationen: Assoziation mit fulminanter Hepatitis

Vor 11 Jahren wurden zum ersten Mal HBV-Varianten entdeckt, die aufgrund einer Mutation innerhalb der PräCore-Region kein HBeAg bilden. Diese häufigste Punktmutation bewirkte ein Stoppkodon an der Basenpaarposition 1896 des Virusgenoms. Andere Mutationen verändern das PräCore-Startkodon oder führen durch Deletion oder Insertion zu einer Verschiebung der Triplettabfolge innerhalb des Leserahmens. Die Mutanten werden daher ▶ **HBeAg-Minusmutanten** genannt. Alle Mutationen bewirken, dass HBeAg nicht mehr vollständig translatiert wird.

Obwohl die Eigenschaften dieser Varianten intensiv untersucht wurden, ist die Bedeutung für den klinischen Verlauf noch weitgehend unklar. Ihr Auftreten wurde mit einer progressiven Leberschädigung und zuletzt auch mit einem geringeren Ansprechen auf eine Interferontherapie assoziiert. Unter Berücksichtigung aller verfügbaren Studien zeigte sich jedoch, dass die Prävalenz der Mutanten bei Patienten mit und ohne erhöhte Transaminasen nicht signifikant erhöht ist. Dies gilt ebenfalls für das Ansprechen auf Interferon. Die Prävalenz der PräCore-Mutanten ist im Kindesal-

---

▶ **Therapieresistenz gegenüber Lamivudin**

▶ **Intrazelluläre Akkumulation von Virusproteinen**

▶ **HBeAg-Minusmutanten**

Es besteht eine mögliche Assoziation mit progressiver Leberschädigung und mit geringerem Ansprechen auf die Interferontherapie

ter im Vergleich zu Erwachsenen mit nur 5% sehr viel niedriger (bei Erwachsenen etwa 30–80%).

Der seltene Fall eines fulminanten Leberversagens ist bislang die einzige klinische Situation, in der HBeAg-Minus-Mutanten häufiger nachweisbar sind. In einer eigenen Untersuchung an neun Mutter/Kindpaaren überlebte nur derjenige Säugling, in dessen Blut neben der Mutante auch der Wildtyp zirkulierte [2].

Behandlung der chronischen Hepatitis B

In den letzten Jahren hat sich die Therapie mit ▶ **α-Interferon** etabliert. Durch sie wird eine ▶ **Serokonversionsrate zu anti-HBe** bei 20–40% der Kinder erreicht und liegt damit deutlich höher als die spontane Serokonversion. Üblicherweise werden Kinder mit 5–6 Mio. E/m² s.c. 3-mal pro Woche über 6 Monate behandelt. Obwohl die Therapie im Kindesalter meist gut vertragen wird, ist sie nebenwirkungsreich, und die Indikation muss durchdacht gestellt werden. Der Erfolg, d. h. eine Serokonversion zu anti-HBe oder sogar zu anti-HBs, wird von einer Reihe von Faktoren beeinflusst (Tabelle 4). Von besonderer Bedeutung ist der Infektionsweg. Bei vertikal infizierten Kindern liegt die anti-HBe-Serokonversionsrate bei höchstens 20–25%. Eine ▶ **Serokonversion zu anti-HBs** wird bei immerhin 6–10% aller Behandelten innerhalb des ersten Jahres nach der Therapie erreicht. Durch eine erfolgreiche Therapie wird eine mögliche anti-HBe-Serokonversion zeitlich vorverlagert. Dies ist in den allermeisten Fällen mit einer Normalisierung der Transaminasen, einem Rückgang der histologischen Entzündungsaktivität und einer wesentlich geringeren Infektiosität verbunden.

Trotz der Therapieerfolge spricht der überwiegende Teil der Patienten nicht auf die Behandlung an. Eine wiederholte Therapie mit Interferon hat sich als Routinemaßnahme nicht bewährt [3].

Eine erst seit kurzem für Kinder anwendbare Option ist die ▶ **Monotherapie mit Lamivudin**, einem Nukleosidanalogon. Dieser schon in der HIV-Therapie verwendete Wirkstoff (Epivir, für HBV als Zeffix für Erwachsene zugelassen) führt durch den Einbau eines „falschen" Basenpaars zum Kettenabbruch der viralen DNA, was eine effektive Verringerung der Virusreplikation zur Folge hat. Zudem scheint Lamivudin eine HBV-spezifische T-Helfer-Zell-Antwort zu stimulieren. Bei 54–100% der Patienten sinkt die HBV-DNA auf Werte unter die Nachweisgrenze für Hybridisierungsverfahren. Zudem scheint die Leberhistologie bei mehr als der Hälfte der Behandelten verbessert zu werden. Die Serokonversionsrate zu anti-HBe liegt jedoch nur bei 15–19% [4, 9]. Ohne eine anti-HBe-Serokonversion ist bei nahezu allen Patienten eine Rückkehr der HBV-DNA auf ihre Ausgangswerte zu erwarten. Lamivudin wird oral verabreicht, renal eliminiert und wies bisher eine sehr gute Verträglichkeit auf. Behandelt wird über ein Jahr in einer Dosierung von 3 mg/kg/KG pro Tag, maximal 100 mg/Tag. Ein ernst zu nehmendes Problem stellt jedoch die Selektion von Virusmutanten innerhalb des Polymerasegens dar. Diese führen zu einer Therapieresistenz. Es wurden Fälle berichtet, bei denen das Auftreten dieser Mutanten mit einem akuten Leberversagen in Verbindung stand. Eine Lösung könnten andere Nukleosidanaloga wie ▶ **Adefovir** darstellen, die trotz Lamivudinresistenz die virale Replikation hemmen und in einer ersten Pilotstudie wirksam waren [10].

Die kurzfristige Kombination einer Lamivudin-Therapie mit α-Interferon brachte bislang keine Verbesserung der Ergebnisse, wohingegen die kontinuierliche Kombination möglicherweise Erfolg versprechender ist. Mögliche Indikationen einer Therapie mit Lamivudin sind in Tabelle 5 dargestellt.

Marginalien (linke Spalte):

▶ α-Interferon-Therapie
▶ Serokonversionsrate zu anti-HBe bei 20–40%

▶ Serokonversion zu anti-HBs bei 6–10%

Der überwiegende Teil der Patienten spricht nicht auf die Interferonbehandlung an.

▶ Monotherapie mit Lamivudin

Lamivudin stimuliert eine HBV-spezifische T-Helfer-Zell-Antwort.

HBV-DNA-Werte sinken unter die Nachweisgrenze.

Leberhistologie verbessert sich bei mehr als der Hälfte der Behandelten.

Die Serokonversionsrate zu anti-HBe liegt bei 15–19%.

▶ Adefovirpilotstudie

Tabelle 4
Positive Prädiktoren für den Therapieerfolg

Parameter	Wert
HBV-DNA	<1000 pg/ml
Transaminasen	Erhöht
Histologie	Chronisch aktiv > chronisch persistierend
Infektionsweg	Parenteral, horizontal

Tabelle 5
Mögliche Indikationen der Lamivudinmonotherapie

Erfolglos Interferon-behandelte HBeAg-positive Patienten
Kontraindikation für Interferon
HBV-Infektion vor LTX/HBV-Reinfektion
Chronisch HBV-Infizierte mit Immunsuppression z. B. onkologischen Erkrankungen

Ausblick

► **Therapeutische Impfung**

Ein künftiger Therapieansatz liegt vielleicht in der ► **therapeutischen Impfung**. Dabei wird über einige Monate 3- bis 4-mal eine herkömmliche HBV-Vakzine subkutan appliziert. Die Kombination mit einer Interferontherapie erzielte in einer kleinen Studie an 18 Erwachsenen von Interferon-Nonrespondern mit histologisch geringer Entzündung eine Serokonversionsrate von 39% [8]. Auch für Kinder ist eine derartige Behandlungskombination im Rahmen einer Studie vorstellbar, des Weiteren kann eine kontinuierliche Kombination von Lamivudin und α-Interferon über 6 Monate versucht werden.

Hepatitis C

Virus

Das Hepatitis-C-Virus wurde 1989 als Erreger der NonA-NonB-Hepatitis identifiziert. Es stellt einen eigenen Genus innerhalb der Familie der Flaviviridae dar, zu der eine Reihe anderer humanpathogener Viren zählen. Außer bei HCV ist für alle die Übertragung durch Arthropoden (Insekten und Spinnentiere) gesichert, dies wird auch für HCV diskutiert. Die Pathogenität der anderen humanen Flaviviren (z. B. Gelbfiebervirus, Denguevirus, FSME-Virus) liegt jedoch primär nicht in der Leberschädigung, sondern ist mit hämorrhagischen Erkrankungen oder fieberhaften Enzephalitiden verbunden. Das Hepatitis-C-Virus ist etwa 45 bis 65 nm groß und besitzt ein einzelsträngiges, lineares RNA-Genom von etwa 9600 Basenpaaren mit einem einzigen offenen Leserahmen. Von diesem wird ein Vorläuferprotein synthetisiert und später die einzelnen Struktur- und Nichtstrukturproteine abgespalten. Je nachdem welche Sequenzabschnitte zur Einteilung in Typen herangezogen werden, können ► **6–12 Genotypen**

► **6–12 Genotypen** unterschieden werden. Ihre Verteilungshäufigkeit ist in verschiedenen Erdteilen unterschiedlich. Die Typen 1, 2 und 3 sind vorwiegend in Nordamerika, Europa und Asien prävalent, während in Afrika v. a. die Typen 4 und 5 vorkommen. Insgesamt ist HCV Typ 1 mit Abstand der häufigste. Eine weitere Unterteilung der Subtypen wird als Buchstaben gekennzeichnet. In Deutschland dominieren z. B. die Typen 1a und 1b.

HCV 1 mit Abstand der häufigste Typ.

Epidemiologie

Weltweit sind über 200 Mio. Menschen mit HCV infiziert. Die Prävalenzen liegen bei 0,2–1% Promille in Nordeuropa, bis 17,8% in Teilen Afrikas (Abb. 5). In Deutschland sind etwa 0,4% der Bevölkerung HCV-positiv. Obwohl das Universalscreening von Blutprodukten in den Industrieländern eine Exposition mit HCV merklich verringert hat, ist davon auszugehen, dass durch das Fehlen dieser Routinemaßnahmen in vielen Entwicklungsländern und die allgemeine Globalisierung die Ausbreitung des Virus eher weiter zunimmt.

In Deutschland sind etwa 0,4% der Bevölkerung HCV-positiv.

Diagnostik

Die Diagnostik der akuten oder chronischen HCV-Infektion beschränkt sich auf den Nachweis von anti-HCV und der HCV-RNA mit Hilfe der RT-PCR.

Die meist in ELISAs oder Immunoblots nachgewiesenen IgG-Antikörper gegen Virusantigene (envelope, core und NS3) sind nicht neutralisierend. Nicht der Nach-

Hepatitis C

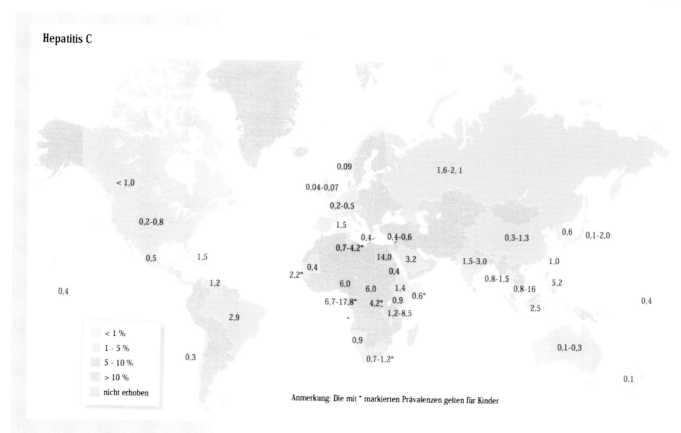

< 1,0

0,2-0,8

0,5

0,4

1,2

1,5

2,9

0,3

0,09

0,04-0,07

0,2-0,5

1,5

0,4

0,7-4,2*

0,4

2,2*

14,0   3,2

0,4

6,0

6,0   1,4

6,7-17,8*   4,2*   0,9   0,6*

1,2-8,5

0,9

0,7-1,2*

1,6-2, 1

0,4-0,6

1,5-3,0

0,8-1,5

0,8-16

2,5

0,6   0,1-2,0

1,0

5,2

0,1-0,3

0,1

0,4

	< 1 %
	1 - 5 %
	5 - 10 %
	> 10 %
	nicht erhoben

Anmerkung: Die mit * markierten Prävalenzen gelten für Kinder

Abb. 5 ▲ **Statistik der weltweiten Verbreitung von Hepatitis C**

▶ **Anti-HCV-Suchtest**

Zur Abschätzung von Viruslast, Genotyp und Infektiosität wird die HCV-RNA quantitativ bestimmt.

Leberhistologie zur Einstufung der Entzündungsaktivität bei HCV.

▶ **„Histologischer Aktivitätsindex" nach Knodell**

▶ **Hauptsymptome**

▶ **Autoimmunologische Phänome**

weis, sondern ihr Verlust ist mit der Negativierung der HCV-RNA assoziiert. Als ▶ **Suchtest** bei Verdacht auf eine HCV-Infektion hat sich die Untersuchung auf anti-HCV bewährt. Um die Viruslast, den Genotyp und die Infektiosität abzuschätzen, muss die HCV-RNA quantitativ bestimmt werden. Wird der Infektionszeitpunkt erst wenige Wochen zuvor vermutet, können die Antikörper noch unterhalb der Nachweisgrenze sein. Die Bestimmung von HCV-RNA ist daher wesentlich aussagekräftiger. Die HC-Virämie ist bedeutend niedriger als die von HBV und erreicht Serumkonzentrationen bis maximal 10^7 Virionen pro ml.

Noch mehr als bei HBV ist für HCV eine Leberhistologie nötig, um die Entzündungsaktivität einzustufen. Diese kann selbst bei Virusträgern ohne erhöhte Transaminasen einen hohen Grad an Leberschädigung offenbaren. Die morphologischen Veränderungen sind nicht pathognomonisch und können wie HBV nach dem ▶ **„histologischen Aktivitätsindex" nach Knodell** eingestuft werden.

Klinik und Verlauf der Infektion

Weniger als 25% der akut infizierten Patienten sind ikterisch. 3/4 der Infektionen verlaufen klinisch inapparent mit normalen oder nur mild erhöhten Serumtransaminasen. Das Intervall zwischen Infektion und klinischer Manifestation dauert 4–20 Wochen (im Mittel 7–8 Wochen). Die ▶ **Hauptsymptome** bestehen in grippeähnlichen Beschwerden wie Abgeschlagenheit, Übelkeit, Fieber und Appetitlosigkeit. Klinisch kann eine Hepatitis C nicht von anderen Virushepatitiden unterschieden werden. Nur weniger als 1% der Patienten entwickeln ein akutes Leberversagen (Abb. 6). Die überwiegende Mehrzahl zeigt auch nach jahrelangem Verlauf keine klinischen Auffälligkeiten, da die Leberschädigung gerade bei im Kindesalter Infizierten oft wenig progredient verläuft. Die Langzeitprognose hängt hauptsächlich von der Entwicklung einer Zirrhose oder eines hepatozellulären Karzinoms (HCC) ab. Die Inzidenz steigt mit der Infektionsdauer und im Erwachsenenalter mit dem Alkoholkonsum. ▶**Autoimmunologische Phänome** werden bei bis zu 25% der chronisch Infizierten

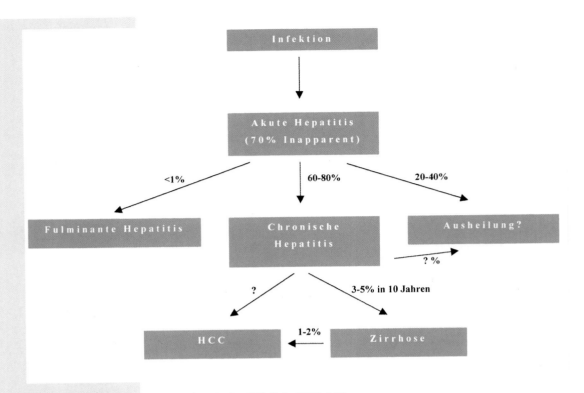

Abb. 6 ▲ **Verlauf und Klinik der HCV-Infektion**

unter Interferontherapie beobachtet. Sind die Antikörper bereits vor Therapie nachweisbar, kann dies die Differenzialdiagnose zur Autoimmunhepatitis erschweren. Nach vertikaler Infektion werden die meisten Säuglinge chronische Träger. Die Ursache der Chronizität dürfte auch bei HCV hauptsächlich in der individuellen Immunabwehr des Wirtes liegen. Interessanterweise spiegelt sich diese Antwort direkt im Virusgenom wider. In diesem Jahr wurden in *Science* Daten veröffentlicht, die eine Vorhersage anhand von Mutationen innerhalb der hypervariablen Region des HCV-Hüllproteins nahe legen, ob eine Infektion chronisch verläuft oder ausheilt [6].

Transmission und Prävention

Obwohl die Erkrankung im Kindesalter nicht selten ist, kann davon ausgegangen werden, dass die Inzidenz langfristig abnimmt. Während bis vor 10 Jahren die Transfusion von Blutprodukten den häufigsten Transmissionsweg darstellte, ist heute die *vertikale Infektion* der Hauptgrund für Infektionen im Kindesalter. Das Risiko, durch die Mutter bei der Geburt infiziert zu werden, liegt bei 5–10% und korreliert mit der Höhe der Viruslast oder einer HIV-Koinfektion. Wenn man von derzeit etwa 770.000 Geburten in Deutschland ausgeht, sind wahrscheinlich 0,2% der Säuglinge infektionsgefährdet, von denen etwa 100–120 jährlich infiziert werden dürften. Die Inzidenz wird v. a. durch Zuwanderungen erhöht. Eine *Übertragung durch Muttermilch* in der Stillperiode ist grundsätzlich möglich, aber extrem selten. Sollte seitens der Mutter der Wunsch des Stillens bestehen, könnte eine Quantifizierung der Viruslast vorgenommen werden. Da die Virusmenge aber schwanken kann, ist diese Bestimmung nicht unbedingt nützlich und wird daher nicht empfohlen. HC-Viren sind auch in ▶ **Körperflüssigkeiten** wie Speichel und Genitalflüssigkeit nachweisbar. Auch durch sie sind Übertragungen grundsätzlich möglich. Sie stellen jedoch die Ausnahme dar, da Familienmitglieder auch über Jahre untereinander nur selten infiziert werden. Die HCV-Prävalenz ist bei Homosexuellen, Prostituierten sowie Heterosexuellen mit häufig wechselnden Partnern erhöht, was einen ▶ **sexuellen Ausbreitungsweg** nahe legt. Die Übertragungswahrscheinlichkeit ist geringer als für HBV oder HIV.

Abschließend muss bemerkt werden, dass bei bis zu 30% der chronischen Träger im Erwachsenenalter keine Risikofaktoren für eine HCV-Transmission festzustellen sind. Diese werden als ▶ **kryptogene Infektionen** eingestuft.

Ursache der Chronizität bei HCV liegt hauptsächlich in der individuellen Immunabwehr des Wirtes.

Risiko der vertikalen Infektion: 5–10%

Übertragung durch Muttermilch extrem selten

▶ **Körperflüssigkeiten**

▶ **Sexueller Ausbreitungsweg**

▶ **Kryptogene Infektionen**

Derzeit ist kein Impfstoff gegen HCV vorhanden. Aufgrund der genetischen Variabilität des Virus ist seine Entwicklung noch nicht absehbar. Auch die passive Gabe von Immunglobulinen ist nicht möglich, da die Rolle neutralisierender Antikörper unklar ist. Die Prävention beschränkt sich daher auf allgemeine Maßnahmen zur Expositionsprophylaxe.

Therapie

▶ **Klinisch inapparenter Verlauf**

Die akute HCV-Infektion wird nur selten diagnostiziert. Dies liegt am ▶ **klinisch inapparenten Verlauf**, aber auch an einem „diagnostischen Fenster", da die Antikörper erst Monate nach der Infektion nachweisbar sind. Wird bei einem Kind eine Neuinfektion vermutet, sind erhöhte Transaminasen oder der direkte Virusnachweis die ersten Indikatoren. Bei diesen Patienten kann ein Therapieversuch mit Interferon unternommen werden, da die Chronizität durch eine Interferonbehandlung in dieser Phase gesenkt werden kann.

▶ **Ziele der Behandlung**

Die ▶ **Ziele der Behandlung** der chronischen Hepatitis C liegen in der Eradikation des Virus und der Verbesserung der Leberhistologie. Es gibt Studien, die auch bei Nonrespondern einer Interferontherapie ein geringeres HCC-Risiko auf längere Sicht dokumentieren [11]. Trotzdem muss gerade im Kindesalter die Indikation zur Therapie kritisch überprüft werden. Die bisherige Standardtherapie bestand in der ▶ **Interferonmonotherapie** mit mindestens 3-mal 3–5 Mio. E/m² pro Woche. Initial sprach die Hälfte der Patienten mit einem Verlust der HCV-RNA an. Bei vielen steigt jedoch die Virusreplikation nach Therapieende wieder, sodass ein Langzeiterfolg nur bei 15–25% erzielt wurde. Dies traf in besonderem Maße für Patienten zu, die mit dem Genotyp 1 infiziert wurden (Abb. 7).

▶ **Interferonmonotherapie**

Langzeiterfolg nur bei 15–25%.

Vor kurzem wurde die Therapie der chronischen Hepatitis C um das Nukleosidanalogon ▶ **Ribavirin** erweitert. Während Ribavirin allein keinen antiviralen Effekt auf HCV zeigt, konnte durch die Kombination mit Interferon bei Erwachsenen die Ansprechraten nahezu verdoppelt werden. Zurzeit läuft eine weltweite Zulassungsstudie für diese Kombinationsbehandlung im Kindesalter. Zu α-Interferon wird Ribavirin oral in einer Dosis von 15 mg/kg pro Tag verabreicht. Bis auf eine Pilotstudie bei Kindern nach onkologischen Erkrankungen existieren keine Daten zur Behandlung von HCV-Infizierten. In dieser Studie lag die Ansprechrate über 50%. Im Internet können unter ▶ **www.hepatitis-C-kinder.de** aktuelle Informationen zu Diagnostik und Therapie der chronischen Hepatitis C bei Kindern abgerufen werden.

▶ **Ribavirin**

▶ **Informationen im Internet**

Eine weitere Verbesserung der Therapieaussichten scheint das pegylierte Interferon (Peg-Interferon) zu bringen. Die kurze Halbwertszeit des herkömmlichen α-Interferons bewirkt, dass dieses Zytokin keine konstante Plasmakonzentration erreicht. Dieses Problem könnte durch das ▶ **PEG-Interferon** gelöst werden, da diese eine wesentlich längere Halbwertszeit als das herkömmliche Interferon haben. Bisher ist für Erwachsene ein PEG-Interferon (PegIntron, Schering-Plough Corporation) seit Mai 2000 zugelassen. Ein zweites PEG-Interferon wird künftig von Hoffmann-La Roche hergestellt (Pegasys) Diese sind primär für Patienten vorgesehen, die nicht mit der Standardtherapie (α-Interferon + Ribavirin) behandelt werden können.

▶ **PEG-Interferon**

Die ersten Phase-III-Studien zu diesen beiden Präparaten wurden im Jahr 2000 auf Kongressen der European Society for the Study of Liver Disease und der Digestive Disease Week präsentiert. Eine anhaltende virologische Suppression und Verbesserung der Entzündungsparameter wurde bei etwa doppelt so vielen HCV-Trägern erreicht wie bei Patienten, die mit herkömmlichem α-Interferon behandelt wurden. Die Kombination von PEG-Interferon und Ribavirin verspricht einen weiteren Zuwachs an Therapierespondern.

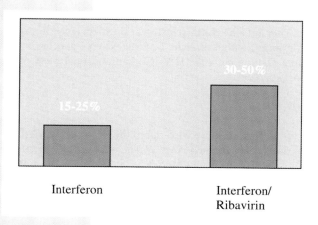

Abb. 7 ▲ **Therapieresponse bei chronischer Hepatitis C**

Obwohl weitere Substanzgruppen wie Amantadin oder Interleukin 10 zur Therapie der chronischen Hepatitis C in Studien eingesetzt wurden und werden, ist eine Anwendbarkeit für das Kinder- und Jugendalter in absehbarer Zeit nicht zu erwarten.

Die ▶ **dauerhafte Response** ist definiert als Verlust der HCV-RNA (in der PCR) und der Normalisierung der Serumtransaminasen über 6 Monate nach Abschluss der Behandlung. Das ▶ **Monitoring** der Patienten sollten allerdings über Jahre durchgeführt werden, da die Virusreplikation oft auf sehr niedrigem Niveau persistiert und über die Langzeitprognose noch keine Daten vorliegen.

Zusammenfassend muss die Therapieindikation im Einzelfall entschieden werden. Die Kombination von Interferon/Ribavirin bzw. langfristig PEG-Interferon mit Ribavirin wird in den nächsten Jahren auch im Kindesalter etabliert werden und bietet einen hoffnungsvollen Therapieansatz.

Hepatitis D

Das Hepatitis-D-Virus (Delta-Virus) ist ein kleines RNA-Virus mit einem Durchmesser von etwa 36 nm, das 1977 erstmals beschrieben wurde. Es benötigt zur Replikation die Hülle des Hepatitis-B-Virus. Alle 3 Hüllproteine von HBV (small, major und large) werden verwendet, sie werden jedoch in einem anderen Mengenverhältnis zueinander in die Lipidhülle eingebaut. Die RNA ist einzelsträngig, zirkulär und besteht aus etwa 1700 Basenpaaren. Bis heute wurden 3 unterschiedliche Genotypen sequenziert.

Epidemiologie

In Deutschland ist mit einer *Prävalenz* des Viroids bei etwa 3% der HBV infizierten Kinder zu rechnen, wobei die relative Häufigkeit abzunehmen scheint. Weltweit sind etwa 15 Mio. chronische HBV-Träger HDV-positiv. Endemische Gebiete innerhalb Europas sind v. a. mediterrane Regionen mit Prävalenzen von anti-HDV bis zu 23%.

Diagnostik

Die Diagnose einer HDV-Infektion ist wichtig, da sie die Prognose der Erkrankung maßgeblich beeinflusst.

HD-Antigen

Bei einer HDV-Infektion ist der Nachweis des HD-Antigens in Lebergewebe durch Immunfärbung eine überaus sensitive und spezifische Methode. Die Bestimmung von HDAg im Serum ist nicht sinnvoll, da das Antigen in der frühen Phase der Infektion nur 1–2 Wochen nachweisbar sein kann.

HD-Antikörper

▶ **Anti-HD** ist der verbreitetste und sinnvollste **Screeningparameter**. Schon nach 1–2 Wochen der akuten Infektion kann er nachgewiesen werden. Hinzu kommt, dass hohe Titer auf eine chronische Infektion, niedrigere hingegen auf eine akute Infektion hinweisen. Herkömmliche Tests detektieren gleichermaßen IgG und IgM. Die getrennte Testung auf anti-HDV-IgM kann hilfreich sein, da der Titer oft mit der Viruslast korreliert.

HDV-RNA

Die virale Nukleinsäure wird durch die PCR nachgewiesen. Ab dem Zeitpunkt der Infektion ist schon nach einer Woche bei 2/3 der Patienten HDV-RNA positiv. Bei chronischen Trägern liegt die Sensitivität der PCR bei 90%.

Klinik

Eine HDV-Infektion ist in der Regel mit einer Verschlechterung der Prognose der HBV-Infektion assoziiert. Eine Delta-Koinfektion verläuft nur in 10% chronisch. Es

▶ **Definition dauerhafte Response**

▶ **Patientenmonitoringüber Jahre**

Neue Therapieansätze

Weltweit sind ungefähr 15 Mio. chronische HBV-Träger HDV-positiv.

▶ **Anti-HD-Screeningparameter**

Eine HDV-Infektion ist in der Regel mit einer Verschlechterung der Prognose der HBV-Infektion assoziiert.

besteht jedoch ein hohes Risiko, eine Leberzirrhose und langfristig ein hepatozelluläres Karzinom zu entwickeln. Im Gegensatz zur Koinfektion verläuft eine Superinfektion in 70–90% chronisch. Darüber hinaus scheint das Risiko einer fulminanten Hepatitis höher als bei Koinfektion. Interessanterweise wurde aber auch eine Reihe von Fällen publiziert, bei denen eine akute HDV-Infektion den Verlust von HBsAg zur Folge hatte. Den Einfluss der Doppelinfektion zeigt eine Studie an 2487 HBsAg-positiven Patienten [1]. Von diesen waren 5% anti-HDV-positiv. Signifikante histologische Veränderungen fanden sich bei 19% der HBV-Monoinfizierten, während 61% der Doppelinfizierten eine schwer wiegende Lebererentzündung oder Umbauzeichen im Lebergewebe aufwiesen. Der Verlauf von Doppelinfizierten nach anti-HBe-Serokonversion scheint milder zu verlaufen.

Therapie

▶ **Interferontherapie ungeeignet**

Eine wirksame Behandlung der chronischen Hepatitis D gibt es nicht.

Eine wirksame Behandlung der chronischen Hepatitis D gibt es nicht. Die Ansprechrate auf eine ▶ **Interferontherapie** ist eher enttäuschend. Allerdings scheint es in einigen Fällen möglich, die entzündliche Aktivität durch die Serokonversion zu anti-HBe zu verringern. Es ist daher überlegenswert, ob man HBeAg-positive Kinder mit Delta-Infektion unter dem Gesichtspunkt der anti-HBe-Serokonversion mit Interferon behandelt. Behandlungsversuche mit anderen Medikamenten einschließlich Nukleosidanaloga haben keinen anhaltenden Erfolg gezeigt. Patienten mit einer progredienten Leberzirrhose sind Transplantationskandidaten.

Literatur

1. Arico S, Aragona M, Rizzetto M, Caredda F, Zanetti A, Marinucci G, Arnone M, Caporaso N (1985) Clinical significance of antibody to the hepatitis delta virus in serum samples. Lancet 17:356–358
2. Bahn A, Hilbert K, Martine U, Westedt J, Weizsäcker F von, Wirth S (1995) Selection of a precore mutant after vertical transmission of different hepatitis B virus variants is correlated with fulminant hepatitis in infants. J Med Virol 47:336–341
3. Ballauff A, Schneider T, Gerner P, Habermehl P, Behrens R, Wirth S (1998) Safety and efficacy of interferon retreatement in children with chronic hepatitis B. Eur J Pediatr 157:382–385
4. Dienstag JL, Schiff ER, Wrigth TL, Perrillo RP, Hann HWL, Goddman Z, Crother L, Condreay LD, Woessner BS, Rubin M, Brown NA (1999) Lamivudine as initial treatment for chronic hepatitis B in the United States. N Engl J Med 341:1256–1263
5. Erhardt A, Reinecke U, Blondin D, Gerlich WH, Adams O, Heintges T, Niederau C, Haussinger D (2000) Mutations of the core promoter and response to interferon treatment in chronic replicative hepatitis B. Hepatology 31:716–735
6. Farci P, Shimoda A, Coiana A, Diaz G, Peddis G, Melpolder JC, Strazzera A, Chien DY, Munoz SJ, Balestrieri A, Purcell RH, Alter HJ (2000) The outcome of acute hepatitis C predicted by the evolution of the viral quasispezies. Science 14:339–344
7. Gerner P, Schäfer H, Prange R, Wirth S (2000) Intrazelluläre Akkumulation einer PräS-Hepatitis-B-Virus Mutante. Abstrakt GPGE, Bonn
8. Heintges T, Petry W, Kaldewey M, Erhardt A (1999) Combination therapy of alfa-interferon and HBsAg vaccination leads to high response rates in previous nonresponders to interferon with chronic hepatitis B. Abstract AASLD, Dallas, USA
9. Lai CL, Chien RN, Leung NWJ, Chang TT, Guan R, Tai DI, Ng KY, Wu PC, Dent JC, Stephenson SL, Gray F (1998) A one year trial of lamivudine for chronic hepatitis B. Lancet 339:61–68
10. Perrillo R, Schiff E, Yoshida E, Statler A, Hirsch K, Wright T, Gutfreund K, Lamy P, Murray A (2000) Adefovir dipivoxil for the treatment of lamivudin-resistent hepatitis B mutants. Hepatology 32:129–134
11. Yoshida H, Shiratori Y, Moriyma M, Arakawa Y, Ide T, Sata M, Inoue O, Yano M, Tanaka M, Fujivama S, Nishiguchi S, Kuroki T, Imazeki F, Yokosuka O, Kinoyama S, Yamada G, Omata M (1999) Interferon therapy reduces the risk for heptocellular carcinoma: national surveillance program of cirrhotic and noncirrhotic patients with chronic hepatitis C in Japan. IHIT Study Group. Inhibition of Hepatocarcinogenesis by Internal Therapy. Ann Intern Med 131:174–181
12. Zaaijer HL, Cuypers HTM, Reesink HW (1993) Reliability of polymerase-chain-reaction for detection of hepatitis C virus. Lancet 341:722–724

Monatsschr Kinderheilkd
2001 · 149:394–409 © Springer-Verlag 2001

S. Volz · P. Habermehl · A. Zell · M. Knuf
Pädiatrische Infektiologie, Zentrum für Präventive Pädiatrie, Johannes-Gutenberg-Universität Mainz

Pneumokokken und Pneumokokkenimpfstoffe

Bedeutung für die Pädiatrie

Die 3 Bakterien *Streptococcus pneumoniae*, *Neisseria meningitidis* und *Haemophilus influenzae* haben gemeinsam,

▶ **Invasive Infektionskrankheiten**

- dass ihre Kapsel der wichtigste Pathogenitätsfaktor ist,
- dass sie den Nasopharynx des Menschen kolonisieren können und
- dass sie mit jeweils unterschiedlicher Häufigkeit verantwortlich sind für ▶„**invasive Infektionskrankheiten**" – Bakteriämie, Sepsis, Meningitis – wie auch für lokale Infektionskrankheiten im Bereich der Atemwege, allen voran für Otitis media und Pneumonie.

Nach dem geradezu dramatischen Erfolg der Haemophilus-influenzae-b-(Hib)Konjugatimpfstoffe sind von den 3 genannten Erregern heute die Pneumokokken die häufigste Ursache von Morbidität und Mortalität. In Entwicklungsländern sterben jährlich schätzungsweise 1,2 Mio. Kinder an den Folgen einer Pneumokokkeninfektion, meist an einer Pneumokokkenpneumonie [10]. In Südafrika wird wahrscheinlich als direkte Folge der Aids-Pandemie und schlechter sozioökonomischer Verhältnisse derzeit ein enormer Inzidenzanstieg von Pneumokokkeninfektionen beobachtet. Aber auch in Mitteleuropa sind trotz Verfügbarkeit von Penizillin Pneumokokken eine häufige Ursache für schwere Krankheit und Tod. Betroffen sind Patienten mit bestimmten Risikofaktoren, die in Tabelle 1 zusammengestellt sind. Weiterhin kann man Personen im Alter von unter 2–5 und von über 60 Jahren als Risikogruppen für schwere pneumokokkenbedingte Infektionskrankheiten definieren. Allerdings bleibt festzuhalten, dass häufig auch Menschen außerhalb jeglicher bekannter Risikogruppe an einer schweren Pneumokokkeninfektion erkranken.

Trotz Antibiotika ist die Epidemiologie unverändert

Wichtigster Risikofaktor: Alter <2 und > 60 Jahre

Ziel der nachfolgenden Übersicht ist es, aus vorwiegend pädiatrischer Sicht die Epidemiologie von Pneumokokkeninfektionen zu beschreiben und die heute verfügbaren Möglichkeiten der Immunprophylaxe mit Schwerpunkt auf den neuen Konjugatkombinationsimpfstoffen darzustellen.

Mikrobiologie

Nachweis

▶ **Streptococcus pneumoniae**

▶ **Streptococcus pneumoniae** ist ein grampositives, Kapsel bildendes Bakterium. Der direkte Erregernachweis erfolgt in der Regel durch Mikroskopie (z. B. Gram-Färbung) oder durch Kultur. Pneumokokken wachsen auf Blutagar in oft schleimigen Kolonien mit α-Hämolyse. Die Abgrenzung gegenüber anderen Streptokokken erfolgt durch den Nachweis der Wachstumshemmung bei Anwesenheit von Optochin.

Dr. M. Knuf
Pädiatrische Infektiologie, Zentrum für Präventive Pädiatrie, Johannes-Gutenberg-Universität Mainz,
Langenbeckstraße 1, 55101 Mainz, E-Mail: Knuf@kinder.klinik.uni-mainz.de

Tabelle 1

Invasive Pneumokokkeninfektionen: Risikofaktoren bei Kindern zwischen 2. und 59. Lebensmonat (nach American Academy of Pediatrics und Levine et al. [1, 14])

- Keine Muttermilch bei 2-11 Monate alten Säuglingen
- Vorausgegangene Antibiotikatherapie
- Kürzlich durchgemachte bzw. rezidivierende Otitis media
- Unterbringung in Krippe oder Kindergarten innerhalb der letzten 3 Monate (Risiko bei 12-23 Monate 2,3-mal erhöht; 24-59 Monate 3,2-mal erhöht)
- Ethnische Populationen (Afroamerikaner, amerikanische Indianer)
- Zigarettenrauchexposition
- Verwendung von Schnullern (?)
- Grundkrankheiten wie
  - Sichelzellanämie, Asplenie (funktionell, anatomisch)
  - HIV-Infektion
  - Immunsuppression
    - Angeborene Immundefekte
    - Chronisches Nierenversagen, nephrotisches Syndrom
    - Krankheiten assoziiert mit einer immunsuppressiven Therapie oder Bestrahlung beispielsweise maligne Neoplasmen, Leukämie, Hodgkin-Lymphom, Organtransplantation
  - Chronische Krankheiten
    - Chronische Herzkrankheit, konnatale zyanotische Herzfehler,
    - Herzinsuffizienz
    - Chronische Lungenerkrankungen
    - Zerebrospinale „fluid leaks"
    - Diabetes mellitus

Kapselserotypen

Polysaccharidkapsel wichtigster Virulenzfaktor der Pneumokokken, >90 Kapseltypen

Die Polysaccharidkapsel ist der wichtigste Virulenzfaktor. Er schützt die Pneumokokken vor Phagozytose durch Granulozyten oder Makrophagen. Unbekapselte Pneumokokken sind für den Menschen apathogen. Es lassen sich derzeit immunologisch mit Hilfe der Quellungsreaktion mehr als 90 Kapselserotypen unterscheiden. Dabei sind etwa 20 Serotypen für 90% aller Infektionskrankheiten verantwortlich. Die Immunität gegen Pneumokokken ist kapseltypenspezifisch, wobei eine teilweise

▶ **Kreuzimmunität**

▶Kreuzimmunität zwischen einzelnen Serotypen einer Gruppe besteht, beispielsweise zwischen den Typen 6A und 6B [20].

Epidemiologie

Reservoir und Streuung

▶ **Hauptreservoir: Nasopharyngealraum**

Das ▶Hauptreservoir von *Streptococcus pneumoniae* ist der Nasopharyngealraum des Menschen. Kinder werden meist während der ersten beiden Lebensjahre mit Pneumokokken besiedelt. Die Kolonisierungsrate ist mit bis zu 60% während des 2. und 3. Lebensjahres am höchsten. Bei Schulkindern und Studenten sinkt die Trägerrate auf 35–25%. Sie liegt bei Erwachsenen, die nicht mit Kindern zusammenleben, bei etwa 6% [2]. Vom Nasopharyngealraum aus kann der Erreger

- durch direkten Kontakt oder Tröpfchen von Nasopharyngealsekret auf andere Individuen übertragen werden;

- im Rahmen einer Virusinfektion der Atemwege oder unter anderen geeigneten Bedingungen eine Otitis media, Sinusitis oder Pneumonie auslösen;
- aus meist unbekannten Gründen in den Blutstrom gelangen („invasive Infektionen") und Sepsis, Meningitis oder andere Infektionen normalerweise steriler Gewebe hervorrufen, etwa Osteomyelitis oder Arthritis. Fulminante Infektionen mit Tod innerhalb weniger Stunden und hämolytisch-urämisches Syndrom sind sehr selten, kommen aber auch bei immunkompetenten Menschen ohne Grundkrankheit vor.

Invasive Pneumokokkeninfektionen

Invasive Pneumokokkeninfektionen sind eine „typische" Krankheit von Kindern in den ersten 2 (bis 5) Lebensjahren.

Die Ursachen dafür sind

- der Abfall der mütterlichen Leihimmunität,
- die zeitgleich stattfindende Kolonisation mit *Streptococcus pneumoniae* und
- die altersabhängige Unfähigkeit, eine adäquate Immunantwort gegen bakterielle Polysaccharide zu generieren.

Tabelle 2
Altersabhängige Inzidenz invasiver Pneumokokkeninfektionen [13]

Alter	Inzidenz pro 100.000	95%-Konfidenz- intervall
<6 Monate	19,34	16,52–22,17
≥6 und <12 Monate	26,60	24,21–28,99
<1 Jahr (Kumulativ)	22,87	21,09–24,06
≥1 und <2 Jahre	15,11	13,77–16,45
<2 Jahre (kumulativ)	19,80	17,95–20,21
≥2 Jahre und <5 Jahre	4,84	4,34–5,34
<5 Jahre (kumulativ)	10,61	10,06–11,15
≥5 und <16 Jahre	1,27	1,09–1,46
<16 Jahre (kumulativ)	3,95	3,75–4,14

In einer kürzlich publizierten bundesweiten populationsbezogenen Studie erfasste die „Erhebungseinheit für seltene pädiatrische Erkrankungen in Deutschland" (ESPED) in Zusammenarbeit mit dem Robert-Koch-Institut in Berlin und dem Nationalen Referenzzentrum für Streptokokken in Aachen die Inzidenz „invasiver Pneumokokkeninfektionen" in Deutschland in den Jahren 1997–1999 [12, 13]. Die hohe Validität dieser Untersuchung beruht auf der Verwendung zweier voneinander unabhängiger Meldesysteme. Basierend auf einer identischen Falldefinition wurden invasive Pneumokokkeninfektionen einerseits über Kinderkliniken, andererseits über mikrobiologisch-diagnostische Labore erfasst. Mit Hilfe der *„capture-recapture-Methode"* konnte man dann auf die tatsächliche Fallzahl zurückschließen.

Über einen Zeitraum von 36 Monaten hinweg wurden insgesamt 1299 Fälle invasiver Pneumokokkeninfektionen identifiziert, darunter waren 564 Meningitisfälle. Mittels der bereits genannten „capture-recapture-Technik" wurde die Gesamtzahl der Fälle invasiver Infektionen auf 1639 veranschlagt. Damit ergeben sich für Deutschland folgende ▶Inzidenzen:

▶ **Inzidenzen für Deutschland**

- Kinder bis 2 Jahre: 9,5/100.000 (Meningitis: 8,1/100.000)
- Kinder bis 5 Jahre: 10,7/100.000 (Meningitis: 4,1/100.000)
- Kinder bis 16 Jahre: 3,9/100.000 (Meningitis: 1,5/100.000)

Die altersabhängigen Inzidenzen finden sich in Tabelle 2. Im Vergleich dazu ist die Inzidenz invasiver Pneumokokkeninfektionen etwa in Finnland, Israel oder Kaliforni-

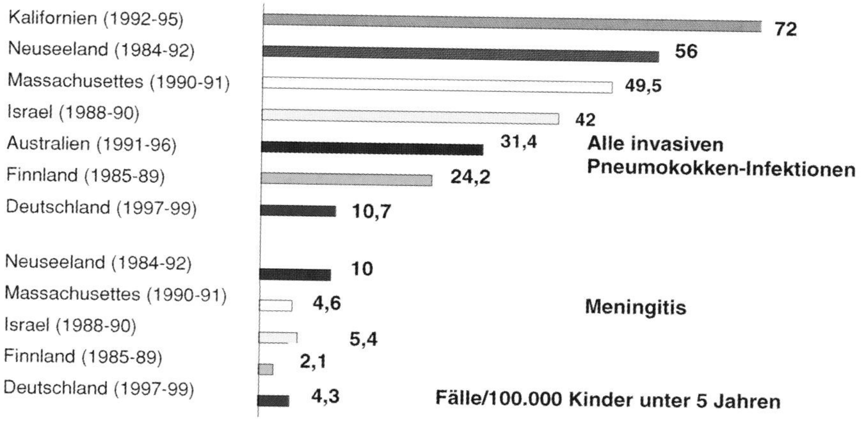

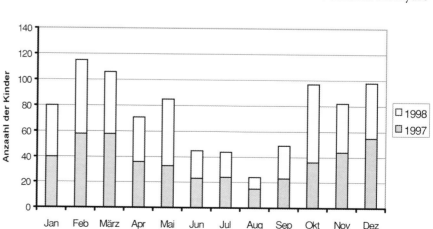

Kalifornien (1992-95) **72**
Neuseeland (1984-92) **56**
Massachusettes (1990-91) **49,5**
Israel (1988-90) **42**
Australien (1991-96) **31,4**   **Alle invasiven**
Finnland (1985-89) **24,2**   **Pneumokokken-Infektionen**
Deutschland (1997-99) **10,7**

Neuseeland (1984-92) **10**
Massachusettes (1990-91) **4,6**   **Meningitis**
Israel (1988-90) **5,4**
Finnland (1985-89) **2,1**
Deutschland (1997-99) **4,3**   **Fälle/100.000 Kinder unter 5 Jahren**

Abb. 1 ▲ *Streptococcus pneumoniae*: **Inzidenz von Meningitis und invasiven Pneumokokkeninfektionen**

en um den Faktor 2–3 höher (Abb. 1) [5, 7, 22]. Ursache für diese Diskrepanz ist wahrscheinlich, dass die Indikation zur Entnahme von Blutkulturen unterschiedlich gestellt wird. Die meisten Säuglinge und Kleinkinder mit der Symptomenkonstellation „Fieber ohne Fokus" werden in Deutschland von niedergelassenen Kinderärzten oder Notfallpraxen ambulant betreut – Blutkulturen werden dort schon aus Kostengründen fast nie entnommen. Im Gegensatz dazu führt „Fieber ohne Fokus" beispielsweise in den USA auch im ambulanten Bereich regelhaft zur Entnahme einer Blutkultur, weswegen dort eine deutlich höhere Inzidenz „invasiver Pneumokokkeninfektionen" registriert wird.

Da die ▶**Pneumokokkenmeningitis** Folge einer Bakteriämie ist und da weiterhin die Inzidenz der Pneumokokkenmeningitis im Vergleich zwischen Deutschland und anderen Ländern vergleichbar hoch ist, ist anzunehmen, dass auch die tatsächliche Zahl invasiver Pneumokokkeninfektionen in Deutschland in der gleichen Größenordnung liegt, wie man sie in anderen Ländern beobachtet. Diese Theorie wird unter anderem durch Daten aus Chile unterstützt. Dort hatte sich die ursprüngliche Rate der invasiven Pneumokokkeninfektionen verdoppelt, nachdem bei allen Kindern, die sich in der Notaufnahme vorstellten oder hospitalisiert wurden, Blutkulturen entnommen worden waren. Die tatsächliche Fallzahl invasiver Pneumokokkeninfektionen bei Kindern bis 16 Jahren liegt daher mit hoher Wahrscheinlichkeit zwischen circa 990–1320 Fällen pro Jahr [12].

Die Zahl der in der ESPED-Studie dokumentierten ▶**Todesfälle** als Folge einer gesicherten invasiven Pneumokokkeninfektion in Deutschland liegt bei 20 pro Jahr. Die Letalität der Pneumokokkenmeningitis betrug 9,8%. Zusätzlich erlitten jährlich 20 Kinder einen Hörverlust, 20 weitere hatten andere bleibende Schäden wie Hydro-

Die Inzidenzschätzung der „invasiven Pneumokokkeninfektionen" ist zu niedrig, da in Deutschland vergleichsweise selten Blutkulturen abgenommen werden

▶ **Pneumokokkenmeningitis**

▶ **Todesfälle**

Abb. 2 ▲ **Invasive Pneumokokkeninfektionen bei Kindern in Deutschland: jahreszeitliche Verteilung 1997 und 1998**

zephalus, Hygrom, subdurales Empyem, Epilepsie, Hirnatrophie, Hemiparese oder eine Entwicklungsverzögerung [13].

Wie bereits für andere europäische Länder und auch für die USA dokumentiert, treten die meisten Pneumokokkeninfektionen während der „kalten Monate" zwischen Oktober und März auf (Abb. 2) [13]. Insgesamt fand sich eine leichte Prädilektion für das männliche Geschlecht (1,5:1), sowohl für die Meningitis als auch für andere invasive Infektionen.

Akute Otitis media

Die akute Otitis media ist die häufigste pneumokokkenbedingte Infektionskrankheit bei Kindern. Fast jedes Kind im Alter von 5 Jahren hatte schon einmal eine Mittelohrentzündung. Die höchste Inzidenz einer akuten Otitis media kann in der zweiten Hälfte des 1. Lebensjahres beobachtet werden. Säuglinge, die während der ersten 6 Lebensmonate an einer akuten Otitis media erkranken, haben ein zweifach höheres Risiko für Rezidive einer Mittelohrentzündung im Kleinkindesalter als Kinder, die erstmals nach ihrem ersten Geburtstag eine akute Otitis media haben. ►Rezivierende Mittelohrentzündungen können einen permanenten Hörverlust verursachen und dadurch zu Beeinträchtigungen der Sprachentwicklung und der kognitiven Fähigkeiten führen. Weniger häufige Komplikationen sind die Entstehung eines Cholesteatoms, einer Mastoiditis oder einer Tympanosklerose.

In Studien aus vielen Ländern wurde *Streptococcus pneumoniae* übereinstimmend in 28%–55% aller akuten Otitis-media-Fälle nachgewiesen. Studien zur Mikrobiologie der Otitis media bei Kinder in Deutschland gibt es nicht. Diese unbefriedigende Situation wird sich auch nicht ändern, weil in solchen Studien zum Nachweis von Mikroorganismen in der Mittelohrflüssigkeit regelhaft eine Tympanozentese durchgeführt werden müsste. Da die akute Otitis media hierzulande aber sicher und gut mit einem oralen Antibiotikum behandelbar ist, kann man diesen Eingriff ethisch nicht rechtfertigen. Legt man Inzidenzangaben aus vergleichbaren Populationen zugrunde, haben in Deutschland jährlich etwa 2 Mio. Kinder unter 5 Jahren eine Otitis media, schätzungsweise 600.000 davon sind durch Pneumokokken verursacht [12].

Pneumokokkenpneumonie

Weltweit sind Pneumokokken die häufigsten Erreger einer bakteriellen Pneumonie. Nach der Krankenhausentlassungsstatistik (ICD 480–486) wurden in Deutschland im Jahr 1997 insgesamt 28.993 Kinder im Alter bis zu 5 Jahren wegen einer Pneumonie stationär behandelt. Die durchschnittliche Liegedauer betrug 7,2 Tage für die Altersgruppe der 1–5-jährigen und 9,8 Tage für Säuglinge. Es gibt für Deutschland keine Untersuchung zur Häufigkeit von Pneumoniefällen, die außerhalb von Krankenhäusern behandelt werden. In Finnland liegt die Inzidenz der Pneumonie bei Kindern bis 5 Jahre bei 36/100.000 und Jahr. Legt man diese Zahlen für Deutschland zugrunde, ergibt sich daraus, dass jährlich insgesamt etwa 160.000 Fälle von Pneumonie bei Kindern bis 5 Jahre auftreten. Schätzungsweise 1/3 davon (53.000 Fälle) sind durch Pneumokokken verursacht [12].

Weitere pneumokokkenbedingte Infektionskrankheiten

Inzidenzberechnungen und Fallzahlen für einzelne Pneumokokkeninfektionen für Deutschland finden sich in Tabelle 3. Die Angaben zu den invasiven Infektionskrankheiten sind, wie oben dargestellt, bestens dokumentiert, während die Daten für die übrigen Krankheiten anhand von Angaben aus dem mitteleuropäischen Ausland geschätzt wurden.

Epidemiologie der Antibiotikaresistenz

Von ►„verminderter Penizillinempfindlichkeit" von Pneumokokken spricht man, wenn die *minimale Hemmkonzentration (MHK)* eines Isolates zwischen 0,12 µg/ml und 1,0 µg/ml liegt. Eine ►„Resistenz" liegt ab einer MHK von mindestens 2 µg/ml vor. Stämme, die Resistenz zeigen, sind vornehmlich jene, die auch wenig immunogen sind, die daher die Schleimhäute des Nasopharynx langfristig kolonisieren kön-

Tabelle 3
Pneumokokkeninfektionen in Deutschland [6, 12]

Klinik	Krankheiten pro Jahr	Inzidenz pro 100.000
Häufige Krankheiten		
Invasive Pneumokokkeninfektion	Etwa 990–1320 (<16 Jahre) 3,9 (<16 Jahre)	19,5 (<2 Jahre) 10,7 (<5 Jahre)
Meningitis	Etwa 220–300 (<16 Jahre) 3,9 (<16 Jahre)	8,1 (<2 Jahre) 4,1 (<5 Jahre)
Otitis media	Etwa 600.000 60.000 (>1<2 Jahre) 30.000 (<1 Jahr)	23.200 (0–5 Jahre)
Pneumonie	Etwa 50.000 (<5 Jahre)	22–80 (>65 Jahre) 9,5 (<5 Jahre)
Sinusitis	Etwa 2000 (<5 Jahre)	171,1 (<5 Jahre)
Seltene Erkrankungen		
Endokarditis		
Wundinfektion		
Peritonitis		
OPSI		
Hautinfektionen		
Hämolytisch-urämisches „Syndrom"		

Die Antibiotikaresistenz von Pneumokokken, die mit bestimmten Kapseltypen assoziiert ist, nimmt weltweit zu

▶ **Multiresistente Stämme**

▶ **Verminderte bakterielle Eradikation**

▶ **Resistenz gegen Penizillin**

nen und die daher gehäuft einer Behandlung mit Antibiotika „ausgesetzt" waren. Hierzu zählen v. a. die Kapseltypen 6B, 9 und 23F, die auch im Pneumokokkenkonjugatimpfstoff (s. u.) vertreten sind [19]. Es ist wichtig hier festzuhalten, dass Antibiotikaresistenz mit bestimmten Kapseltypen assoziiert ist.

Weltweit nimmt die Penizillinresistenz von Pneumokokken zu, ebenso die Zahl der ▶ multiresistenten Stämme. Südafrika, Spanien (circa 60% Resistenzen) und Frankreich (44% Resistenzen) sind mit am stärksten betroffen. In einigen Staaten im Südosten der USA beträgt die durchschnittliche Rate der penizillinresistenten Stämme bereits 61%. Die Antibiotikaresistenz der Pneumokokken resultiert in einer ▶ verminderten bakteriellen Eradikation. Folge ist ein vermehrter Antibiotikaverbrauch. Dies fördert wiederum die Antibiotikaresistenz, wodurch die Kolonisierungsrate erhöht und die Verbreitung von resistenten Stämmen unterstützt wird – ein Teufelskreis entsteht.

Die Resistenz von Pneumokokken gegen ▶ Penizillin in Deutschland gehört weltweit zu den niedrigsten. Zwischen 1992 und 1997 wurde die Antibiotikaempfindlichkeit von 1985 Pneumokokkenisolaten aus 44 deutschen mikrobiologischen Instituten im Rahmen einer multizentrischen prospektiven Studie im Nationalen Referenzzentrum für Streptokokken in Aachen getestet [19]. Nur 2,7% der Stämme waren vermindert gegen Penizillin empfindlich, und nur ein Stamm war resistent. Drei Isolate waren mäßig gegen Cefotaxim empfindlich [19]. Pneumokokkenisolate von invasiven Infektionen bei Kindern in Deutschland waren zwischen 1997 und 1998 zu 13,8% resistent gegen Erythromycin [13]. Während des beobachteten Zeitraumes zeichnet sich auch tendenziell eine Resistenzzunahme gegenüber Penizillin G ab.

Prophylaxe

▶ **Veränderung von Umgebungsfaktoren**
Die effektivste prophylaktische Maßnahme bei Pneumokokkeninfektionen ist die Impfung

Maßnahmen zur Vorbeugung vor Infektionskrankheiten durch Pneumokokken umfassen unter anderem die ▶ Veränderung von Umgebungsfaktoren, wie beispielsweise das Einstellen des Rauchens und das Vermeiden überfüllter Räume, Stillen oder eine prophylaktische Penizillintherapie bei prädisponierenden Grundkrankheiten wie Sichelzellanämie oder Asplenie. Die effektivste prophylaktische Maßnahme bei Pneumokokkeninfektionskrankheiten ist jedoch eine Impfung.

Impfstoffe

Streptococcus pneumoniae wurde zum ersten Mal 1880 in den Laboren von Sternberg und Pasteur beinahe gleichzeitig isoliert und kultiviert. Im Jahr 1911 wurden in Südafrika von Sir Almroth Wright die ersten klinischen Studien mit einer Ganzzellpneumokokkenvakzine durchgeführt, ohne dass die Bedeutung der typenspezifischen Immunität bekannt war. In den folgenden Jahrzehnten wurden tetravalente und hexavalente ▶**Kapselimpfstoffe** entwickelt. Mit Verfügbarkeit von Penizillin versiegte dann aber rasch das Interesse an der Weiterentwicklung von Pneumokokkenimpfstoffen, die entsprechenden Präparate wurden sogar wieder vom Markt genommen. Die Morbidität und Letalität blieb jedoch auch Anfang der 60er Jahre bis heute trotz „adäquater Antibiotikatherapie" hoch, sodass man sich wieder mit der Entwicklung eines wirksamen Impfstoffes beschäftigte [8].

23-valenter Pneumokokkenimpfstoff

Seit 1977 ist in Deutschland ein gut verträglicher 23-valenter Pneumokokkenimpfstoff zur ▶**aktiven Immunisierung** bei Erwachsenen und Kindern über 2 Jahren zugelassen. Die 23 im Impfstoff enthaltenen Kapseltypen repräsentieren 80–90% der im Erwachsenenalter isolierten Pneumokokkenkapseltypen in den USA und in Europa. Die ▶**Wirksamkeit** des Impfstoffes wurde in mehr als 500 Studien un-

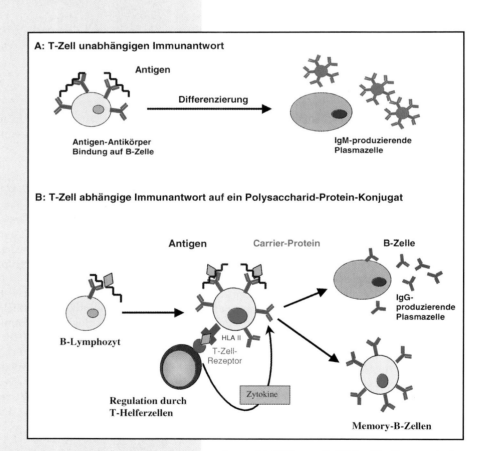

Abb. 3 ◀ Humorale Immunantwort

tersucht. Widersprüchliche Studienergebnisse erklären sich meist mit zu niedrigen Fallzahlen und/oder mit einem inadäquaten Studiendesign. In einer Metaanalyse kommen Fine et al. zu dem Schluss, dass der 23-valente Pneumokokkenimpfstoff „invasive Pneumonien" (Pneumonie plus Bakteriämie oder Sepsis) bei „Nicht-Risikopatienten" verhindert [9]. Die Centers for Disease Control und Fachgremien weltweit geben die Wirksamkeit des Impfstoffes durchschnittlich mit circa 56–81% und bei Patienten mit Grundkrankheiten wie Diabetes mellitus oder Asplenie sogar mit 65–84% an [16]. Die Ständige Impfkommission am Robert-Koch-In-

Die Wirksamkeit des 23-valenten unkonjugierten Pneumokokkenimpfstoffes beträgt beim Erwachsenen 56–81%

stitut (STIKO) empfiehlt seit März 1998 die Pneumokokkenschutzimpfung für alle Erwachsenen ab dem 60. Lebensjahr und auch für Patienten mit erhöhtem Risiko (siehe Tabelle 1). Die ▶**Schutzdauer** einer einmaligen Impfung wird mit 3–5 Jahre angegeben.

Bei Säuglingen und Kleinkindern unter 2 Jahren – der ▶**Risikogruppe mit der höchsten Gefährdung** durch invasive Pneumokokkeninfektionen – ist der 23-valente Impfstoff allerdings kaum wirksam. Bis zum Ende des zweiten Lebensjahres hat das Immunsystem offensichtlich eine nur eingeschränkte Fähigkeit, gegen bakterielle Kapselpolysaccharide mit einer IgG-Antwort und mit Bildung von Gedächtniszellen zu reagieren. Vielmehr kommt es nur zu einer T-Zell-unabhängigen, nicht boosterungsfähigen Immunantwort und in Folge nur zu einer kurzfristigen B-Zell-Antwort mit Bildung von IgM. Daher ist der 23-valente Pneumokokkenimpfstoff für Kinder bis zum Alter von 2 Jahren nicht empfohlen (Abb. 3).

Pneumokokken-Konjugatimpfstoffe

Nach den fast unglaublichen Erfolgen der *Haemophilus-influenzae*-b-Konjugatimpfstoffe werden seit einigen Jahren auch Pneumokokkenkapselpolysaccharide kovalent an ein Trägerprotein gekoppelt. In Assoziation mit MHC-Klasse-II-Molekülen wird das Trägerprotein von Antigen präsentierenden Zellen den T-Helfer-Zellen präsentiert. Aus der B-Zell-Antwort wird so eine T-Zell-vermittelte Immunreaktion mit Bildung von IgG und Gedächtniszellen auch gegen die bakteriellen Zuckermoleküle [21] (Abb. 3). Damit stehen erstmals Pneumokokkenimpfstoffe zur Verfügung, die bei Kindern unter 2 Jahren eine ▶**immunologische Gedächtnisantwort** induzieren. Wenigstens 3 Pneumokokkenkonjugatimpfstoffe sind in unterschiedlichen Stadien der klinischen Entwicklung (Tabelle 4). Ein 7-valenter Pneumokokkenkonjugatimpfstoff (7VPnC) ist bereits in den USA und seit kurzem auch in der Europäischen Union zugelassen. Nur für diesen Impfstoff und teilweise für einen zweiten (s. u.) sind Wirksamkeitsdaten publiziert oder auf wissenschaftlichen Veranstaltungen vorgetragen worden. Die entsprechenden Daten sollen hier im Detail vorgestellt werden.

Kaiser-Permanente-Studie

Studiendesign. Die Immunogenität, Verträglichkeit und Wirksamkeit des ▶**7VPnC-Impfstoffes** wurde in einer doppelblinden, 1:1 randomisierten, plazebokontrollierten klinischen Studie mit 37.868 Kleinkindern in den Kaiser-Permamente-Praxen in Nordkalifornien zwischen Oktober 1995 bis August 1998 geprüft [3, 21]. Es wurden Nachbeobachtungsdaten bis Februar 2000 vorgetragen. Im 2., 4., 6. und im 12.–15. Lebensmonat erhielten die Probanden jeweils eine Dosis des 7VPnC oder einen Konjugatimpfstoff gegen das Kapselpolysaccharid von N. meningitidis Typ C (Men C). Der 7VPnC enthielt jeweils 2 μg der Kapselpolysaccharide der Serotypen 4, 9 V, 14, 18C, 19F und 23F und 4 μg des Serotypen 6B, gekoppelt an das Trägerprotein CRM197. DTPa- oder DTPg-Impfstoffe sowie weitere empfohlene Impfungen wurden zeitgleich seitengetrennt verabreicht.

Verträglichkeit. Die häufigsten ▶**Nebenwirkungen** waren lokale Irritationen an der Einstichstelle, wobei Rötung in 10–14%, Schwellung in 10–12% und Schmerzen an der Injektionsstelle in 17% auftraten. Systemische Allgemeinreaktionen wie Fieber, Müdigkeit und Appetitlosigkeit traten in 20–35%, 33–38% und 19–25% auf [3,21]. Insgesamt lagen die lokalen und systemischen Reaktionen geringfügig höher als bei der Gabe von DTPa-Impfstoff (Abb. 4, 5). Die Verträglichkeit des 7VPnc war jedoch deutlich besser als die des DTPg-Impfstoffs.

Immunogenität. Mehr als 97% der Impflinge hatten 4 Wochen nach der 3. Impfung mit 7VPnC spezifische IgG-Antikörper gegen die im Impfstoff enthaltenen Serotypen. Bis zur Boosterdosis im 2. Lebensjahr sank die ▶**Antikörperkonzentration** ab, sie stieg jedoch sofort nach der 4. Dosis wieder an, was eine Induktion von Gedächtniszellen vermuten lässt (Abb. 6) [3, 21]. Es ist festzuhalten, dass es bis heute keinen serologischen Marker für einen „protektiven Schwellenwert" der Antikörperkonzen-

Tabelle 4
Pneumokokkenkonjugatimpfstoffe in klinischer Entwicklung

Impfstoffe	Enthaltene Serotypen
7VPnC[a]	4, 6B, 9 V, 14, 18C, 19F, 23F
9VPnC	4, 6B, 9 V, 14, 18C, 19F, 23F plus 1und 5
11VPnC	4, 6B, 9 V, 14, 18C, 19F, 23F plus 1, 3, 5 und 7F

[a]*Zugelassener Impfstoff in den USA, der Schweiz und der Europäischen Union*

Die Immunogenität des Impfstoffs ist gut

tration gegen die einzelnen Pneumokokkenkapseltypen gibt. In Anlehnung an die Erfahrung mit Hib-Impfstoffen ist jedoch festzuhalten, dass mehr als 97% der Säuglinge nach der Grundimmunisierung eine Antikörperkonzentration von wenigstens 0,15 µg/ml aufwies.

Wirksamkeit

Invasive Infektionen. In einem Beobachtungszeitraum von 4,5 Jahren hatte der 7VPnC in der „per Protokollanalyse" gegen Kapseltypen, die im Impfstoff enthalten waren, eine Wirksamkeit von 97,7% (95% KI: 86,7%; 99,9%) bei invasive Infektionen. Die „intention to treat-Analyse" ergab einen Punktwert der Wirksamkeit von 94,5% (95% KI 83,2%; 98,9%). Gegenüber allen beobachteten Pneumokokkentypen wurde eine Wirksamkeit von 91,7% („per Protokoll"; 95% KI 77,2%; 97,8%) bzw. von 88,7% („intention to treat"; 95% KI 75,3%; 95,6%) beobachtet.

Wirksamkeit von 7PVnC bei Pneumonien: 10–87,5% (je nach Definition)

▶ **„effectiveness"**

Pneumonie. Die Diagnose Pneumokokkenpneumonie stützte sich in der Kaiser-Permanente-Studie hauptsächlich auf klinische Befunde und Befunde im Röntgenbild [3,21]. Nur bei Pneumonie mit Bakteriämie konnte aus nachvollziehbaren Gründen ein Erregernachweis erfolgen, und nur hierfür wurde von „Wirksamkeit" („efficacy") des Impfstoffes gesprochen. Bei „Pneumonie ohne Erregernachweis" wurde hingegen von ▶„effectiveness" berichtet. Die Berechnung dieses Wertes berücksichtigt den tatsächlichen in einer Population entstandenen Nutzen einer Intervention außerhalb stringenter Studienbedingungen. Die „effectiveness" wurde für verschiedene Definitionen von Pneumonie berechnet. So reduzierte der 7VPnC die Inzidenz der „klinisch diagnostizierten Pneumonie" um 10% (95% KI 0,1%; 19,8%) und die der „klinisch diagnostizierten Pneumonie mit pathologischem Röntgenbild" um 33% (95% KI 6,2%; 52,3%). Die Wirksamkeit des 7VPnC-Impfstoffes gegen die im Impfstoff enthaltenden Serotypen betrug 87,5% (95% KI 6,8%; 99,7%) und gegen alle beobachteten Serotypen 91,7% (95% KI 43,7%; 99,8%) [3,21].

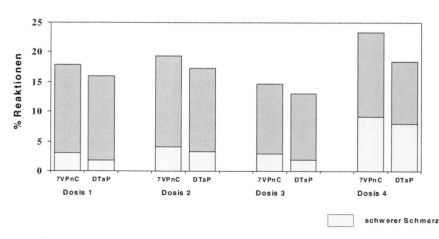

Abb. 4 ▲ **Schmerz an der Injektionsstelle: 7VPnC+DTaP vs. DTaP (*n*=693) [3, 21]**

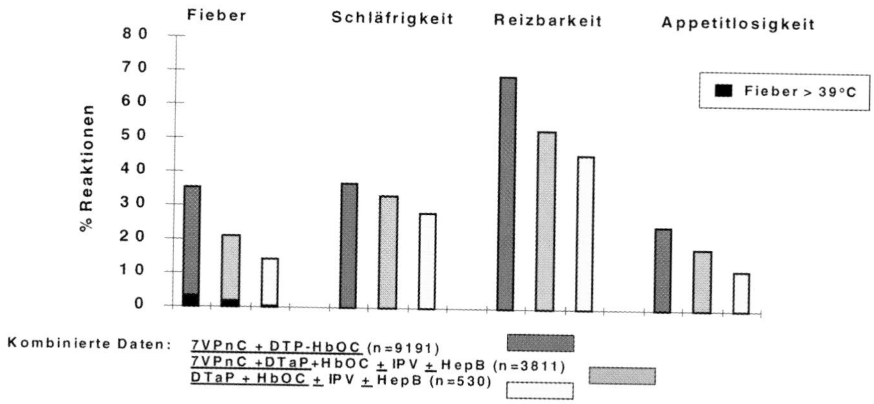

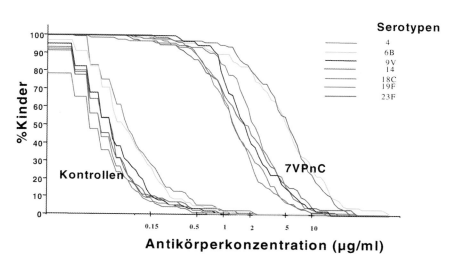

Abb. 5 ▲ **Systemische Reaktionen innerhalb von 2 bzw. 3 Tagen nach Impfung [3, 21]**

Otitis media. Insgesamt konnte eine Reduktion aller Otitis-media-Fälle um 7% („per Protokoll"; 95% KI 4,1%; 9,7%) bzw. von 6,4% („intention to treat"; 95% KI 3,9%; 8,7%) beobachtet werden. Die „effectiveness" der Impfung war höher gegen rezidivierende Fälle von akuter Otitis media. Für die Definition „3 akute Episoden von Otitis media pro Halbjahr" bzw. „4 Episoden pro Jahr" betrug die Impfstoff-effectiveness 9,3% („per Protokoll"; 95% KI 3,0%; 15,1%) bzw. 9,1% („intention to treat"; 95% KI 4,1%; 13,8%). Das Auftreten von 5 Episoden einer akuten Otitis media pro Halbjahr bzw. von 6 Episoden pro Jahr konnte um 22,8% („per Protokoll"; 95% KI 6,7%; 36,2%) bzw. um 12,3% („intention to treat"; 95% KI 0%; 23,2%) reduziert werden. Insgesamt wurde die Zahl der ▶**Paukenröhrchenimplantate** bei geimpften Kindern um 20,1% („per Protokoll"; 95% KI 1,5%; 35,2%) bzw. um 20,3% („intention to treat"; 95% KI 3,6%; 34,1%) gesenkt [3].

▶**Paukenröhrchenimplantate**

Antibiotikaverbrauch. In der Verumgruppe wurden insgesamt 5,3% weniger Antibiotikaverordnungen registriert als in der Plazebogruppe. Antibiotika, die v. a. bei Versagen der Erstbehandlung eingesetzt werden, wurden um 11,3% weniger verordnet [3].

FinOm-Studie

Studiendesign. In Finnland wurde in einer doppelblinden, 1:1:1 randomisierten Studie zwischen Dezember 1995 und März 1999 die Wirksamkeit zweier Pneumokokken-Konjugatimpfstoffe zur Prophylaxe der Otitis media evaluiert [11]. Die Proban-

Abb. 6 ▲ **Revers kumulative Verteilungskurve der Antikörperkonzentrationen nach der 3. Dosis 7VPnC, zeitgleich mit DTP oder DtaP gegeben [3, 21]**

den erhielten im Alter von 2, 4, 6 und 12 Monaten entweder einen Impfstoff gegen Hepatitis B oder den 7VPnC-CRM-Impfstoff oder den 7VPnC-OMP-Impfstoff. Das Trägerprotein war im Falle des 7VPnC-OMP ein Proteinkomplex bestehend aus der Außenmembran von Meningokokken (meningococcal outer membrane protein complex). „▶**Otitis media**" war definiert als Nachweis mindestens eines Allgemeinsymptoms (Fieber, Ohrenschmerzen, Reizbarkeit, Durchfall, Erbrechen, Symptome eines „akuten Infektes der Atemwege", akute Otorrhö ohne Otitis externa) plus Nachweis wenigstens eines Lokalbefundes am Trommelfell (veränderte Farbe, Position oder Beweglichkeit). Die Probanden mussten bei jedem „banalen Infekt der Atemwege" eines der Studienzentren aufsuchen, dort wurde geprüft, ob eine Mittelohrentzündung vorliegt. Sobald eine Otitis media diagnostiziert war, wurde eine ▶**Myringotomie** durchgeführt und ▶**Mittelohraspirat zur bakteriellen Kultur** und ggf. zur Pneumokokkenkapseltypisierung entnommen [11].

Die Wirksamkeit von 7VPnC-CRM bzw. von 7VPnC-OMP zur Prophylaxe der Otitis media durch einen der im Impfstoff enthaltenen Serotypen lag bei 57% (95% KI 44%; 67%) bzw. bei 56% (95% KI 44%; 66%). Die Gesamtzahl der durch Pneumokokken bedingten Fälle von Otitis media wurde in den beiden Verumgruppen um 34% (95% KI 21%; 45%) bzw. um 25% (95% KI 11%; 37%) reduziert. Die höchste Wirksamkeit bestand gegen die Serotypen 9 V (82%) und 6B (79%), die geringste Wirksamkeit gegen Serotyp 19F (37%) (Tabelle 5).

Tabelle 5
Reduktion der Otitis media: Wirksamkeit des 7PVnC-CRM- und 7PVnC-OMP-Impfstoffes [11]

Otitis media	CRM	OMP
Akute Otitis media mit einem im Impfstoff enthaltenen Serotyp	57% (44; 67)	56% (44; 66)
Akute Otitis media durch *Streptococcus pneumoniae*	34% (21; 45)	25% (11; 37)
Alle Fälle akuter Otitis media	6% (−4; 16)	−1% (−12; 10)

▶**Bakterielle Superinfektion**

Durch den 7VPnC-Impfstoff kann nur die Pneumokken-(Super-)Infektion, nicht aber die der akuten Otitis media zugrunde liegende Virusinfektion verhindert werden

Überraschenderweise war aber die Gesamtzahl der Fälle von Otitis media in Verum und Plazebogruppen in etwa gleich. Der Grund hierfür liegt in der Falldefinition für „Otitis media" und im Studiendesign. Die Probanden mussten bei jeder banalen Atemwegsinfektion eines der Studienzentren in Tampere aufsuchen. Die Definition „Otitis media" war so breit (alle Kinder mit Otitis media sollten unbedingt einer Tympanozentese zugeführt werden), dass eine „Otitis media" (Definition siehe oben) wahrscheinlich bei fast jeder viralen Infektion der Atemwege vorlag. Jeder akuten Otitis media liegt eine Virusinfektion zugrunde, bevor ggf. eine ▶**bakterielle Superinfektion** – meist mit Pneumokokken – erfolgt. Nur die Pneumokokken-(Super)Infektionen, aber nicht die Virusinfektion, kann durch den 7VPnC-Impfstoff verhindert werden. Dieses erstgenannte Ziel – und nur dieses – lässt sich auch erreichen, denn die Gesamtzahl der pneumokokkenbedingten Fälle von Otitis media wurde um rund 1/3 reduziert. Vor diesem Hintergrund bleibt es das wohlgehütete Geheimnis der europäischen Zulassungsbehörde in London, warum die Otitis media nicht als Indikation für den 7VPnC genannt wird.

Trägerrate

Nach Verimpfung des 7-valenten Konjugatimpfstoffs konnte in Studien in Israel und in Südafrika eine 40–50%ige Reduktion der Kolonisierung des Nasopharyngealraums mit den in der Vakzine enthaltenen Pneumokokkenserotypen gezeigt werden [6, 15]. Gleichzeitig wurde ein simultaner Anstieg der Kolonisierung mit nicht im Impfstoff enthaltenen Pneumokokkenserotypen beobachtet. Dieses Phänomen trat auch in der FinOm-Studie auf. Einige Pneumokokkentypen wurden in den Verumgruppen häufiger angetroffen als in der Plazebogruppe. Ob es sich hierbei um eine Neubesiedlung

Durch die Impfung erfolgt ein „replacement" von Impfstoffkapseltypen durch nicht im Impfstoff vorhandene Typen

▶ **Weniger pathogene und antibiotikaempfindliche Kapseltypen**

des Nasopharyngealraums oder um eine Demaskierung von bereits vorher kolonisierenden Serotypen handelt, bleibt ungewiss [17]. Ein „replacement" von Impfstoffkapseltypen durch nicht im Impfstoff vorhandene Typen ist nicht unerwünscht, denn dadurch ersetzt man den Nasopharynx kolonisierende antibiotikaresistente Pneumokokkenstämme durch ▶weniger pathogene und antibiotikaempfindliche Kapseltypen. Es bleibt jedoch zu beobachten, ob nicht auch diese Serotypen im weiteren Verlauf Antibiotikaresistenzen entwickeln. Zusätzliche Informationen dazu erhofft man sich durch eine geplante Wirksamkeitsstudie bei Navajo- und Apache-Indianern [17].

Die Trägerrate von *Streptococcus pneumoniae* nach Applikation eines 9-valenten Pneumomkokkenkonjugatimpfstoffs wurde in einer doppelblinden, randomisierten klinischen Studie mit gesunden Kleinkindern im Alter von 12–17 Monaten (diese erhielten 2 Impfstoffdosen) und von 18–35 Monaten (erhielten 1 Impfstoffdosis) in einer Kindertagesstätte in Israel untersucht [4]. Nach 21 Monaten Nachbeobachtungszeit konnte auch hier festgestellt werden, dass die Kolonisierung sowohl durch im Impfstoff enthaltene Subtypen (Reduktion um 46% mit $p<0,001$) als auch durch penizillinresistente Pneumokokken (Reduktion um 35% mit $p<0,001$) bei den geimpften Kindern gegenüber der Kontrollgruppe deutlich reduziert war [4]. Auch hier konnte eine vermehrte Kolonisierung des Nasopharynx von nicht im Impfstoff enthaltenden Serotypen um 24% ($p=0,004$) beobachtet werden.

Diskussion

Die Epidemiologie von pneumokokkenbedingten Infektionskrankheiten lässt sich nach dem oben Gesagten im Wesentlichen durch 3 Feststellungen charakterisieren:

Der Krankheitsverlauf invasiver Pneumokokkeninfektionen im Kindesalter ist oft schwer und fulminant

- Weltweit sind v. a. Kinder im Alter zwischen 6 Monaten und 2 Jahren eine Risikogruppe für invasive Pneumokokkeninfektionen. Die Inzidenz invasiver Infektionen im frühen Kindesalter liegt schätzungsweise bei durchschnittlich 40 Fällen/100.000 Population pro Jahr. Aber wie bei Patienten mit B-Zell-Defekt oder einer (funktionellen oder anatomischen) Asplenie ist der Krankheitsverlauf im Kindesalter oft schwer und fulminant. Auch wenn die Krankheit durch „voll antibiotikaempfindliche Pneumokokken" bedingt ist, müssen viele Patienten auf einer Intensivstation behandelt werden. Trotz maximaler medizinischer Interventionen sind Todesfälle und bleibende Gesundheitsschäden häufig.
- Lokale pneumokokkenbedingte Infektionskrankheiten im Bereich der Atemwege sind ausgesprochen häufig, fast alle (Klein-) Kinder erleben wenigstens einmal in ihrem Leben eine Otitis media. Durch eine Therapie mit Antibiotika lassen sich schwere, lebensbedrohliche Komplikationen verhindern. Die Pneumokokkenpneumonie ist ebenfalls häufig, schwere Verläufe mit Todesfolge werden aber v. a. jenseits des 60. Lebensjahres beobachtet.
- Penizillin ist eine wirksame Therapie gegen pneumokokkenbedingte Krankheiten. Antibiotika senken Letalität und Komplikationsrate. Sie haben aber keinen Einfluss auf die erhebliche Morbidität. Die Zunahme antibiotikaresistenter Pneumokokkenstämme weltweit lässt sogar ein Szenario möglich erscheinen, in dem der Arzt wie vor vielen Jahrzehnten über keine Therapieoptionen gegen *Streptococcus pneumoniae* mehr verfügt.

Für die Risikogruppe der Erwachsenen jenseits der 5. Lebensdekade hat die Ständige Impfkommission am Robert-Koch-Institut in Berlin den verfügbaren und gut wirksamen 23-valenten Pneumokokkenimpfstoff empfohlen. Ein Impfstoff für die Risikogruppe der Kinder bis zum 2. bzw. 5. Lebensjahr wird in Deutschland in Kürze zur Verfügung stehen. Die Frage lautet, welchen Risiken und welchen Nutzen man davon erwarten kann.

Sicherheit

Die bisher publizierten oder im Rahmen wissenschaftlicher Kongresse vorgetragenen Studien belegen unisono, dass Pneumokokken-Konjugatimpfstoffe sicher sind. Auch nach Verimpfung von mehr als 7 Mio. Dosen ergeben sich keinerlei Hinweise auf impfstofftypische, schwere Nebenwirkungen [3, 21].

Reaktogenität

Lokale Reaktionen werden etwas häufiger beobachtet als nach Gabe von DTaP- oder nach Hepatitis-B-Impfstoff. Die Verträglichkeit ist insgesamt akzeptabel [3, 21].

Wirksamkeit und „effectiveness"

Nach von Kries et al. verursachen die im 7VPnC vorhandenen Kapseltypen 53% aller invasiven Infektionen in Deutschland [13]. Legt man die Wirksamkeitsdaten aus Kalifornien zugrunde, lassen sich in Deutschland demnach 1000–1300 Fälle invasiver Infektionen, darunter mindestens 200 Fälle mit Meningitis, 12–20 Todesfälle, 12–20 Fälle von Ertaubung und 12–20 weitere Fälle schwerer bleibender Gesundheitsschäden verhindern. Für akute Otitis media und Pneumonie sind keine „deutschen Daten" zur Häufigkeit einzelner Kapselstämme verfügbar. Diese wird es auch auf absehbare Zeit nicht geben. Legt man die Daten aus der Studie in Finnland zu Grunde, kann man rund 1/3 aller pneumokokkenbedingten Fälle von Otitis media verhindern. Bei 600.000 Fällen pro Jahr wären dies 200.000 Episoden mit akuter Otitis media. Nach den kalifornischen Daten – 7% Fallreduktion aller Otitis-media-Fälle (2 Mio.) – würde man 140.000 Fälle verhindern. Dies würde gleichzeitig zu einer Reduktion der Paukenröhrchenlegung, einer der häufigsten Operationen im Hals-Nasen-Ohren-Bereich im Kindesalter, führen.

Bei einer Wirksamkeit von 11% würde der 7VPnC in Deutschland jedes Jahr 3000 Fälle stationär behandelter Pneumoniefälle bei Kindern bis 5 Jahre verhindern. Dies ist eine eher konservative Annahme, weil bevorzugt pneumokokkenbedingte, schwer verlaufende Lobärpneumonien zu einer stationären Aufnahme führen. Legt man die Gesamtzahl der ambulant erworbenen Pneumoniefälle zu Grunde, eine Berechnung, die dem Studiendesign der Untersuchung in Kalifornien eher entspricht, würde man in Deutschland rund 16.000 Fälle ambulant erworbener Pneumonie bei Kindern bis 5 Jahren verhindern. Diese Berechnungen gehen allesamt von der Annahme aus, dass die Grundimmunisierung zeitgerecht im 5. Lebensmonat abgeschlossen ist; jede Woche Verzögerung bedeutet eine etwas geringere Wirksamkeit der Impfung. Davon muss man ausgehen, da in Deutschland bis heute noch nie zeitgerecht eine akzeptable Durchimpfungsrate erzielt wurde. Zu einer höheren „effectiveness" als oben berechnet dürfte es dagegen kommen, wenn man unterstellt, dass eine ▶ **Herdenimmunität** auftritt. Das heißt, dass die verminderte Kolonisierung geimpfter Personen auch nichtimmunisierte Personen schützt.

Resistenzrate

Es gibt zwar keine Belege hierfür, aber es ist plausibel zu erwarten, dass durch Anwendung des 7VPnC die Resistenzrate von Pneumokokken sinken würde. Zum einen wäre dies Folge eines geringeren Verbrauchs von Antibiotika – geschätzte Reduktion in Deutschland etwa 200.000 Verordnungen – zum anderen Folge der direkten Wirkung des Impfstoffes gegen antibiotikaresistenten Kapseltypen. Konkret wäre zu erwarten, dass der 7VPnC in Deutschland 50–60% der intermediär penizillinempfindlichen und etwa 90% der makrolidresistenten Pneumokokkenstämme ausschalten würde.

Kosten

Der Preis des Impfstoffes in Deutschland ist bisher nicht bekannt. Geht man von den in den USA bezahlten 53 US$ aus, würde die Grundimmunisierung eines Säuglings gegen Pneumokokken einschließlich Mehrwertsteuer und Apothekenkosten rund DM 500,– betragen. Bei Anwendung im Kindesalter würden sich die Gesamtkosten der Impfstoffe für Säuglinge in Deutschland damit in etwa verdoppeln. Unter Berücksichtigung der Entwicklungskosten für dieses neue Produkt aus 7 Komponenten scheint dieser Preis durchaus gerechtfertigt, v. a. in Anbetracht des erwarteten hohen Nutzens für Kinder in den ersten Lebensjahren.

In Deutschland bisher noch keine zeitgerechte akzeptable Durchimpfungsrate erreicht

▶ Herdenimmunität

Kosten der Grundimmunisierung eines Säuglings: etwa 500,– DM

Fazit

Pneumokokken verursachen schwer verlaufende, lebensbedrohliche invasive Infektionen. Risikogruppen sind v. a. Kinder bis zum 2. (bis 5.) Lebensjahr, Patienten mit Antikörpermangelkrankheiten und (funktioneller oder anatomischer) Asplenie. Wesentlich häufiger, aber mit Antibiotika beherrschbar, sind pneumokokkenbedingte akute Otitis media und Pneumonie. Die Verfügbarkeit von Penizillin und neueren Antibiotika hat zwar die Komplikationsrate von pneumokokkenbedingten Krankheiten reduziert, die Komplikationen aber nicht eliminiert. Trotz Anwendung von Antibiotika und moderner Intensivmedizin kommt es weiterhin zu Todesfällen. Penizillin hatte insbesondere keinerlei Einfluss auf die Epidemiologie pneumokokkenbedingter Infektionskrankheiten. Das weltweite Auftauchen resistenter Stämme ist Besorgnis erregend. Pneumokokken-Konjugatimpfstoffe können mehr als 95% invasiver Infektionen durch „Impfstofftypen" verhindern und einen kleineren Teil von Pneumokokkeninfektionen im Bereich der Atemwege. Hier könnte aber durch Reduktion der Therapie mit Antibiotika ein extrem hoher Nutzen liegen und vielleicht sogar der Schlüssel für eine Zurückdrängung antibiotikaresistenter Stämme liegen.

Literatur

1. American Academy of Pediatrics (2000) Policy statement: recommendations for the prevention of pneumococcal infections, including the use of pneumococcal conjugate vaccine (Prevnar), pneumococcal polysaccharide vaccine, and antibiotic prophylaxis. Pediatrics 106: 362–366
2. Black S, Shinefield H (1997) Issues and challenges: pneumococcal vaccination in pediatrics. Pediatr Ann 26: 355–360
3. Black S, Shinefield H, Firemann B et al. (2000) Efficacy, safety and immunogenicity of heptavalent pneumococcal conjugate vaccine in children. Pediatr Infect Dis 19: 187–195
4. Dagan R (2000) Effect of vaccine on antibiotic-resistant Streptococcus pneumoniae carriage and spread [Abstract 072]. Second International Symposium of Pneumococci and Pneumococcal Diseases, Sun City, South Africa
5. Dagan R, Engelhard D, Piccard E (1992) Epidemiology of invasive childhood pneumococcal infections in Israel. The Israel Pediatric Bacteremia and Meningitis Group. JAMA 268: 3328
6. Dagan R, Givon N, Yagupsky P et al. (1998) Effect of an 9-valent pneumococcal vaccine conjugated to CRM197 on nasopharyngeal (NP) carriage of vaccine type and non-vaccine type S. pneumoniae strains among day care center (DCC) attendees [Abstract G-52]. 38th Interscience Conference on Antimicrobial Agents and Chemotherapy, San Diego, CA, p 29
7. Eskola J, Takala AK, Kela E, Pekkanen E, Kalliokoski R, Leinonen M (1992) Epidemiology of invasive pneumococcal infections in children in Finland. JAMA 268: 3323

8. Fedson DS, Musher DM, Eskola J: Vaccines recommended for adults: pneumococcal vaccine. S 553–607
9. Fine MJ, Smith MA, Carson CA, Meffe F, Sankey SS, Weissfeld LA, Detsky AS, Kapoor WN (1994) Efficacy of pneumococcal vaccination in adults. A meta-analysis of randomized controlled trials. Arch Intern Med 154: 2666–2667
10. Global Programme for Vaccines and Immunization (1996) Report of the meeting of the Scientific Group of Experts (SAGE) of the Children's Vaccine Initiative and the Global Programmes for Vaccines and Immunization. WHO, Genf
11. Kilpi T, Palmu A, Leinonen M, Eskola J, Finom SG (2000) Effect of a seven-valent pneumococcal conjugate vaccine (PncOMP) against serotype-specific acute otitis media (AOM) caused by Streptococcus pneumoniae (Pnc). Abstract from 40th ICCAC, September 17–20, 2000, Toronto, Ontario, Canada
12. Kries R von (2000) Epidemiologie von Pneumokokkeninfektionen bei Kindern. In: Schmitt HJ (Hrsg) Alte und neue Impfstoffe in Deutschland: Grundlagen für künftige Entscheidungen. Infomed, Berlin
13. Kries R von, Seidler A, Schmitt HJ, Reinert RR (2000) Proportion of invasive pneumococcal infections in German children preventable by pneumococcal conjugate vaccines. Clin Infect Dis 31: 482–487
14. Levine OS, Farley M, Harrison LH, Lefkowitz L, McGeer A, Schwartz B (1999) Risk factors for invasive pneumococcal disease in children: a population based case control study in North America. Pediatrics 103: E28
15. Mbelle N, Huebner RE, Wasas AD, Kimura A, Chang I, Klugman K (1999) Immunogenecity and impact on nasopharyngeal carriage of a nonavalent conjugate vaccine. J Infect Dis 180: 1171–1176

16. Recommendations of Advisory Committee on Immunization Practices (ACIP) (1997) Preventing of pneumococcal disease. MMWR Morb Mortal Wkly Rep 46/RR8: 1–24
17. Recommendations of Advisory Committee on Immunization Practices (ACIP) (2000) preventing pneumococcal disease among infants and young children. MMWR Morb Mortal Wkly Rep 49/RR-9
18. Reinert RR, Kühnemund O (1999) Neue Daten zu Pneumokokkeninfektion. Immunologie Impfen 3: 122–127
19. Reinert RR, Kaufhold A, Schlaeger JJ, Mechery V, Lütticken R (1997) Serotype distribution and antibiotic susceptibility of Streptococcus pneumoniae isolates causing systemic infections among children in Germany, 1992 to 1996. Pediatr Infect Dis J 16: 244–245
20. Robbins et al. (1979) Comperative immunogenecity of group 6 pneumococcal type 6A and type 6B capsular polysaccharides. Infect Immun 26: 1116–1122
21. Schmöle Thoma B (2000) Sieben-valente Pneumokokken Konjugatimpfstoff (7VpnC-Prevenar). Immunogenität, Reaktogenität und Wirksamkeit. In: Schmitt HJ (Hrsg) Alte und neue Impfstoffe in Deutschland: Grundlagen für künftige Entscheidungen. Infomed, Berlin
22. Zangwill KM, Vadheim CM, Vannier AM, Hemenway LS, Greenberg DP, Ward JI (1996) Epidemiology of invasive disease in Southern California: implications for the design and conduct of pneumococcal conjugate vaccine efficacy trial. J Infect Dis 174: 752

Monatsschr Kinderheilkd
2000 · 148: 274-283 © Springer-Verlag 2000

Ulrich Heininger • Universitäts-Kinderspital beider Basel (UKBB)

Inkubationsimpfungen*

▶ **Empfehlungen der STIKO**

▶ **Inkubationsimpfungen**

Inkubationsimpfungen sind postexpositionell verabreichte aktive Immunisierungen.

Immunglobulingaben können ebenfalls sinnvoll sein.

▶ **Riegelungsimpfungen**

Riegelungsimpfungen begrenzen lokale Epidemien.

Vor jeder Impfung muss eine Aufklärung erfolgen.

Aktive Immunisierungen sollten nach Möglichkeit entsprechend den ▶ Empfehlungen der Ständigen Impfkommission **am Robert Koch-Institut (STIKO) als Routineimpfungen bei gesunden Personen zum frühestmöglichen Zeitpunkt durchgeführt werden, um Immunität für den Fall des Kontaktes mit dem Wilderreger zu erzielen. In der Praxis ergeben sich jedoch bisweilen problematische Situationen, die einen sofortigen Impfschutz erfordern: wenn bei unvollständigem oder fehlendem Impfschutz ein Kontakt mit dem Wilderreger stattfindet oder sofortiger Schutz vor einem ungewöhnlichen Infektionserreger notwendig ist (z.B. Tollwut nach Tierbiß). In diesen Situationen können – neben der Gabe von Immunglobulinen –** ▶ Inkubationsimpfungen **sinnvoll sein.**

Als Inkubationsimpfungen werden aktive Immunisierungen bezeichnet, die postexpositionell, d.h. in der Inkubationszeit einer Erkrankung verabreicht werden und deren Ziel es ist, die entsprechende Erkrankung zu verhindern, zumindest aber den Schweregrad zu reduzieren. In bestimmten Fällen kann als Ergänzung der Inkubationsimpfung simultan die Gabe von Immunglobulinen (passive Immunisierung) sinnvoll sein. Grundsätzlich ist eine Inkubationsimpfung um so erfolgversprechender, je früher sie nach stattgehabter Exposition durchgeführt wird. In der Regel ist der Expositionszeitpunkt bekannt.

Im Gegensatz dazu sind ▶ Riegelungsimpfungen aktive Immunisierungen, die einer größeren Gruppe von Personen (z.B. Kindergarten oder andere Gemeinschaftseinrichtungen) appliziert werden, die *möglicherweise* Kontakt zu einer oder meist mehreren erkrankten Personen in ihrem näheren Umfeld hatten. Ziel von Riegelungsimpfungen ist es, eine lokale Epidemie unter Kontrolle zu bekommen („outbreak control"). Häufig wird von Riegelungsimpfungen z.B. Gebrauch gemacht, wenn Kleinraumepidemien von Hepatitis-A-Erkrankungen auftreten. In gleicher Weise könnten Epidemien von Masern oder Mumps Anlaß für Riegelungsimpfungen sein. Sie könnten bestehende Impflücken schließen und somit effektiv zur Eingrenzung der Epidemien beitragen. Davon wird leider jedoch selten Gebrauch gemacht.

Im folgenden werden die für den Pädiater wichtigsten und häufigsten Situationen erörtert, in denen Inkubationsimpfungen Anwendung finden oder finden sollten. Vorhandene Daten zu Verträglichkeit und Effektivität werden den offiziellen Empfehlungen bzw. juristischen Gegebenheiten gegenübergestellt.

Es ist zu beachten, daß vor jeder Impfung eine Aufklärung über Nutzen und Risiken stattfinden muß. Dies ist vor Inkubationsimpfungen um so bedeutsamer, da

---

*Herrn Prof. Dr. K. Stehr, ehemals Direktor der Universitätsklinik mit Poliklinik für Kinder und Jugendliche, Erlangen, zum 70. Geburtstag gewidmet.
Priv.-Doz. Dr. Ulrich Heininger
Universitäts-Kinderspital beider Basel (UKBB), Postfach, CH-4005 Basel

sich nicht in jedem Fall Erfolg einstellen wird und der Impfling bzw. seine Sorgeberechtigten darüber informiert sein müssen.

Tetanus

Die postexpositionelle Tetanusprophylaxe ist wahrscheinlich die am häufigsten praktizierte Inkubationsimpfung. Sie wird angewendet, wenn ein Patient eine Verletzung erlitten hat und sein Tetanusimpfschutz unvollständig oder mangels nachvollziehbarer Dokumentation (fehlendes Impfbuch) nicht nachvollziehbar ist. Das von der STIKO empfohlene und in den Fachinformationen der Impfstoffhersteller angeführte Vorgehen ist in Übereinstimmung mit anderen internationalen Empfehlungen; es berücksichtigt Art und Ausmaß der Verletzung und ist in Tabelle 1 dargestellt. Bei einmal vollständig durchgeführter ▶ **Grundimmunisierung** (mindestens 3 Dosen) ist selbst nach langem Intervall ohne Auffrischung bei einmaliger Gabe von Tetanustoxoid mit einer raschen (<7 Tage) anamnestischen Antikörperantwort zu rechnen. Ist dagegen eine vollständige Grundimmunisierung nicht dokumentiert, muß zusätzlich zur Inkubationsimpfung simultan ▶ **spezifisches Immunglobulin** (altersunabhängig 250 IU i.m.) verabreicht werden. Der beste Beleg für die Effektivität der prä- und postexpositionellen Tetanusprophylaxe stammt aus Untersuchungen während der beiden Weltkriege in den britischen und amerikanischen Armeen: die Tetanusinzidenz sank nach Einführung der Impfmaßnahmen im 2. Weltkrieg auf 0,44 pro 100.000 Verletzungen im Vergleich zu einer Inzidenz von 13,4 während des 1. Weltkriegs. In Deutschland werden heute weniger als 10 Tetanuserkrankungen pro Jahr registriert, was in Anbetracht der ungezählten jährlichen Expositionen ebenfalls den Erfolg der Impfmaßnahmen belegt.

Es gibt keinen Grund für die Annahme, die ▶ **Verträglichkeit** der Tetanusinkubationsimpfung könnte sich von der präexpositioneller Immunisierungen unterscheiden. Bei nicht dokumentiertem, aber vorhandenem Impfschutz kann die Inkubationsimpfung jedoch zu ausgeprägteren Entzündungsreaktionen an der Impfstelle durch Antigen-Antikörperreaktion (▶ **Typ-III-Allergie**) führen.

▶ *Fazit.* Die Empfehlungen zur postexpositionellen Tetanusprophylaxe sind sinnvoll und in ihrer Effektivität gut belegt. Sie gelten uneingeschränkt für immundefiziente wie auch für immunkompetente Personen.

Pertussis

Eine Stellungnahme zur Inkubationsimpfung gegen Pertussis wurde kürzlich für die Akademie für Kinderheilkunde und Jugendmedizin erarbeitet und publiziert. Die Inkubationszeit der Pertussis beträgt 7–28 Tage, gelegentlich auch länger. Pertussis läßt sich prinzipiell durch Vermeiden der Exposition, Gabe eines Antibiotikums nach Kontakt mit einem Erkrankten sowie durch aktive Immunisierung vermeiden. In der Praxis kommt diesen Möglichkeiten jedoch eine sehr unterschied-

Randnotizen

▶ **Grundimmunisierung**

▶ **Spezifisches Immunglobulin**

▶ **Verträglichkeit**

▶ **Typ-III-Allergie**

Postexpositionelle Tetanusprophylaxe sinnvoll und effektiv.

Tabelle 1
Vorgehensweise nach Verletzung in Abhängigkeit von der bisherigen Tetanusimpfanamnese

Frühere Impfdosen	Saubere, geringfügige Wunden		Alle anderen Wunden	
	DT/Td[a]	Tetanus-Ig	DT/Td[a]	Tetanus-Ig
Unbekannt	ja	nein	ja	ja
0–1	ja	nein	ja	ja
2	ja	nein	ja	(ja)[b]
≥3	(ja)[c]	nein	(ja)[d]	nein

[a]Die aktive Impfung sollte immer mit dem Diphtherie-Tetanus-Kombinationsimpfstoff durchgeführt werden (ab Alter 6 Jahre mit Td); [b]wenn Verletzung länger als 24 h zurück; [c]wenn letzte Impfung >10 Jahre zurück; [d]wenn letzte Impfung >5 Jahre zurück

Hyperimmunglobuline nicht wirksam.

▶ Erythromycin

Vollständig Geimpfte benötigen keine Chemoprophylaxe.

▶ Ganzkeimvakzine

▶ Azelluläre Vakzinen

Komplettierung der Impfserie kann Ausbruch der Erkrankung verhindern.

Warnung vor der Pertussis-Inkubationsimpfung ist unbegründet.

▶ Fachinformationen

liche Gewichtung zu. Die passive Immunisierung mit Hyperimmunglobulinen hat sich als nicht sicher wirksam erwiesen. Die postexpositionelle Antibiotikaprophylaxe, vorzugsweise mit ▶ **Erythromycin** über 14 Tage (50 mg/kg KG/d) zeigt nur eine eingeschränkte Effektivität. Die Deutsche Gesellschaft für Pädiatrische Infektiologie empfiehlt sie für „empfängliche Personen". Diese Bezeichnung ist wenig präzise, da der Status der „Empfänglichkeit" nicht sicher bestimmbar ist. Es wird aber impliziert, daß bei komplett geimpften Individuen von einer Chemoprophylaxe abgesehen werden kann. Dies kommt der Praxis sehr entgegen, ist doch der Sinn einer Chemoprophylaxe bei Geimpften im Einzelfall schwer zu vermitteln („Wozu habe ich mein Kind denn impfen lassen?").

Die aktive Immunisierung ist die effektivste Form der Pertussisprophylaxe. Ein tragfähiger Schutz erfordert mindestens 3, in der Regel 4 aktive Impfungen. Dies gilt sowohl für ▶ **Ganzkeimvakzinen** als auch für die azellulären Pertussisvakzinen, da erst die wiederholte Antigenpräsentation ein effektives „priming" des Immunsystems bewirkt. So zeigen verschiedene Untersuchungen der jüngsten Zeit eine Wirksamkeit der Ganzkeimvakzine – bezogen auf Pertussis von ≥14 Tage Dauer – von 25% nach 1 Impfdosis, etwa 50% nach 2 Impfdosen, 65% nach 3 Impfdosen und 80% nach 4 Impfdosen. Nach 3 Dosen ▶ **azellulärer Pertussisimpfung** ergibt sich eine Wirksamkeit von etwa 85%, während sie nach weniger als 3 Impfungen lediglich knapp 60% beträgt. Von einer Inkubationsimpfung bei einem bislang nicht geimpften Patienten ist somit kein nennenswerter Schutz zu erwarten, da bis zur Verabreichung der 2. Impfung dem üblichen Vorgehen entsprechend ein Abstand von mindestens 4 Wochen einzuhalten ist.

Anders ist die Situation bei Exposition *nach bereits begonnener Grundimmunisierung*. Hier kann durch Fortführung bzw. Komplettierung der Impfserie der Impfschutz vervollständigt und somit der Ausbruch der Erkrankung verhindert oder aber der Verlauf mitigiert werden. Besonders erfolgversprechend ist die Inkubationsimpfung, wenn sie zu einer sekundären Immunantwort mit raschem Antikörperanstieg führt. Dies ist der Fall, wenn die 3. Impfung zum Zeitpunkt der Exposition schon länger als 6 Monate zurückliegt und die Inkubationsimpfung der ohnehin fälligen Routineauffrischung entspricht.

Im deutschsprachigen Schrifttum findet man wiederholt die Warnung, eine Pertussisimpfung in der Inkubationsphase der Erkrankung könne den Verlauf der Erkrankung negativ im Sinne einer Verschlimmerung modifizieren. Dies scheint aber auf einem Mißverständnis zu beruhen, welches in der Literatur unkritisch weitergereicht wurde! Ehrengut führte 1966 in seinem Beitrag „Die Keuchhustenimpfung" in der „Impffibel" aus: „Eine eindeutige Kontraindikation ist die Impfung in der Inkubation oder bei bereits erkennbarem Keuchhusten. Hansen konnte zeigen, daß bei einer solchen ‚Therapie' Keuchhustenkomplikationen häufiger auftreten als bei Unbehandelten". Ehrengut zitiert jedoch seinen Kollegen Hansen falsch. Dieser unterschied nämlich in seinem ausführlichen Beitrag „Die Keuchhustenschutzimpfung" im „Handbuch der Schutzimpfungen" zwischen therapeutischer Vakzination und Inkubationsimpfung: „...Es gibt keine gesicherte Beobachtung, daß ein Kind noch nach der Ansteckung durch eine erstmalige Vakzination vor dem Ausbruch des Keuchhustens hätte bewahrt werden können. Erst recht ist kein Impfschutz zu erwarten, wenn schon manifest Erkrankte Vakzine erhalten. Völlig anders sind die Wirkungsmöglichkeiten einer Vakzinedosis bei vorher regelrecht immunisierten Kindern. Hier kann eine Auffrischdosis den Impfschutz in wenigen Tagen auf volle Höhe bringen. In diesen Fällen kann die Impfung im Beginn der Inkubationszeit den Ausbruch der Krankheit in etwa 80% verhüten."

Die Furcht vor der Pertussisimpfung in der Inkubationsphase ist also unberechtigt. Bedauerlicherweise berücksichtigen die ▶ **Fachinformationen** der in Deutschland erhältlichen Pertussisvakzinen diesen Sachverhalt jedoch nicht. Vielmehr werden in einigen Fachinformationen inkubierte Personen explizit als Gegenanzeige angeführt. Dies bedeutet in der Praxis, daß dem impfenden Arzt die Durchführung einer an sich sinnvollen Maßnahme untersagt wird.

▶ *Fazit.* Eine Inkubationsimpfung wäre als postexpositionelle Prophylaxe der Pertussis binnen 1 Woche sinnvoll, wenn der Exponierte schon eine oder mehrere aktive Immunisierungen erhalten hat und seinem Alter entsprechend eine weitere

Pertussisimpfung anstünde. Sie ist wirksam, verträglich und darüber hinaus im Vergleich zu den durch die jeweiligen Erkrankungen entstehenden Kosten als äußerst günstig einzustufen. Es muß darauf hingewirkt werden, daß von den dafür zuständigen Organen wie der STIKO klare Empfehlungen für Inkubationsimpfungen gegen Pertussis ausgesprochen werden und die Impfstoffhersteller im Einverständnis mit der Zulassungsbehörde (Paul-Ehrlich-Institut) die Fachinformationen entsprechend modifizieren. Dies ist von besonderer Dringlichkeit, da gerade zum gegenwärtigen Zeitpunkt, wo eine hohe Durchimpfungsrate gegen Pertussis bei Säuglingen angestrebt und erreicht wird, die Erkrankung aber weiterhin endemisch ist, sich die Notwendigkeit einer Inkubationsimpfung besonders häufig ergibt.

Masern

Die gegenwärtigen Empfehlungen der STIKO sehen eine erste Masern-Mumps-Röteln-Kombinationsimpfung (jeweils vermehrungsfähige, attenuierte Viren) ab dem 12. Lebensmonat und eine MMR-Wiederholungsimpfung frühestens 4 Wochen nach der ersten MMR-Impfung vor. Gemäß einer Bekanntmachung des Robert Koch-Instituts zur Wiederzulassung von Personen in Schulen und sonstigen Einrichtungen *kann* durch Gabe des Lebendimpfstoffes innerhalb der ersten 3 Tage nach Exposition bei ungeimpften, immungesunden Kindern der Ausbruch der Wildmasern durch den Lebendimpfstoff „wirksam unterdrückt werden".

Die Datenlage auf der Basis publizierter Erfahrungen unterstützt diese Empfehlung. Ab dem 12. Tag nach Masernimpfung sind neutralisierende Antikörper im Serum nachweisbar. Nach natürlicher Infektion ist das Intervall um einige (2–4) Tage länger, was durch die benötigte Zeit für die Replikation der Wildviren im Nasopharyngealtrakt erklärbar ist. Dieser zeitliche Unterschied kann für die Inkubationsimpfung genützt werden. Die Effektivität einer Inkubationsimpfung ist somit biologisch plausibel.

Im Rahmen der ersten Erfahrungen mit attenuierten Masernimpfstoffen berichtete Fulginiti in den frühen 60er Jahren von 29 Kleinkindern, die binnen 0 bis 5 Tagen nach Exposition eine Masernlebendimpfung (Stamm Edmonston) erhielten. Wegen der damals noch unzureichenden Attenuierung wurde routinemäßig zusätzlich Immunglobulin verabreicht. In 8 Fällen (28%) blieben Erkrankungssymptome aus, 12 Kinder (41%) zeigten ein mitigiertes Krankheitsbild, welches eine ätiologische Unterscheidung zwischen Impfmasern und Wildinfektion nicht erlaubte, und 9 (31%) entwickelten das Vollbild der Erkrankung. Der Zeitpunkt der Inkubationsimpfung innerhalb der ersten 6 Tage post expositionem hatte keinen Einfluß auf den Erfolg.

Ebenfalls zu Beginn der Ära des Masernlebendimpfstoffes erhielten in einer Tuberkuloseheilstätte in New York 9 nicht-immune Kinder am 2. Tag nach Exposition zu Masern eine Inkubationsimpfung. Alle Kinder entwickelten mitigierte Masern, die vor dem Hintergrund der Erfahrungen mit der Vakzine als Impfnebenwirkung interpretiert wurden. In einer finnischen Untersuchung erhielten 83 Kinder zwischen dem 1. und 14. Tag nach Exposition zu Masern eine Lebendimpfung (Stamm Schwartz). Keines der Kinder hatte zum Impfzeitpunkt Prodromi der Wildinfektion. Lediglich 6 der 83 Impflinge erkrankten an typischen Masern. Unter der Annahme einer Kontagiosität und Manifestation von jeweils 100% bei Wildinfektion ohne Inkubationsimpfung ergibt sich eine Effektivität von 93%. Erstaunlicherweise hatte den Angaben der Autoren zufolge auch der oft späte Zeitpunkt der Inkubationsimpfung keinen negativen Einfluß auf den Erfolg. Dies läßt Zweifel aufkommen, ob tatsächlich alle 83 Kinder exponiert waren. Die Verträglichkeit der Inkubationsimpfung unterschied sich nicht von einer geimpften Kontrollgruppe ohne Exposition.

Die Fachinformationen der in Deutschland erhältlichen Maserneinzel- oder -kombinationsimpfstoffe führen Inkubationsimpfungen nicht als Kontraindikation auf, weisen aber auf die beschränkte Wirksamkeit hin und empfehlen postexpositionell bevorzugt die Gabe von Standardimmunglobulin.

▶ *Fazit.* Bei immunkompetenten, nicht-geimpften Personen ist eine aktive Immunisierung nach Masernexposition, vorzugsweise MMR, binnen 3 Tage nach Exposition sinnvoll und unbedenklich. Bei Säuglingen bis zum Alter von etwa 9 Monaten ist noch mit einem ▶ **Nestschutz** zu rechnen. Bei Masernimpfungen zwischen dem 9. und 12. Lebensmonat sollte bereits im 2. Lebensjahr die MMR-Wie-

---

Klare Empfehlungen für die Pertussisinkubationsimpfung fehlen.

Inkubationsimpfung binnen 3 Tagen nach Exposition kann den Ausbruch der Wildmasern verhindern.

Alternative: Gabe von Standardimmunglobulin.

▶ **Nestschutz**

derimpfung erfolgen. Die gängige Empfehlung, daß eine Maserninkubationsimpfung nur in den ersten 3 Tagen post expositionem effektiv die Wildinfektion verhindern kann, ist biologisch plausibel, mangels kontrollierter Studien aber nicht eindeutig belegt. Eine passive Immunisierung sollte nur in Ausnahmefällen (z.B. bei Immunsuppression) angewendet werden, da sie nur passageren Schutz bietet und wesentlich teurer ist.

Mumps

Gemäß Empfehlungen des Robert Koch-Instituts sollen nach Kontakt mit Mumps „alle exponierten und empfänglichen Personen einer Gruppe so früh wie möglich eine Inkubationsimpfung erhalten". Da die Inkubationszeit der Mumpsinfektion mit im Mittel 16–18 Tagen relativ lang ist, ist diese Empfehlung biologisch plausibel. Die Effektivität der Maßnahme ist jedoch nicht belegt, publizierte Studien dazu fehlen. Die Durchführung einer Mumpsimpfung (als Einzel- bzw. vorzugsweise MMR-Kombinationsimpfstoff) kann dennoch sinnvoll sein, da bei stattfindender Wildinfektion durch die attenuierten Impfviren kein Nachteil zu erwarten ist und bei ausbleibender Wildinfektion mit hoher Wahrscheinlichkeit ein Impfschutz induziert wird. Einen indirekten Beleg dafür liefert einer der ersten Feldversuche mit dem ▶ **Jeryl-Lynn-Mumpsimpfstamm**. Er fand zu einer Zeit statt, als in der Umgebung der Impflinge eine starke Zirkulation von Mumpsviren zu verzeichnen war. Es ist deshalb davon auszugehen, daß zahlreiche Impflinge dem Wildvirus unbekannterweise ausgesetzt waren. So erkrankten 28 der mehr als 3000 Impflinge innerhalb von 2 Wochen nach der Impfung an Mumps. Ernste Komplikationen oder schwere Verläufe wurden nicht berichtet.

Die Angaben in den Fachinformationen der Impfstoffhersteller nehmen zur Mumpsinkubationsimpfung unterschiedlich Stellung. Sie stufen sie als „bis zum 3., maximal bis zum 5. Tag sinnvoll" ein, mit entsprechendem Hinweis auf fehlende Zuverlässigkeit dieser Maßnahme (Mumpsvax®) bzw. raten davon ab (MM Diplovax®). Bei Immunsuppression und Schwangerschaft ist die Mumpsimpfung – wie andere Lebendimpfungen auch! – grundsätzlich kontraindiziert; in den ersten 6 Lebensmonaten ist sie wegen des wahrscheinlich noch vorhandenen Nestschutzes wenig sinnvoll.

▶ *Fazit.* Bei immunkompetenten, nicht-immunen Personen kann eine Mumpsinkubationsimpfung bis zum 5. Tag nach Exposition sinnvoll sein, insbesondere da kein spezifisches Mumpsimmunglobulin verfügbar ist und Standardimmunglobuline unzureichend effektiv sind. Insbesondere in der Adoleszenz kann die hohe Sicherheit der Impfung im Vergleich zur altersbedingt zunehmenden Komplikationsgefahr der Wildinfektion ein entscheidendes Argument für den Versuch einer Inkubationsimpfung sein. Die Effektivität ist jedoch nicht belegt.

Röteln

Die besondere Bedeutung der Röteln liegt in der teratogenen Potenz des Virus. Infektionen in der frühen Schwangerschaft führen in bis zu 50% zur Schädigung des Embryos, erkennbar an der kongenitalen ▶ **Rötelnembryopathie**. Postnatal erworbene Rötelninfektionen sind, von seltenen Ausnahmen abgesehen, für den Erkrankten harmlos. Aus epidemiologischer Sicht sind sie jedoch bedeutsam, wenn Kontakt zu einer nicht-immunen Schwangeren besteht und sich die Frage der postexpositionellen Prophylaxe stellt. In dieser Notfallsituation muß aus 2 Gründen die weitestgehend sichere und evaluierte passive Immunisierung mit spezifischem, hochtitrigen Rötelnimmunglobulin erfolgen:

1. Die Anwendung des attenuierten Rötelnimpfstoffes ist in der Schwangerschaft kontraindiziert. Zwar sind bislang keine Fruchtschädigungen bei (versehentlicher) Impfung in der Schwangerschaft bekannt geworden, jedoch ist die Übertragung der Impfviren auf Embryonen dokumentiert und somit ein theoretisches Risiko für die Fruchtschädigung gegeben.
2. Die Wirksamkeit einer Rötelninkubationsimpfung ist nicht belegt.

... bei Rötelnausbruch in einer Gemeinschaftseinrichtung aber eine sinnvolle Maßnahme.

Kommt es in einer Gemeinschaftseinrichtung zu einer Rötelnerkrankung, so empfiehlt das Robert Koch-Institut: „Alle exponierten und empfänglichen Personen einer Gruppe sollten so früh wie möglich eine Inkubationsimpfung erhalten." Wenn auch in seiner Wirksamkeit nicht belegt, so ist diese Maßnahme dennoch sinnvoll, aus ähnlichen Gründen wie bei der Mumpsinkubationsimpfung dargelegt. Jede dadurch verhinderte Infektion reduziert die Chance, daß eine empfängliche Schwangere infiziert wird.

▶ *Fazit.* Die Rötelninkubationsimpfung ist für Nicht-schwangere, nicht-immune Personen empfohlen. Bei Schwangeren ist die postexpositionelle Gabe von spezifischem Immunglobulin die einzig sinnvolle Maßnahme.

Die herausragende Bedeutung der präexpositionellen aktiven Routineimpfung gegen Röteln (als zweimalige MMR-Kombinationsimpfung) zur Verhinderung von Rötelnembryopathien kann nicht genug betont werden. Ihr Erfolg ist eindrucksvoll belegt.

Varizellen

Die Impfung gegen Varizellen wird in Deutschland gegenwärtig für folgende seronegative ▶ **Risikopersonen** empfohlen:

▶ Risikopersonen

- Kinder mit Leukämien oder soliden malignen Tumoren,
- Kinder mit schwerer Neurodermitis,
- Kinder vor geplanter Immunsuppression (z.B. vor Organtransplantation),
- Geschwister und Eltern aller o.g. Personen,
- medizinisches Personal,
- Frauen mit Kinderwunsch.

Die im klinischen Alltag häufigsten Situationen, die die Frage nach einer Varizelleninkubationsimpfung aufwerfen, sind außerfamiliäre Expositionen von nicht-immunen Familienmitgliedern immunsupprimierter Patienten sowie die unerwartete Varizellenmanifestation bei einem hospitalisierten Patienten und die daraus folgende Exposition von Mitpatienten (und Personal).

▶ Lebendvakzine

Der verfügbare Impfstoff ist eine ▶ **Lebendvakzine.** Bereits ab dem 7. postvakzinalen Tag sind neutralisierende Serumantikörper nachweisbar. Die mittlere Inkubationszeit der Wildinfektion beträgt dagegen 14–16 Tage. Dies öffnet die Möglichkeit für eine Inkubationsimpfung. Das Robert Koch-Institut empfiehlt eine Überprüfung der Indikation im Einzelfall. Rechtliche Gründe sprechen nicht dagegen, da in der Fachinformation des Herstellers darauf hingewiesen wird, daß „in Notfällen... (wenn kein spezifisches Immunglobulin zur passiven Immunisierung verfügbar ist)" aktiv geimpft werden kann.

▶ Steroidtherapie

Effektivität der Varizelleninkubationsimpfung ist gut belegt.

Die Effektivität ist gut belegt. In einer frühen Untersuchung aus Japan erhielten 23 seronegative Kinder – darunter 12 unter ▶ **Steroidtherapie!** – unmittelbar nach Kontakt zu einem an Varizellen erkrankten Mitpatienten die Inkubationsimpfung. Alle Impflinge zeigten eine Serokonversion, lediglich 2 entwickelten ein mitigiertes Varizellenexanthem. In einer weiteren japanischen Untersuchung erkrankte keines von 18 seronegativen exponierten Kindern an Varizellen, die binnen 3 Tagen nach Beginn der *Erkrankung* (=Auftreten der Bläschen) eines anderen Familienmitglieds (d.h. innerhalb von etwa 5 Tagen nach Beginn der *Exposition*) eine Inkubationsimpfung erhielten. Alle 19 ungeimpften Kontrollpatienten zeigten dagegen das Vollbild der Erkrankung. In einer weiteren Untersuchung der gleichen Gruppe konnte gezeigt werden, daß der Effekt der Inkubationsimpfung von der Konzentration der attenuierten Impfviren abhängig ist. Mindestens 500, besser 800 PFU (▶ **plaque forming units**) sind erforderlich. Die in Deutschland erhältliche Vakzine beruht auf demselben Impfstamm (Oka) und enthält mindestens 2000 PFU.

▶ Plaque forming units

Schließlich erhielten in einer kürzlich durchgeführten, noch nicht publizierten argentinischen Untersuchung 57 Personen binnen 4 Tagen nach Beginn der Erkrankung des Indexpatienten eine Varizelleninkubationsimpfung. 46 Geimpfte blieben gesund, die 11 Erkrankten zeigten mitigierte Symptome. Der Erfolg war vom Impfzeitpunkt abhängig: Bei Impfung binnen 48 h erkrankten nur 13%, bei

Impfung am 3. Tag waren es 17% und bei Impfung am 4. Tag erkrankten alle 3 Geimpften.

Aus allen Berichten ist ersichtlich, daß sich die Verträglichkeit der Inkubationsimpfung nicht von der bei Impfung ohne Inkubation unterscheidet. Bei den trotz Inkubationsimpfung erkrankten Personen hatte die Impfung keinen nachteiligen, sondern wegen der vergleichsweise milden Symptome eher einen positiven Effekt.

Immunsupprimierte und Schwangere erhalten spezifisches VZV-Immunglobulin.

▶ Aciclovir

◗ *Fazit.* Bei immunkompetenten Personen kann durch frühzeitige Inkubationsimpfung (idealerweise binnen 3 Tagen nach Beginn der *Erkrankung* der Kontaktperson) der Ausbruch der Erkrankung verhindert oder aber deutlich mitigiert werden. Bei immundefizienten Patienten und in der Schwangerschaft ist die Impfung kontraindiziert. Hier ist nach Exposition die Gabe der (teuren) spezifischen VZV-Immunglobuline die sicherste Maßnahme. Die für immunkompetente Personen propagierte ▶ **Aciclovir**-Prophylaxe ist in dieser Situation zu unsicher.

Hepatitis B

Hepatitis B-Impfung ist für Säuglinge und Jugendliche generell empfohlen.

Seit einigen Jahren ist die Impfung gegen Hepatitis B für alle Säuglinge und Jugendliche in Deutschland generell empfohlen. Es werden jedoch noch einige Jahre vergehen, bis diese Maßnahmen einen erkennbaren Erfolg zeigen werden, nämlich dann, wenn genügend Jugendliche und junge Erwachsene immun sind und dadurch die Infektionsketten (Geschlechtsverkehr, Kontakt mit kontaminiertem Blut, Geburt) unterbrochen werden.

▶ Kontaktpersonen

▶ Simultanimpfung

In folgenden Situationen wird für ungeschützte ▶ **Kontaktpersonen** eine Inkubationsimpfung gegen Hepatitis B empfohlen:

- Geschlechtspartner einer akut mit HBV infizierten Person (▶ **Simultanimpfung** mit 0,06 ml/kgKG Anti-Hepatitis-B-Immunglobulin und erste von 3 aktiven Immunisierungen).
- Nadelstichverletzung, wobei die Injektionsnadel von einer HBsAg-positiven Person oder einer Person mit unbekanntem HBsAg-Status stammt (0,06 ml/kgKG Anti-Hepatitis-B-Immunglobulin und erste von 3 aktiven Immunisierungen).
- Neugeborenes einer HBs-Ag-positiven Mutter (1 ml Anti-Hepatitis-B-Immunglobulin und erste von 3 aktiven Immunisierungen).

▶ Aktiv-passive Simultanimpfung bei Neugeborenen von HBsAG-positiven Müttern

Zahlreiche Untersuchungen haben gezeigt, daß durch ▶ **aktive, passive, und aktiv-passive Simultanimpfung von Neugeborenen chronisch infizierter Mütter** die Übertragung von Hepatitis B wirksam (ca. 70% für alleinige passive und bis zu 98% für Simultanimpfung) verhindert werden kann. In den meisten Ländern, so auch in Deutschland, wird die Simultanimpfung bevorzugt. Sie vereint den Vorteil des sofortigen, aber zeitlich begrenzten Schutzes durch Immunglobuline mit dem Aufbau der eigenen Immunität durch die erste von 3 aktiven Impfungen. Die Verträglichkeit ist ausgezeichnet.

▶ Nadelstichverletzung, Geschlechtsverkehr

Titer von ≥10 mIU/ml Serum korrelieren mit Schutz.

Auch nach ▶ **Nadelstichverletzungen** und ungeschütztem ▶ **Geschlechtsverkehr** kann die Simultanprophylaxe die Infektion nicht-immuner Kontaktpersonen verhindern. Bei früher bereits gegen Hepatitis B geimpften Personen, die nach der 3. Impfung einen Titer von mindestens 10 mIU anti-HBs/ml Serum entwickelten, ist von einem bestehenden Schutz auszugehen und deshalb keine Inkubationsimpfung erforderlich. Sie kann aus Sicherheitsgründen aber erwogen werden. Bei früher geimpften Personen, deren postvakzinaler Titer nicht bestimmt wurde (was meistens der Fall sein dürfte), sollte baldmöglichst nach Exposition der aktuelle anti-HBs-Titer bestimmt werden. Ist er ≥ 100 mIU/ml, kann auf weitere Maßnahmen verzichtet werden. Ist er < 100, aber > 10 mIU/ml, sollte eine aktive Impfung gegeben werden, ist er < 10 mIU/ml, sollte eine Simultanimpfung erfolgen.

Die Hepatitis-B-Inkubationsimpfung ist sehr effektiv.

◗ *Fazit.* Die Inkubationsimpfung gegen Hepatitis B – meist in Kombination mit spezifischem Immunglobulin – ist eine ausgesprochen sinnvolle Maßnahme zur Verhütung der Erkrankung bei nicht-immunen Exponierten, wenn sie so früh wie möglich, max. 1 Woche nach Exposition, durchgeführt wird. Sie ist gut verträglich und hoch effektiv.

Hepatitis A

Bereits 1996 empfahl das Robert Koch-Institut „bei engem Kontakt zum Erkrankten" neben der Gabe von Immunglobulin die postexpositionelle aktive Schutzimpfung. Dies ist biologisch plausibel, da die Inkubationszeit der Wildinfektion mindestens 2, meist aber 4 Wochen beträgt, die ▶ **Kontagiosität** etwa 2 Wochen vor dem Ikterus des Indexpatienten beginnt und schon 2 Wochen nach der ersten aktiven Impfung protektive Serumantikörper nachweisbar sind. Den Fachinformationen der beiden in Deutschland zugelassenen Hepatitis-A-Impfstoffe sind unterschiedliche Angaben zu entnehmen. Vaqta® K pro infantibus, ab dem Alter von 2 Jahren zugelassen, wird zur Simultanimpfung mit Immunglobulin vom Menschen (gemeint ist Standardimmunglobulin) nach Exposition empfohlen. Zu „Havrix Kinder®", ab vollendetem 1. Lebensjahr zugelassen, heißt es, wenn in der Inkubationszeit gegeben „...kann in solchen Fällen unter Umständen das Auftreten einer klinischen Hepatitis A nicht verhindern."

Die Effektivität der frühen Inkubationsimpfung wurde erst kürzlich in Italien belegt. Von 207 ungeimpften Haushaltkontaktpersonen erlitten 12 (5,8%) in der Folge eine Hepatitis A-Infektion, während es nur 2 (1%) von 197 Kontaktpersonen waren, die binnen 8 Tagen nach Erkrankungsbeginn des Indexpatienten die Inkubationsimpfung erhielten. Die errechnete Wirksamkeit betrug somit 78%, wegen der geringen Fallzahl betrug der 95%-Vertrauensbereich allerdings 7–95%. Die Verträglichkeit der Inkubationsimpfung war gut.

Im Vergleich dazu scheint die postexpositionelle Immunglobulingabe mit einer Effektivität von etwa 90% wirksamer zu sein, jedoch fehlt bislang ein direkter Vergleich der beiden Maßnahmen. Allerdings bietet die aktive Immunisierung den Vorteil einer anhaltenden Immunität, wenn die empfohlene Boosterimpfung nach 6–12 Monaten stattfindet.

▶ *Fazit.* Die Inkubationsimpfung gegen Hepatitis A ist binnen 1 Woche nach Exposition eine empfehlenswerte Alternative bzw. Ergänzung der bislang bevorzugten postexpositionellen Immunglobulingabe. Sie hat eine ähnliche Wirksamkeit und bietet bei Fortführung der Impfserie einen fundierten und lang anhaltenden Schutz. Die aktive Immunisierung von Kontaktpersonen in Gemeinschaftseinrichtungen kann zudem im Sinne einer Riegelungsimpfung dazu beitragen, lokale Ausbrüche einzudämmen bzw. zu verhindern.

Tollwut (Rabies)

Tollwuterkrankungen verlaufen praktisch immer tödlich. Die STIKO empfiehlt deshalb bei mutmaßlichem Kontakt mit Rabiesviren in Abhängigkeit von Art und Ausmaß der Exposition die aktive oder ▶ **simultane aktiv-passive Postexpositionsprophylaxe.** Die Angaben in den Fachinformationen befinden sich in Übereinstimmung dazu (Tabelle 2). Das Impfschema besteht aus Inkubationsimpfungen an den Tagen 0, 3, 7, 14, 30 und – fakultativ – 90. Aufgrund der langen Inkubationszeit der Wildinfektion – meist mehrere Wochen, nur bei kopfnahen, schweren Bißverletzungen in Ausnahmefällen wenige Tage – ist dieses Vorgehen biologisch plausibel, da es eine rasche Bildung von protektiven Antikörpern induziert und durch die indikationsabhängige Gabe von Rabies-Immunglobulin zusätzliche Sicherheit gegeben ist. Effektivität und Verträglichkeit der präexpositionellen Prophylaxe wie auch der Inkubationsimpfungen sind für beide in Deutschland zugelassenen Rabiesimpfstoffe (Rabivac® und Rabipur®) gut belegt. Bei korrekter Anwendung, insbesondere auch des Immunglobulins wenn indiziert, sind Erkrankungen extrem unwahrscheinlich. Kontraindikationen bestehen in Anbetracht der vitalen Bedrohung durch die Wildinfektion nicht.

▶ *Fazit.* Inkubationsimpfungen gegen Tollwut, ggf. simultan mit spezifischem Rabiesimmunglobulin, sind verträglich, hoch effektiv und wegen des außerordentlichen Risikos der Erkrankung bei gegebener Indikation dringend empfohlen.

Tabelle 2
Postexpositionelle Tollwutprophylaxe

Art der Exposition		Maßnahme
Tollwutverdächtiges oder tollwütiges Tier	Tollwutimpfstoffköder	
Berühren, füttern, beleckt werden bei intakter Haut	Berühren bei intakter Haut	*Keine* Impfung!
Tier knabbert an Haut oder verursacht oberflächliche, unblutige Kratzer oder beleckt nichtintakte Haut	Impfstoffköder ist beschädigt, Kontakt der nichtintakten Haut mit Impfflüssigkeit	Aktive Immunisierungen
Jegliche Bißverletzung oder blutende Kratzer oder Schleimhautkontakt mit Tierspeichel	Schleimhautkontakt oder *frische* Hautverletzungen in Kontakt mit Impfflüssigkeit	Aktive Immunisierungen *und* simultane passive Immunisierung[a]

[a] *Aktive Impfung je einmal an den Tagen 0, 3, 7, 14, 30 und evtl. 90 nach Exposition sowie einmal 20 I.E./kg KG Tollwutimmunglobulin gleichzeitig mit der ersten aktiven Impfung (Tag 0), spätestens aber binnen 7 Tagen nach Exposition*

Frühsommer-Meningoenzephalitis (FSME)

► Zeckenstich

► Totimpfstoffe
► Schnellimmunisierung

Inkubationsimpfung nur bei bereits begonnener Grundimmunisierung innerhalb 48 h nach Exposition (Zeckenstich).

Spezifisches Immunglobulin ist postexpositionell bis zum Alter von 14 Jahren kontraindiziert.

Die postexpositionelle Prophylaxe der FSME, d.h. nach ► **Zeckenstich** in einem Endemiegebiet, ist im Kindesalter sehr problematisch: Die Inkubationszeit der Wildinfektion beträgt etwa 7–14 Tage. Mit den verfügbaren ► **Totimpfstoffen** vergehen selbst bei Anwendung des ► **Schnellimmunisierungsschemas** (Tag 0, 7 und 21) mindestens 2 Wochen, ehe protektive Serumantikörper ausreichend vorhanden sind. Ein protektiver Effekt von Inkubationsimpfungen ist somit sehr unwahrscheinlich. Dementsprechend wird die Inkubationsimpfung nur empfohlen, wenn mindestens 14 Tage vor dem Zeckenstich bereits eine erste FSME-Impfung stattfand und weniger als 48 h seit dem Zeckenstich vergangen sind (FSME-IMMUN Immuno®). Für Encepur® (erst ab dem Alter von 12 Jahren zugelassen) lautet die Empfehlung des Herstellers, im Falle eines Zeckenstichs vor oder bis 14 Tage nach der 2. Impfung, auf FSME-Immunglobulin auszuweichen.

Die postexpositionelle Gabe von spezifischem FSME-Immunglobulin ist jedoch bis zum Alter von 14 Jahren kontraindiziert, da nach postexpositioneller Immunglobulingabe vermehrt schwere Verläufe bei Kindern beobachtet wurden, die auf eine durch Antikörper verstärkte Pathologie hinweisen. Erst ab dem Alter von 14 Jahren kann bei nicht-immunen Personen binnen 96 h durch Gabe des FSME-Immunglobulins versucht werden, den Ausbruch der Erkrankung zu verhindern. Die Effektivität der Maßnahme ist umstritten.

Bei experimenteller Simultanimpfung (ohne Zeckenstichexposition) hat sich gezeigt, daß durch die Immunglobulingabe die Bildung von Antikörpern als Reaktion auf die aktive Immunisierung eingeschränkt ist. Dies ist ein weiteres Argument gegen eine evtl. Inkubationsimpfung bei gleichzeitiger Immunglobulingabe.

▶ *Fazit.* Die Inkubationsimpfung gegen FSME nach Zeckenstich wird nur mit FSME-IMMUN Immuno® empfohlen, wenn bereits eine Teilimpfung mindestens 14 Tage vor dem Stich stattgefunden hat und weniger als 48 h seit dem Zeckenstich vergangen sind.

Fazit

Konsequente Anwendung aller indizierten Impfungen präexpositionell ist die beste Prophylaxe vor Erkrankung.

Aus den ausgeführten Gründen wird klar ersichtlich, daß Inkubationsimpfungen Notfallmaßnahmen darstellen, die bisweilen von großem Nutzen sind (z.B. Rabies), aber trotz nachgewiesener Effektivität aus juristischen Gründen nicht immer durchgeführt werden dürfen (Pertussis). Da im Anschluß an eine Inkubationsimpfung die Erkrankung trotzdem auftreten kann, deren Schweregrad im Einzelfall nicht vorhersehbar ist, kommt der Aufklärung über Nutzen und allgemeine Risiken der geplanten Impfung(en) oder anderen Maßnahmen ein hoher Stellenwert zu.

Es kann nicht genug betont werden, daß die konsequente Anwendung der *präexpositionellen* Routine- bzw. Indikationsimpfungen die beste Prophylaxe vor den hier diskutierten Erkrankungen bietet.

Literatur

1. Heininger U (1999) **Impfratgeber Pädiatrie.** UNI-MED, Bremen
2. Heininger U, Noack R, Stück B, Zepp F (2000) **Schutzimpfungen.** In: Scholz H, Belohradsky BH, Heininger U, Kreth W, Roos R (Hrsg) DGPI Handbuch. Infektionen bei Kindern und Jugendlichen. Futuramed, München
3. Spiess H (1999) **Impfkompendium.** Thieme, Stuttgart New York
4. Ständige Impfkommission am Robert Koch-Institut (2000) Impfempfehlungen Januar 2000. Epidem Bull 2/2000; S 9-20

Monatsschr Kinderheilkd
2000 · 148:623–633 © Springer-Verlag 2000

E. Gerike · A. Tischer
Nationales Referenzzentrum für Masern, Mumps, Röteln; Robert Koch-Institut, Berlin

Masernimpfung in Deutschland

Das Ziel ist die Elimination der Masern in Europa

Die Masernimpfung gehört zu den
allgemein empfohlenen Impfmaßnahmen.

Masern sind keine harmlose Kinderkrankheit. Häufig ist eine Infektion mit dem Masernvirus durch schwere Komplikationen begleitet, nicht zu vernachlässigen ist die äußerst hohe Infektiosität des Virus.

Die Schutzimpfung gegen Masern, die vor über 30 Jahren eingeführt wurde, ist eine medizinische Notwendigkeit. Seit den 70er Jahren gehört die Impfung zu den allgemein empfohlenen Impfmaßnahmen und ist Bestandteil des Erweiterten Impfprogrammes (EPI) der WHO. Die 2-Dosen-Impfung gewährleistet einen sicheren und lang anhaltenden Schutz gegen Masern. Als Impfstoff der Wahl gilt die kombinierte MMR-Vakzine. Für Deutschland geschätzte Raten für die Erstimpfung bei Schuleintritt liegen zwischen 50 und 80 %, für die Wiederimpfung bei 10 bis 20 %.

Masern kommen in Deutschland noch endemisch vor und führen gelegentlich zu Ausbrüchen, wobei zunehmend mehr Jugendliche und Erwachsene betroffen sind. Erst eine deutlich höhere Impfakzeptanz von über 90 % bereits im Kleinkindalter kann zu einem entscheidenden Rückgang der Masern führen. Mit den Masern steht nach den Pocken und der Poliomyelitis die dritte impfpräventable Erkrankung zur Elimination bzw. Eradikation an. Bereits vorliegende Erfolge in zahlreichen Ländern unterstützen dieses Vorhaben als realisierbares Ziel für Europa in den nächsten 10 bis 15 Jahren.

Vor der Einführung der Impfung gehörten die Masern zu den klassischen Kinderkrankheiten, die fast jeder Mensch bis zum 10. Lebensjahr durchgemacht hatte. Der Krankheitserreger, das Masernvirus, ist weltweit verbreitet und nur humanpathogen. Kennzeichen der Erkrankung ist u.a. die sehr hohe Infektiosität, bereits eine kurze Exposition genügt zur Ansteckung per Tröpfcheninfektion, und fast immer kommt es zur klinischen Manifestation der Masern.

Die Masern werden definiert durch den ▶ **zweiphasigen Verlauf der Erkrankung**: einem fieberhaften Prodromalstadium mit Husten, Schnupfen und Konjunktivitis folgen ein mindestens drei Tage anhaltendes generalisiertes makulo-papulöses Exanthem und Fieber von $\geq 38,5°C$ [2, 5] (Abb.1, 3). Charakteristisch für die Pathogenese der Masernvirusinfektion ist ihr ▶ **ausgeprägter Lympho- und Neurotropismus**. Der klinische Verlauf erhält durch eine Komplikationsrate von bis zu 10% seine

▶ **Zweiphasiger Verlauf der Erkrankung**

▶ **Ausgeprägter Lympho- und Neurotropismus**

Dr. E. Gerike
Nationales Referenzzentrum für Masern, Mumps, Röteln; Robert Koch-Institut, Nordufer 20, D-13353 Berlin

▶ **Immunsuppression**
Führt zu bakteriellen und viralen Superinfektionen.

▶ **Immundefiziente**

Cave: das klinische Bild bei Immundefizienten erscheint oft atypisch!

▶ **Enzephalitis**
Schwerwiegende Masernkomplikation.

▶ **SSPE**
Noch jahrelang später infauste Prognose.

▶ **Passive Prophylaxe**

▶ **Indikationen für eine Immunglobulingabe**

▶ **Expositionsprophylaxe**

Zur Prävention der Masern durch Impfung gibt es keine Alternative.

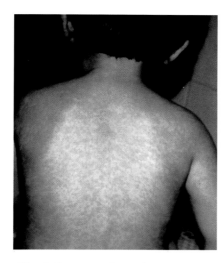

Abb.1 ▲ **Masernexanthem - nicht selten gefolgt von Komplikationen**

zusätzliche Ausprägung. Die vom Masernvirus ausgelöste ▶ **Immunsuppression** führt zu bakteriellen und viralen Superinfektionen sowie zur Aktivierung chronischer Prozesse. Erst nach 4–6 Wochen wird die normale Abwehrlage und die volle immunologische Reaktionsfähigkeit (z.B. bei Hauttesten gegen Tuberkulin) wieder erreicht. Bei ▶ **Immundefizienten** sind meist besonders schwere Verläufe und nicht selten letale Ausgänge zu beobachten. Das klinische Bild erscheint oft atypisch (fehlendes Exanthem, Riesenzellpneumonie, subakute Enzephalitis), ferner kommt es zu einer um Monate verzögerten Rekonvaleszenz [9].

Der Neurotropismus läßt sich anhand von EEG-Veränderungen bei bis zu 50% der Patienten nachweisen. Eine schwerwiegende Masernkomplikation ist die ▶ **Enzephalitis**, die meist postinfektiös bis zum 14. Tag nach Exanthemausbruch in einer Relation von 1:1000 bis 1:10000 Erkrankungen auftritt. Nach wie vor sind die hohe Letalität und Defektheilungen, die besonders häufig bei Jugendlichen und Erwachsenen vorkommen, gefürchtet. Eine sehr seltene Spätkomplikation stellt die subakute sklerosierende Panenzephalitis (▶ **SSPE**) dar, die sich nach durchschnittlich 6 bis 8jähriger Latenz entwickelt. Bei einer Häufigkeit von 1–5 Fällen pro 1 Million Erkrankungen sind ein progredienter Verlauf und die infauste Prognose kennzeichnend [11].

Gibt es eine kausale Therapie gegen Masern?

Gegen Masern gibt es keine antivirale Therapie. Als ▶ **passive Prophylaxe** stehen Standard-Immunglobuline zur Verfügung, die innerhalb von 3 bis 6 Tagen nach Masernkontakt zu verabfolgen sind und einen hohen Masern-Antikörpertiter aufweisen. Die Wirksamkeit dieser Immunglobuline ist umstritten und abhängig vom Beginn der Therapie, sie können eine Masern-Infektion nicht sicher verhindern, aber klinisch abschwächen. Eine ▶ **Immunglobulingabe** ist indiziert bei Masern-empfänglichen Immundefizienten, chronisch Kranken und bei unter einjährigen Kindern (empfohlene Dosierung: 0,25-0,5 ml/kg KG).

Die Masern hinterlassen eine lang andauernde Immunität und wahrscheinlich einen lebenslangen Schutz vor der Erkrankung. Bei Auftreten von Masern werden Maßnahmen der ▶ **Expositionsprophylaxe** notwendig. Erkrankte sind mindestens 5 bis 7 Tage nach Krankheitsbeginn vom Schulbesuch bzw. sonstigen Gemeinschaftseinrichtungen fernzuhalten. Inkubierte ohne dokumentierten Impfschutz werden für die Dauer von 14 Tagen vom Besuch der Schule und anderen Einrichtungen ausgeschlossen. Die Empfehlungen zum Vorgehen nach Masern-Exposition sind nicht ganz einheitlich. Einige Gremien (RKI, DGPI, ACIP in USA) empfehlen bis 3 Tage nach Exposition eine „Inkubationsimpfung". Die Hersteller entsprechender Impfstoffe weisen – soweit sie hierzu Angaben machen – in ihren Fachinformationen darauf hin, daß der Impfschutz unzuverlässig ist, wenn der Impfstoff erst in der Inkubationszeit gegeben wird. Als Alternative wird postexpositionell die Gabe von Immunglobulin empfohlen.

Gegen Masern impfen

Zur Prävention der Masern durch Impfung gibt es keine Alternative. Die Impfstoffentwicklung wird durch die medizinische Notwendigkeit begründet, unterstützt von sozialökonomischen Fakten (Tabelle 1). Nach der Isolierung und Züchtung des Ma-

▶ **Anhaltender Immunschutz**
Die Ausbildung der Immunität beginnt in der 2. Woche und ist 4–6 Wochen nach der Impfung abgeschlossen.

▶ **Impfmasern**

▶ **Impfstoffe**
Monovakzine und Impfstoffe in kombinierter Zusammensetzung.

sernvirus auf Zellkulturen 1954 vergingen nur wenige Jahre bis zur Lizensierung der ersten Impfstoffe in den USA. Von 1963–1967 waren sowohl „Tot"- als auch Lebendvakzine zugelassen. „Tot"-Impfstoffe erwiesen sich bald als ungeeignet. Wegen der nur begrenzten Schutzwirkung kam es nach Masernexposition zu schweren atypischen Masernerkrankungen. Nur das Prinzip eines parenteral applizierten Lebendvirusimpfstoffes mit attenuierten Viren hat sich bewährt. Langzeitbeobachtungen von bis zu 30 Jahren sprechen für einen ▶ **anhaltenden Immunschutz**. Offenbar werden durch die Impfviren Immunmechanismen ausgelöst, die denen nach Wildvirusinfektion vergleichbar sind. Die Ausbildung der Immunität beginnt in der 2. Woche und ist 4–6 Wochen nach der Impfung abgeschlossen. Serokonversionsraten von über 90% belegen die sehr hohe Immunogenität.

Die bei 5–10 % (15) der Impflinge auftretenden sog. ▶ **Impfmasern** sind eine zu erwartende Reaktion auf das Impfvirus und bedürfen keiner diagnostischen Abklärung im Unterschied zu schwerwiegenden klinischen Symptomen, die unerwartet bis zum 30. Tag p.v. auftreten können [16] (Tabelle 2). Die Impfmasern sind nicht ansteckend.

▶ **Impfstoffe** stehen zur Zeit noch als Monovakzine und in kombinierter Zusammensetzung (erstmals Anfang der 70er Jahre in den USA) zur Verfügung. Der kombinierte Masern-Mumps-Röteln-Impfstoff wird intramuskulär appliziert. Alternativ können Masernimpfstoffe auch subkutan appliziert werden. Eine Impfdosis von 0,5 ml enthält eine definierte Zahl vermehrungsfähiger Masernviren und ist gleichermaßen für Säuglinge, Kinder, Jugendliche und Erwachsene einzusetzen. Im über 30jährigen Anwendungszeitraum der Masernimpfung ergaben sich sowohl beim Impfalter als auch das Impfschema betreffend grundlegende Veränderungen.

Das richtige Impfalter

In der Einführungsphase erfolgte die Impfung ab dem 9. Lebensmonat, weil man zu diesem Zeitpunkt von der Elimination der mütterlichen Antikörper ausging und für

Tabelle 1
Masern-Komplikationen: Ein Vergleich von geimpft und nicht geimpft

Komplikationen	Bei Masernerkrankung	Nach Masernimpfung
Bakterielle Superinfektion	7%	keine
Fieberkrämpfe	8%	<0,02%
EEG-Veränderungen	50%	keine
Enzephalitis	0,05–0,1%	<1/ 1 Mio ? Kausalität nicht bewiesen
SSPE	5/ 1 Mio. Erkr.	keine

Tabelle 2
Unterscheidung von Impfreaktion und Impfkomplikation nach Masernimpfung

Normale Impfreaktionen
▶ Abgeschwächte Symptome der Wildvirusinfektion mit Unwohlsein, Fieber, flüchtigem Exanthem in der 2. Woche (meist zwischen dem 9.-11. Tag)
▶ In der ersten Woche auftretende Allgemeinreaktionen sind nicht auf das Impfvirus zurückzuführen!

Impfkomplikationen
▶ Klinisch auffällige, nicht erwartete Reaktionen zwischen dem 7. und 30. Tag p.v. müssen differentialdiagnostisch abgeklärt sowie an die vorgesehenen Institutionen gemeldet werden
▶ Bisher kein kausaler Zusammenhang bei zentralnervösen Irritationen und der Thrombozytopenie bewiesen

ein möglichst kurzes schutzloses Intervall Sorge tragen wollte. Seroepidemiologische Analysen von Impfdurchbrüchen ergaben ein deutlich häufigeres Vorkommen bei den im ersten Lebensjahr Geimpften. Empfindlichere Labormethoden, die erst in den 70er Jahren zur Verfügung standen, bestätigten, daß Impfversagen vorlag. Man stellte fest, daß durch die Persistenz der Leihimmunität nach Masernerkrankung bis zum 12. Lebensmonat die Immunantwort durch Neutralisation der Impfviren verhindert bzw. beeinträchtigt werden kann. Deshalb kam es in den meisten Ländern zur Verlegung des Impftermins auf den 15. Lebensmonat. Nur in den Entwicklungsländern besteht bis heute aus epidemiologischen Gründen die Empfehlung für den 9. Lebensmonat weiter.

▶ **Diskussion über das Impfalter**
Vor allem in Ländern mit hohen Durchimpfungsraten.

Erneute ▶ **Diskussionen über das Impfalter** werden in den letzten Jahren zunehmend in den Ländern geführt, die seit langem hohe Durchimpfungsraten aufzuweisen haben (z.B. USA, Kanada). Dort haben junge Erwachsene ab dem Geburtsjahrgang 1956/57 meist keine natürliche Maserndurchseuchung mehr erfahren, sondern nur eine Impfimmunität erworben [13]. Auch in der ehemaligen DDR war die Immunitätslage durch die seit 1970 bestehende Pflichtimpfung geprägt worden. Die Immunantwort auf Impfviren ist gekennzeichnet durch deutlich niedrigere Antikörperwerte; entsprechend früher klingt die ▶ **Leihimmunität** ab. Säuglinge von Müttern, deren Masernimmunität auf der Impfung basiert, verlieren zwischen dem 6. bis 8. Lebensmonat ihren Masernschutz. In der 1995/96 in Deutschland vorgenommenen Seroprävalenzstudie konnte dies bei der Gegenüberstellung der Antikörperwerte bei Säuglingen von Müttern aus den alten und neuen Bundesländern gezeigt werden (Abb. 2).

▶ **Leihimmunität nach Masernimpfung**

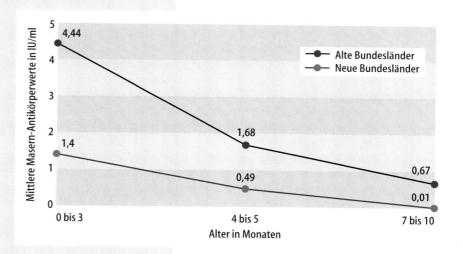

Abb. 2 ◀ **Leihimmunität bei Masern in den alten (*n*=45) und neuen (*n*=132) Bundesländern, mittlere Antikörperwerte von 0 bis 10 Monate alten Kindern aus der Serosurveillancestudie 1995/96, Methode: Enzymimmunoassay (EIA)**
Quelle: RKI, NRZ MMR

▶ **Vorverlegung des Impftermins auf den 12. Lebensmonat**

Eine ▶ **Vorverlegung des Impftermins auf den 12. Lebensmonat** ist inzwischen in zahlreichen Industrieländern erfolgt. In Ausnahmefällen (Aufnahme in die Kindertagesstätte) kann ab dem 9. Lebensmonat geimpft werden. In den USA und Kanada wird bei Masernausbrüchen bereits ab dem 6. Lebensmonat mit der Impfung begonnen. Zur Absicherung des Impferfolges sollte bei einer Impfung im ersten Lebensjahr die Wiederimpfung unmittelbar nach Erreichen des 12. Lebensmonats vorgenommen werden.

Impfung ab dem 9. Monat möglich.

Bei der Entwicklung der Immunprophylaxe ging man davon aus, daß analog zu natürlichen Masern die einmalige Impfung für einen langanhaltenden Masernschutz ausreicht. Mit Serokonversionsraten von über 90% gehört der Masernimpfstoff zu den wirksamsten Vakzinen. Impfstudien, vor allem aber auch seroepidemiologische Analysen von Ausbrüchen zeigten, daß auch bei einem optimalen Impfalter einige Impflinge als Impfversager (non-responder) bezeichnet werden müssen. Als ▶ **Ursachen für Impfversagen** kommen Fehler bei der Handhabung des Impfstoffes (z.B. Unterbrechung der Kühlkette), fehlerhafte Impftechnik oder Interferenz mit anderen

▶ **Ursachen für Impfversagen**

Abb. 3 ◀ **Koplik-Flecken treten häufig vor dem typischen Exanthem gegenüber der Molaren in der Schleimhaut von Wangen und Lippen auf und bestätigen den Masernverdacht**

Virusinfektionen in Frage. Der Anteil an Impfversagern ist mit 5–7% zwar klein, doch durch Summation über mehrere Jahre bildet sich ein beträchtliches Reservoir von Empfänglichen, das durch das Kontingent von Ungeimpften noch erweitert wird. Dieses Potential unterhält die Masernviruszirkulation in der Population. Auch bei hohen Durchimpfungsraten der einmaligen Impfung ist es daher zu Masernausbrüchen gekommen [10]. In jüngster Zeit vorgenommene Analysen zeigen allerdings, daß zweimal Geimpfte nicht bzw. nur im Ausnahmefall betroffen waren. Alle vorliegenden Erfahrungen belegen, daß ein stabiles Immunitätsniveau erst durch konsequente ▶ **2-Dosenimpfung** gewährleistet ist [8, 14]. Inzwischen besteht allgemeiner Konsens darüber, daß zum Erreichen der Elimination eine einmalige Impfung nicht ausreicht.

Abstände zwischen den Impfungen

Die Abstände der beiden Impfdosen werden derzeit noch unterschiedlich gehandhabt. Es zeichnet sich im Interesse der angestrebten Elimination aber eine deutliche Verkürzung des empfohlenen Intervalls ab. Während in den achtziger Jahren die Wiederimpfung bis in die Pubertät verlegt wurde, wird heute der Schuleintritt als Zeitpunkt der kompletten Masernimpfung in den Impfempfehlungen angestrebt. Aus immunologischen Gründen beträgt der ▶ **Mindestabstand** wie bei anderen Lebendimpfungen 4 Wochen.

Die ▶ **Wiederimpfung** bewirkt bei zuvor erfolglos Geimpften in bis zu 95% eine Serokonversion. Bei Impflingen mit schwacher Immunantwort auf die Erstimpfung (low responder, geschätzter Anteil mindestens 10%) läßt sich fast ausnahmslos eine Boosterung der Antikörper nachweisen (Abb. 4). Es wird zunehmend diskutiert, daß diese ▶ **„low responder"** subklinische Maserninfektionen durchmachen und damit zur Virusübertragung beitragen können. Aus dieser Sicht ergäbe sich eine zusätzliche Begründung für die 2. Impfung [6]. Bei der Wiederimpfung von Immunen treten keine der zu erwartenden virusspezifischen Reaktionen auf. Vermehrtes Auftreten von Nebenwirkungen ist trotz großer Impfzahlen nicht bekannt.

Zur Masern-Elimination reicht eine einmalige Impfung nicht aus!

▶ **2-Dosenimpfung**

Der Schuleintritt wird als Zeitpunkt der kompletten Masernimpfung angestrebt.

▶ **Mindestabstand**

▶ **Wiederimpfung**

▶ **„Low responder"**

Nebenwirkungen unbekannt.

Abb. 4 ▶ **Boosterung von Masern-Antikörpern nach Wiederimpfung von seropositiven jungen Erwachsenen (n=127, mittleres Alter 19,8 Jahre), Gruppierung der Impflinge nach der Höhe ihrer Antikörper (%) vor der Wiederimpfung, Methode: Enzymimmunoassay (EIA)**
Quelle: RKI, NRZ MMR

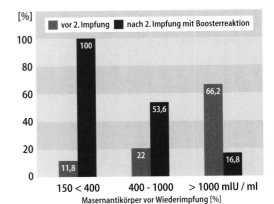

Die Situation der Masernimpfung in Deutschland

▶ **Strategien der Masernimpfung**

Bis zur deutschen Vereinigung wurden in beiden deutschen Staaten unterschiedliche ▶ **Strategien der Masernimpfung** praktiziert, wobei Lebendvirusimpfstoffe vergleichbarer Immunogenität seit Ende der 6oer Jahre zur Verfügung standen. Die Pflichtimpfung in der ehemaligen DDR resultierte in sehr hohen Impfraten von ≥95%. Probleme, die sich vorwiegend aus Mängeln bei der Kühlkette ergaben, wurden durch die mit kurzem Intervall praktizierte 2-Dosenimpfung ab 1986 kompensiert. Ab 1984 war ein Rückgang der Inzidenz auf bis zu <1/100000 Einwohner zu verzeichnen und 1989/90 die Elimination der Masern fast erreicht.

▶ **Akzeptanz der seit 1991 empfohlenen Wiederimpfung**

Die Impfraten im 2. Lebensjahr sind nur unzureichend.

In der ehemaligen Bundesrepublik bestand seit 1973 eine allgemeine Impfempfehlung, die aber erst Jahre später nach Klärung der Kostenübernahme durch die Kassen stärkere Beachtung fand. Da Impfleistungen nicht exakt erfaßt werden, können nur Schätzungen – meist anhand der Schuleingangsuntersuchungen – vorgelegt werden. Zu diesem Termin war 1996/97 bei höchstens 80% der Kinder die erste Impfung dokumentiert. Die ▶ **Akzeptanz der seit 1991 empfohlenen Wiederimpfung** stellt sich mit Werten von 10–20% weit ungünstiger dar. Die Seroprävalenzstudie 1995/96 belegt, daß die im 2. Lebensjahr beginnenden MMR-Impfungen nur zögernd realisiert werden, was sich in einer Immunitätslücke von 78% widerspiegelt. Im Gegensatz dazu waren in dieser Altersgruppe 1990 in der ehemaligen DDR nur bei 15,6% keine Antikörper nachweisbar (Abb. 5).

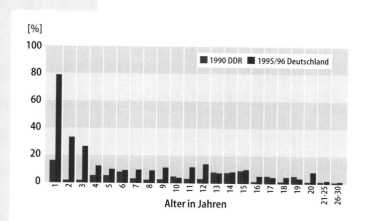

Abb. 5 ◀ **Altersspezifische Immunitätslücke bei Masern 1990 in der DDR (n=1745) und 1995/96 in Deutschland (n=4110), Methode: Enzymimmunoassay (EiA), Seronegative (%)** Quelle: RKI, NRZ MMR

Die Masern sind keine harmlose Kinderkrankheit!

Die Gründe für unzureichende Impfraten sind sicher vielschichtig. Ganz wesentlich dürfte die Fehleinschätzung der Masern als harmlose Kinderkrankheit sein. Im Vergleich zur Vorimpfära ist die Masernmorbidität deutlich zurückgegangen, so daß die Erkrankung den jungen Eltern, aber auch jüngeren Ärzten nicht mehr als gegenwärtige Bedrohung erscheint. Entsprechend werden die erwarteten Impfreaktionen weniger toleriert und bereits als Impfrisiko empfunden. Hinzu kommt, daß unerwartete Reaktionen, die in zeitlicher Verbindung zur Impfung beobachtet werden, unkritisch in einen kausalen Zusammenhang gebracht werden.

Falsche Kontraindikationen

Dauerhafte Kontraindikationen sind ausgesprochen selten.

Auch die mitunter fehlinterpretierten Kontraindikationen und deren irrtümliche Ausdehnung auf weitere Krankheitszustände (sog. falsche Kontraindikationen) sind sicher eine der häufigeren Ursachen für unterbliebene, aufgeschobene und letztlich vergessene Impfungen (Tabelle 3). Die zu beachtenden Kontraindikationen für eine Lebendvirusimpfung gelten meist nur temporär und nur für sehr wenige Impflinge. Dauerhafte Kontraindikationen sind ausgesprochen selten. Zahlreiche Studien bele-

► Hühnereiweißallergie

Kein ursächlicher Zusammenhang zwischen Impfung bei chronischen Erkrankungen und zeitgleichen Krankheitsschüben.

► Typische Frühjahrssaisonalität der Masern-Erkrankung

gen, daß eine ► Hühnereiweißallergie keine Kontraindikation gegen eine Impfung mit auf Hühnerfibroblasten präpariertem Impfstoff darstellt [1]. In den sehr seltenen Fällen einer Anaphylaxie auf Hühnereiweiß sollte eine klinische Beobachtung stattfinden.

Eine Abwägung zwischen dem Risiko einer Wildvirusinfektion und einer Impfung sollte stets erfolgen. Vor allem Personen mit chronischen Erkrankungen und Vorschädigungen sind durch schwere Verläufe und Komplikationen der Wildmasern gefährdet. Ein ursächlicher Zusammenhang zwischen Impfung und zeitgleich aufgetretenen Krankheitsschüben konnte nicht nachgewiesen werden. In der Regel wird die Entscheidung zugunsten der Impfung ausfallen. Eine serologische Kontrolle des Impferfolges erscheint bei diesen Impflingen angezeigt. Das betrifft auch Kinder mit asymptomatischer HIV-Infektion [12].

Epidemiologische Situation

Durch das weitgehend fehlende Meldesystem in Deutschland kann nur eine grobe Einschätzung vorgenommen werden. Anhand von regionalen Informationen (z.B. Fallmeldungen aus den neuen Bundesländern, Praxis – und Klinikerhebungen in Niedersachsen) steht fest, daß die Masern mit einer ► typischen Frühjahrssaisonalität endemisch vorkommen (Tabelle 4). Die letzte epidemische Welle lief im ersten

---

Tabelle 3
Masernimpfung: Was sind Kontraindikationen – was sind keine?

Kontraindikationen der Masernimpfung*
▶ Akute, behandlungsbedürftige Erkrankungen, operative Eingriffe
▶ Immundefizitäre Zustände (angeborene und erworbene Erkrankungen des Immunsystems, therapiebedingte Immundefizienz)
▶ Bekannte schwere Allergien gegen Impfstoffbestandteile
▶ Schwangerschaft
▶ Vor ≤ 3 Monaten erfolgte Bluttransfusion und Gabe von Human - Immunglobulin
▶ Vor ≤ 4 Wochen vorgenommene Lebendvirusimpfungen

Keine Kontraindikationen
▶ Banale Infektionen (auch wenn sie mit subfebrilen Temperaturen einhergehen)
▶ Mögliche Inkubation mit ansteckenden Erkrankungen
▶ Krampfanfälle in der Familie
▶ Stillen des Impflings
▶ Fieberkrämpfe in der Anamnese
▶ Allergien, Asthma, Heuschnupfen u. a. Atopien
▶ Dermatosen, lokalisierte Hautinfektionen (z.B. Ekzem)
▶ Behandlung mit Antibiotika oder mit niedrigen Dosen von Kortikosteroiden oder lokaler Anwendung von steroidhaltigen Präparaten
▶ Chronische Erkrankungen sowie nicht progrediente Erkrankungen des ZNS
▶ Frühgeburtlichkeit, Mangelernährung
▶ Asymptomatische HIV-Infektion

*Ständige Impfkommission (STIKO) am Robert Koch-Institut, März 1998, Epidem. Bull. 15/98

Tabelle 4
Epidemiologische Situation in Deutschland

▶ Endemisches Vorkommen, saisonaler Gipfel im Frühjahr
▶ Epidemische Wellen, lokale Ausbrüche
▶ Erhöhte Inzidenz bei Jugendlichen und Erwachsenen
▶ Geschätzte Morbidität: ≥10-100/100 000 Einwohner entsprechen 10.000-50.000 Erkrankungen/Jahr und 5-10 Todesfällen/Jahr

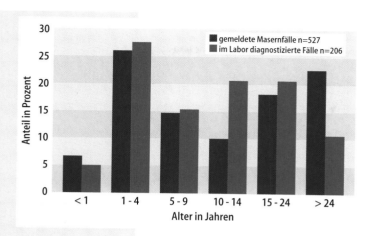

Abb. 6 ◄ **Altersverteilung bei den 1996 gemeldeten Masernfällen, Neue Bundesländer *n*=527 (1995 *n*=48).**
Im Labor diagnostizierte Fälle *n*=206
Quelle: RKI / Jahrbuch Labordiagnostik
Prof. Enders, Stuttgart 1996

Halbjahr 1996 ab. Betroffen waren in hohem Maße ungeimpfte Vorschulkinder, aber auch zunehmend Jugendliche und Erwachsene (Abb. 6). Unter den Bedingungen unzureichender Impfraten sind Masern keine klassische Kinderkrankheit mehr. Die oft angenommene Harmlosigkeit wird durch die zahlreichen Krankenhauseinweisungen widerlegt. 1996 mußten sich 4620 Patienten (davon 1754 mindestens 15 Jahre alt) einer Krankenhausbehandlung unterziehen.

In den letzten Jahren scheint sich – auch unter dem Eindruck der Impferfolge in europäischen Nachbarländern und den Anstrengungen der WHO – eine Trendwende abzuzeichnen. So gibt es seitens des Bundesministeriums für Gesundheit konkrete Vorbereitungen, das Melde- und Überwachungssystem bei Infektionskrankheiten zu novellieren (Tabelle 5). Das seit 1961 gültige Bundesseuchengesetz soll durch ein neues ► **Infektionsschutzgesetz** abgelöst werden. Die erstmals vorgesehene Meldepflicht für Masern ist eine wichtige Voraussetzung, um ein Masernbekämpfungsprogramm in seiner Effektivität einschätzen zu können. Parallel dazu sind ► **Sentinelerhebungen** in Form einer Arbeitsgemeinschaft Masern (AGM) vorgesehen.

Ein bundesweit gespanntes Netz von bis zu 1000 Beobachtungspraxen soll wöchentlich anhand der Einzelfallmeldungen die aktuelle epidemiologische Situation erfassen und analysieren. Zunehmend wird dabei die klinische Diagnose durch Laboruntersuchungen bestätigt werden [7]. In der Eliminationsphase erhalten die virologisch-serologischen Befunde, zunehmend aber auch die genotypische Charakterisierung der zirkulierenden Masernviren einen besonderen Stellenwert [15].

► **Infektionsschutzgesetz**

► **Sentinelerhebungen**
Arbeitsgemeinschaft Masern (AGM).

Die Meldepflicht ist eine wichtige Voraussetzung für die Eradikation der Masern.

Tabelle 5
Verbesserung der Masernüberwachung

▶ Infektionsschutzgesetz wird das Bundesseuchengesetz ablösen
▶ Meldepflicht für Masern (Krankheitsverdacht, Erkrankung, Todesfall, positiver Laborbefund)
▶ Sentinelerhebungen z.B. durch Arbeitsgemeinschaft Masern (AGM)

Ziele
▶ Aktuelle Einschätzung der Morbidität und Impfraten
▶ Ergänzung/Validierung anderer Meldesysteme
▶ Qualitätssicherung der klinischen Diagnose durch Laborbestätigung

Kriterien für Sentinelpraxen
▶ Repräsentative Verteilung über Deutschland
▶ Freiwillige Teilnahme von Pädiatern und Allgemeinmedizinern
▶ Wöchentliche Meldung/Einzelfalldokumentation

✗ Ansprechpartner für interessierte Ärzte: Robert Koch-Institut, Berlin
siehe auch: http://www.rki.de

Tabelle 6
WHO-Initiativen zur Masernelimination

1974	Bestandteil des Erweiterten Impfprogrammes (EPI)
1984	Zielsetzung der Elimination bis zum Jahr 2000
1996/97	Empfehlungen und Schlußfolgerungen für die Strategie der Elimination
2000	Elimination USA / amerikanischer Kontinent
2007	Elimination Europa

Tabelle 7
Stand der Masernelimination in Europa 1996/97

Durchimpfungsraten	
> 95%	7 Länder
90-95%	16 Länder
80-90%	9 Länder
50-80%	9 Länder, darunter Deutschland
<50%	3 Länder
Impfschema	*In fast allen Ländern 2-Dosenimpfung empfohlen*

Initiativen der WHO zur Elimination der Masern

Bereits 1974 nahm die WHO die Impfprävention der Masern in ihr ▶ **erweitertes Impfprogramm (EPI)** auf (Tabelle 6). Damit gehören die Masern neben Polio, neonatalem Tetanus und Diphtherie zu den wichtigsten impfpräventablen Erkrankungen, gegen die jedes Kind geschützt werden muß. 10 Jahre später beschloß die WHO, bis zum Jahr 2000 die Zielkrankheiten des EPI auszurotten. Beim Start des EPI starben in den Entwicklungsländern jährlich bis zu 4 Millionen Kinder an Masern.

Anfang der 90er Jahre zeichneten sich deutliche Erfolge der Bekämpfungsprogramme ab. Im Weltmaßstab war es zu einer drastischen Reduktion der Morbidität um über 90% und der Todesfälle auf unter eine Million gekommen [4]. Die WHO konzentriert sich auf großangelegte Impfkampagnen, die die routinemäßigen Impfangebote ergänzen. Beispielgebend sind dabei die Erfolge bei der Bekämpfung der Poliomyelitis, deren Elimination/Eradikation abzusehen ist. Insgesamt konnte eingeschätzt werden, daß sich die Impf- und Überwachungsstrategien bewährt haben, aber das Ziel der Elimination/Eradikation nicht so bald erreicht werden kann [18, 19].

Wann kann eine Eradikation der Masern angestrebt werden?

Aktuelle Situation in Europa

Die politischen Veränderungen in Osteuropa haben zu großen sozialen und strukturellen Umwälzungen geführt, so daß das Jahr 2000 für die Mehrzahl der europäischen Länder kein realistischer Termin für eine angestrebte Masern-Eradikation mehr ist. Während für den gesamten amerikanischen Kontinent weiterhin das Jahr 2000 gilt, legte die WHO für die Region Europa als realistischen Zeitrahmen eine Verschiebung um 10–15 Jahre fest [3, 20].

Anhand der erreichten Durchimpfungsraten stellt sich die epidemiologische Lage sehr unterschiedlich dar [18, 19]. Ländern mit sehr hoher Erfassung zur Impfung wie Finnland, Schweden, Niederlande und Großbritannien stehen solche mit ungenügender Impfprävention gegenüber (z.B. Deutschland, Frankreich, Italien, Öster-

▶ **Erweitertes Impfprogramm der WHO (EPI)**

Die Masern gehören neben Polio zu den wichtigsten impfpräventablen Erkrankungen, gegen die jedes Kind geschützt werden muß.

Die epidemiologische Lage ist sehr unterschiedlich.

reich, Schweiz sowie alle Nachfolgestaaten der Sowjetunion). Entsprechend sind die erstgenannten Länder der Elimination sehr nahe, während in den später aufgeführten Ländern die Masern endemisch und damit ein Ausgangspunkt für exportierte Masern sind (z.B. Maserneinschleppung in die USA aus Deutschland) [2, 3]. Deutschland nimmt innerhalb Europas nur einen der hinteren Plätze ein (Tabelle 7). Das Bekenntnis zur europäischen Zielstellung kann nur durch erhebliche Anstrengungen in die Tat umgesetzt werden. Gute Voraussetzungen bestehen in den STIKO-Empfehlungen, den allgemein verfügbaren Impfangeboten sowie dem im Aufbau befindlichen ▶ **Surveillancesystem** (Tabelle 5).

Deutschland nimmt innerhalb Europas nur einen der hinteren Plätze ein.

▶ **Surveillancesystem**

✓ Fazit für die Praxis

Nach der absehbaren Eradikation der Poliomyelitis ist es ein durchaus realistisches Ziel der WHO, als nächste impfpräventable Krankheit die Elimination bzw. Eradikation der Masern anzustreben [17] (Tabelle 8).

Die WHO wird als nächste impfpräventable Krankheit die Elimination bzw. Eradikation der Masern anstreben.

Die Voraussetzungen sind gegeben: ein genetisch stabiler Erreger, der nur im infizierten Menschen ein kurzzeitiges Reservoir hat und in der Umwelt rasch inaktiviert wird. Hoch immunogene und gut verträgliche Impfstoffe stehen weltweit zur Verfügung. Nach einer zweimaligen Impfung ist von einer langanhaltenden Immunität auszugehen, das wird durch die Erfahrungen in zahlreichen Ländern unterstützt. In Finnland konnten z.B. nach einem 1982 gestarteten Masernbekämpfungsprogramm mit einer 2-Dosen-Impfstrategie seit 1992 nur noch wenige sporadische Fälle beobachtet werden [14].

Für die Elimination der Masern ist eine sehr ▶ **hohe Impfakzeptanz erforderlich**. Während bei Polio und Diphtherie eine Herdimmunität von 80% genügt, müssen bei Masern nahezu alle Kinder möglichst frühzeitig geimpft werden. Erst bei einer Immunitätslücke von unter 5% verschwindet der Erreger aus der Population. Sinngemäß gilt das Ziel der Masern-Elimination in Europa auch für Mumps und Röteln, weil grundsätzlich MMR-Impfstoffe empfohlen werden.

▶ **Hohe Impfakzeptanz erforderlich**

Tabelle 8
Elimination und Eradikation der Masern

Elimination	Eradikation
Über einen längeren Zeitraum treten in einer definierten Region keine einheimischen Erkrankungen mehr auf	Erkrankung tritt in Weltmaßstab nicht mehr auf
Wegen der Gefahr der Viruseinschleppung muß die Impfung fortgesetzt werden	Der Erreger ist nicht mehr nachweisbar, Impfungen werden eingestellt, Virusstämme im Laboratorium können vernichtet werden

Hinweise zur Impfpraxis

Der Schwerpunkt eines Bekämpfungsprogrammes mit dem Ziel der Elimination liegt auf der ▶ **Erhöhung der Impfbeteiligung**.

▶ **Erhöhung der Impfbeteiligung**

▶ Termingerechte Impfung entsprechend den aktuellen Empfehlungen der STIKO verbunden mit gezielter Aufklärung über die Prävention von Masern (Tabelle 9)
▶ Schlüsselrolle des Arztes: Jeden Patientenkontakt für das Angebot von Impfungen nutzen
▶ Impflücken schließen bei Vorsorgeterminen und Schuleingangsuntersuchungen

Tabelle 9
Aktuelle Empfehlungen zur Masernimpfung in Deutschland

✔ **Impfstoff der Wahl**
MMR-Kombinationsimpfstoff

✔ **Erstimpfung**
12.-15. Lebensmonat, möglichst bis zum Ende des 2. Lebensjahres. Bei Aufnahme in eine Kindertagesstätte kann ab dem 9. Lebensmonat geimpft werden, die Wiederimpfung sollte im 2. Lebensjahr erfolgen

✔ **Wiederimpfung**
5.-6. Lebensjahr, möglichst vor Schuleintritt. Versäumte Impfungen spätestens bis zum 18. Lebensjahr nachholen

✔ **Indikationsimpfung**
Für ungeimpfte Personen in Einrichtungen mit erhöhter Infektionsgefahr

✔ **Allgemeine Hinweise**
Der Mindestabstand der beiden Impfungen beträgt 4 Wochen, es besteht jedoch keine Altersbegrenzung. Der Serotest bei unbekannter Immunitätslage ist nicht erforderlich, anamnestische Angaben sind unzuverlässig

Literatur

1. Aickin R, Hill D, Kemp A (1994) Measles immunization in children with allergy to egg. Brit Med J 309: 223–225
2. CDC (1997) Measles MMWR 46: No. RR-10, 23
3. CDC (1998) Progress toward global measles control and regional elimination. MMWR 47: 1049–1054
4. CDC (1998) Measles-United States 1997 MMWR 47: 273–276
5. Committee on Infectious Diseases, American Academy of Pediatrics (1997) Red Book, 24th ed, Peter G ed. Elk Grove Village, IL Measles: 344–357
6. Davidkin I, Valle M (1998) Vaccine - induced measles virus antibodies after two doses of combined measles, mumps and rubella vaccine: a 12-year follow-up in two cohorts. Vaccine 16: 2052–2057
7. Gerike E, Tischer A (1995) Aktuelle diagnostische Aspekte der Masernvirusinfektion. Diagnose & Labor 45: 119–126
8. Güris D, Mccready J, Watson JC, Athinson WL, Heath JL, Bellini WJ, Polloi A (1996) Measles Vaccine effectiveness and duration of vaccine-induced immunity in the absence of boosting from exposure to measles virus. Pediatr Infect Dis J 15: 1082–86
9. Kaplan JL, Daum RS, Smaron M, McCarthy CA (1992) Severe measles in immunocompromised patients. JAMA 267: 1237–1241
10. Landen MG, Beller M, Funk E (1998) Measles outbreak in Juneau, Alaska, 1996: Implications for future outbreak control strategies. Pediatrics 102: E 711
11. Liebert UG (1997) Measles virus infection of the central nervous system. Intervirology 40: 176–184
12. Molyneaux PJ, Mok JYQ, Burus SM, Yap PL (1993) Measles, mumps and rubella immunisation in children at risk of infection with human immunodeficiency virus. J of Infection 27: 251–253
13. Pabst HF, Boothe PM, Carson MM (1999) A comparison of alternate immunization regimes for measles in vaccinated populations. Vaccine 17: 182–192
14. Peltola H, Heinone OP, Valle M, Pannio M, Vitranen M, KarankoV, Cantell K (1994) The elimination of indigenous measles, mumps and rubella from Finland by a 12 year, two-dose vaccination program. New Engl J Med 331: 1397–1402
15. Rota JS, Heath JL, Rota PA, King GE, Celma ML, Carabana J (1996) Molecular epidemiology of measles virus: identification of pathways of transmission and implications for measles elimination. J Infect Dis 173: 32–37
16. Vaccine safety committee, Institute of Medicine (1994) Adverse events associated with childhood vaccines. National Academy Press, Washington, DC. Measles and mumps vaccines: 118–186
17. WHO (1996) Expanded Programme on Immunization (EPI). Meeting on Advances in Measles Elimination: Conclusions and recommendations. WER 71: 305–309
18. WHO, Regional Office for Europe (1997). EPI: 7th meeting of national programme managers. Berlin, 10–12 November 1977
19. WHO (1998) European Advisory Group of the Expanded Programme on Immunization, 14th meeting, London 17–19 January 1998
20. WHO (1998) Expanded Programme on Immunization (EPI). Progress towards elimination of measles in the Americas. WER 73: 81–85

Monatsschr Kinderheilkd
2001 · 149:1245–1261 © Springer-Verlag 2001

M. Griese[1] · M. Tredano[2] · M. Bahuau[2]

[1] Kinderklinik und Kinderpoliklinik, Dr. von Haunersches Kinderspital, Ludwig-Maximilians-Universität München
[2] Service de Biochimie et Biologie Moleculaire, Hopital d'Enfants Armand-Trousseau, Paris

Pulmonale Alveolarproteinosen

Molekulare Grundlagen und Konsequenzen für Diagnostik und Therapie

▶ Alveoläre Füllungssyndrome
▶ Störungen der Surfactanthomöostase

Alveolarproteinosen: ein Phänotyp, dem mehrere Erkrankungen zugrunde liegen, die sich klinisch kaum unterscheidbar präsentieren

Erkrankungsgipfel in der Neonatalperiode und in der 3.–4. Lebensdekade

Das Krankheitsbild der pulmonalen Alveolarproteinosen (PAP) wurde erstmals 1958 detailliert beschrieben. Es handelt sich um eine Gruppe von ungewöhnlichen diffusen Lungenerkrankungen, die durch die Anhäufung großer Mengen phospholipid- und proteinhaltiger Materialien in den Alveolen der Lungen gekennzeichnet ist. Treffend ist daher die Bezeichnung ▶alveoläre Füllungssyndrome (Abb. 1).

Pathogenetisch handelt es sich um ▶Störungen der Surfactanthomöostase, die eine Vermehrung des normalerweise streng regulierten Surfactantmaterials in den Alveolen bedingen. Ursächlich führt eine sehr große Vielfalt unterschiedlicher Pathomechanismen zu dieser gemeinsamen Endstrecke, die durch eine Inbalance von sezerniertem und wieder aus dem Alveolarraum beseitigtem Surfactantmaterial gekennzeichnet ist. Diese Tatsache macht auch die große klinische Variabilität hinsichtlich Präsentation und Verlauf verständlich. Die pulmonalen Alveolarproteinosen sind daher als ein klinischer Phänotyp aufzufassen, dem mehrere oder viele Erkrankungen zugrunde liegen, die sich klinisch kaum unterscheidbar präsentieren.

Die exakte biochemische Zusammensetzung des die Alveolarräume ausfüllenden Materials ist sicher bei den einzelnen PAP-Formen in Abhängigkeit vom zu Grunde liegenden Mechanismus unterschiedlich. Durch Fortschritte der molekularen Medizin ist eine Differenzierung in exakte Krankheitsentitäten z. T. bereits jetzt möglich und wird mit großer Wahrscheinlichkeit in naher Zukunft für diesen gesamten Komplex der Alveolarproteinosen möglich sein.

Epidemiologie

Die PAP sind mit einer geschätzten Häufigkeit von etwa 1 Erkrankung pro 2 Mio. Einwohner relativ seltene Lungenerkrankungen [12]. Diese Zahlen berücksichtigen jedoch nicht die neonatalen und pädiatrischen Fälle. Männer sollen 3fach häufiger als Frauen betroffen sein. Erkrankungsgipfel finden sich in der Neonatalperiode sowie in der 3.–4. Lebensdekade. Hierbei handelt es sich jedoch sicher um 2 unterschiedliche Erkrankungen. Ein Teil der Fälle an neonataler PAP kann molekular definiert und dann klar als neonatale SP-B-Defizienz abgegrenzt werden. Hier spielt die ursächliche Mutation 121ins2 im SP-B-Gen eine besondere Rolle; deren Genfrequenz beträgt in den USA 1 Mutation pro 1000–3000 Individuen. PAP-Fälle werden im Kindes- und Jugendalter sowie auch bei alten Menschen beobachtet.

Prof. Dr. Matthias Griese
Kinderklinik und Kinderpoliklinik, Dr. von Haunersches Kinderspital, Ludwig-Maximilians-Universität,
Pettenkoferstraße 8a, 80336 München, E-Mail: griese@pk-i.med.uni-muenchen.de

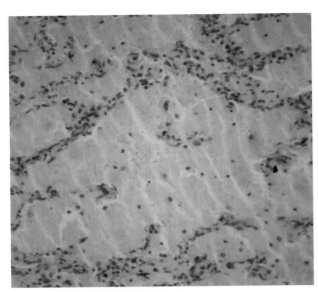

Abb. 1 ◄ **Histopathologie einer Lungenbiopsie bei PAP.** Beachte die Anfüllung des Alveolarraums mit rötlichem *periodic acid Schiff* (PAS)-positivem Material. Charakteristisches Bild des „alveolären Füllungssyndroms"

Einteilung

►Lebensalter

►Ätiologie

PAP: Folge oder Ursache von Lungeninfektionen?

Für die klinische Praxis hat sich eine Einteilung in Abhängigkeit vom ►Lebensalter bewährt (Tabelle 1). Es werden kongenitale oder neonatale Formen, pädiatrische Formen im Säuglings- oder Kleinkindalter und juvenile bzw. adulte Formen unterschieden. Eine Einteilung nach ►ätiologischen Gesichtspunkten unterscheidet primäre (idiopathische) PAP, die histologisch ein mehr homogenes Schädigungsmuster der Lunge aufweisen sollen, von sekundären PAP (Tabelle 1). Letztere treten im Zusammenhang mit anderen Lungenerkrankungen wie Immundefizienzen, hämatologischen Erkrankungen, Exposition zu verschiedenen Stäuben und Ähnlichem auf.

Bei den früher häufig beschriebenen Assoziationen von PAP und verschiedenen Infektionen der Lunge ist unklar, ob hier die PAP Folge oder Ursache der Infektion ist. Letztere Erklärung ist aufgrund der bei PAP gestörten Abwehrfunktionen des Surfactantsystems wahrscheinlicher, sodass hier also eher von den Komplikationen einer PAP auszugehen ist.

Mit Definition der molekularen Grundlagen wird die Gruppe der primären PAP immer differenzierter eingeteilt. So ist beispielsweise ein Teil der Fälle, nämlich insbesondere die neonatalen Patienten, durch eine komplette SP-B-Defizienz bedingt. Ferner wurden kürzlich Patienten, deren Erkrankung durchaus als kindliche Form der PAP hätte eingeordnet werden können, als neonatale PAP, jedoch mit nur partieller SP-B-Defizienz charakterisiert (s. u.) [4].

Neonatale (kongenitale) Formen der PAP (Surfactantprotein-B-Defizienz)

►Surfactantprotein-B-Defizienz

Neugeborene mit PAP sind seit vielen Jahren beschrieben worden, bei einem Teil dieser Kinder konnte 1993 erstmals eine ►Surfactantprotein-B-Defizienz als Ursache des Krankheitsbildes identifiziert werden [10].

Klinisches Bild

►Atemnotsyndrom

Aufgrund des normalen Überwiegens von Schwangeren, die zum errechneten Termin entbinden, sind die betroffenen Neugeborenen meist *reife Kinder*, die mit Stöhnen und Zyanose innerhalb der ersten Lebensstunden auffallen. Es entwickelt sich ein ►Atemnotsyndrom mit Einziehungen, Tachypnoe, Nasenflügeln und Hypoxämie bei initialer Normokapnie. Innerhalb von Stunden oder wenigen Tagen kommt es zur respiratorischen Insuffizienz.

Exogene Surfactantgaben, Glukokortikoide, spezielle Beatmungsformen und inhalative NO-Therapie führen allenfalls zu einer vorübergehenden Besserung [7].

Therapiemaßnahmen weitgehend
erfolglos

Tabelle 1
Einteilung der pulmonalen Alveolarproteinosen (PAP)

Manifestationsalter

- Neonatale (oder kongenitale) Formen (u. a. eigenständiges Krankheitsbild der SP-B-Defizienz)
- Kindliche (Säuglinge und Kleinkinder) Formen
- Juvenile und Erwachsenenformen

Primäre und sekundäre PAP

- Primäre PAP
  - SP-B-Mangel durch Mutationen im SP-B-Gen
  - Genetische Defekte der gemeinsamen β-Kette des GM-CSF/IL3/IL5-Rezeptors
  - Noch nicht bekannter biochemischer Defekt (idiopathisch im enger werdenden Sinne)
- Sekundäre PAP
  - Assoziiert mit Immundefizienzen (AIDS, angeborene Immundefekte)
  - Assoziiert mit hämatologischen Erkrankungen (myeloische Leukämie, Lymphome, Fanconi-Anämie, IgG-monoklonale Gammopathien)
  - Bei lysinurischer Proteinintoleranz
  - Bei exogener Lipoidpneumonie
  - Durch Exposition zu Alumiumstaub, Titanstaub, Busulfan, Chlorambuzil, Sandstrahlgebläse, Siliziumstaub
  - Assoziiert mit Infektionen (oder Assoziation der PAP mit Infektionen). Öfters berichtet wurden Aspergillen, Mykobakterien, Nocardien, *Cryptococcus neoformans*, *Histoplasma capsulatum*, Mucormycosis, *Pneumocystis carinii* und verschiedene Viren

Auch während Unterstützung mit extrakorporaler Membranoxygenierung erholt sich die Lunge nicht. Im klinischen Verlauf können infektiöse Ursachen in Serum und Bronchiallavage (*Pneumocystis carinii*, RSV, Adenovirus, Chlamydien, CMV, Enteroviren, HIV, Toxoplasmose und andere) ausgeschlossen werden. Auch die empirische Behandlung mit Acyclovir, Makroliden und Cotrimoxazol ist erfolglos. Der Verdacht auf eine angeborene, strukturelle Anomalie der Lunge liegt oft nahe, und in der Tat ist in Einzelfällen eine Assoziation zwischen angeborener Alveolarproteinose und Misalignement der Lungengefäße beschrieben worden. Therapeutisch ist die Lungentransplantation, die bei einigen wenigen Kindern bisher erfolgreich durchgeführt wurde, zurzeit die prinzipielle aktive Therapieoption.

Besondere Verlaufsformen

Ballard et al. beschrieben ein reifes Neugeborenes, welches im Alter von 2 h wegen Atemnotsyndrom intubiert und beatmet werden musste [1]. Das Thoraxröntgenbild wurde als kongenitale Pneumonitis interpretiert, das Kind wurde im Alter von 30 h wegen der schlechten Oxygenierung trotz konventioneller oder HFO-Beatmung mit veno-venösem ECMO behandelt. Kein Ansprechen auf Surfactant, jedoch im Alter von 15 Tagen Ansprechen auf Dexamethason, erfolgreiche Dekanülierung von ECMO. Sauerstoffabhängigkeit und maschinelle Beatmung über die nächsten 9 Monate. Im Alter von 6 Monaten war nach einer akzidentellen Selbstextubation zunächst nur nasaler CPAP für 1 Woche zur Oxygenierung ausreichend. Mukoviszidose

Neugeborenes mit Atemnotsyndrom und persistierender pulmonaler Hypertonie

und α_1-Proteaseinhibitor-Mangel waren ausgeschlossen worden. Im Alter von 8 Monaten kein Nachweis von SP-B in der Lungenlavage sowohl mittels ELISA als auch Western-Blot. Die PCR zeigte eine Heterozygotie für das SP-B-Gen mit dem Nachweis der Mutation 121ins2 auf einem der Allele. Der SP-B-Gehalt wurde auf etwa 6% desjenigen von Normalen geschätzt [4]. Nachdem das Kind auf die Warteliste für die Lungentransplantation gesetzt worden war, verstarb es unerwartet und plötzlich an respiratorischer Insuffizienz und Herzstillstand im Alter von 9,5 Monaten. Auch in der postmortalen Untersuchung konnte keine weitere Ursache hierfür gefunden werden.

Bei einem anderen reifen Neugeborenen mit Atemnotsyndrom und persistierender pulmonaler Hypertonie konnten Klein et al. [9] 1998 am Tag 38 und Tag 45 in der Lavage kein SP-B nachweisen, jedoch das Vorhandensein von Pro-SP-C-Formen zeigen. Daraufhin wurde am Tag 72 eine Lungenbiopsie durchgeführt, die ebenso wie eine Lavage an Tag 106 ein normales SP-B und SP-A zeigten. Das Kind wurde im Alter von 130 Tagen extubiert und erhielt nasalen CPAP bis zum Alter von 219 Tagen. Im weiteren Verlauf bestand dann eine Sauerstoffabhängigkeit und chronische Lungenerkrankung noch bis zu einem Alter von 3 Jahren [9].

Kürzlich wurde belegt, dass bestimmte Mutationen der angeborenen SP-B-Defizienz in ►**partiell, d. h. auf etwa 12–16% reduzierten SP-B-Konzentrationen** resultieren [4]. Im Gegensatz zur kompletten SP-B-Defizienz (SP-B Gehalt <1% von Normalen) ist der klinische Verlauf milder und besteht nur in einem erhöhten O_2-Bedarf und Tachypnoe. Eine mechanische Beatmung ist bis auf akute Exazerbationen nicht notwendig [4].

Diagnostik

Bildgebung

Wie zu erwarten, findet sich im Röntgenthorax kein krankheitsspezifisches Bild. Lineare, retikuläre oder noduläre Verdichtungen und Verschattungen sowie eine Milchglastrübung sind konsistent mit der Diagnose eines Atemnotsyndroms, z. B. durch Surfactantmangel. Aus der Neugeborenenperiode sind keine HR-CT-Untersuchungen bekannt, die Charakteristika der Lunge bei PAP in den ersten Lebensmonaten werden bei der kindlichen Form beschrieben.

Blutuntersuchungen

Noch sind keine zuverlässigen und spezifischen Serummarker bekannt. Zentral sind jedoch ►**genetische Untersuchungen**, die eine der bisher bekannten 21 Mutationen nachweisen. Neben den Zentren in den USA hat sich eine *pädiatrische Arbeitsgruppe in Paris hierauf spezialisiert (assistants.bm@trs.ap-hop-paris.fr)*.

Bronchoalveoläre Lavage

Die biochemische Untersuchung der Lungenspülflüssigkeit kann entscheidende Hinweise für das Vorliegen einer Alveolarproteinose geben. Hier ist jedoch zu beachten, dass der Abstand zur letzten Surfactantgabe mindestens 1, besser 2 Wochen betragen sollte und dass eine standardisierte Probenentnahme von großer Bedeutung ist. Falls es der klinische Zustand erlaubt, sollte eine bronchoalveoläre Lavage durchgeführt werden, da so mit höherer Wahrscheinlichkeit peripheres, aus dem alveolären Bereich stammendes Material gewonnen werden kann als mittels eines Trachealsekrets. Das Fehlen von SP-B und der Nachweis von Pro-SP-C sind charakteristisch für den angeborenen SP-B-Mangel.

Lungenbiopsie

Reichen die genannten Untersuchungen zur definitiven Diagnose nicht aus, sollte eine offene Lungenbiopsie zur histologischen und vor allem immunhistologischen Diagnostik durchgeführt werden. Alveoläre Anhäufungen von *periodic acid Schiff* (PAS)-positivem Material sind prominent, entscheidend ist jedoch der fehlende Nachweis von SP-B und das Vorhandensein von pro-SP-C im Präparat.

Bei Neugeborenen und Säuglingen mit respiratorischen Problemen sollte auch an eine SP-B-Defizienz oder andere Formen der PAP gedacht werden (Abb. 2). Eine Evaluation bezüglich einer SP-B-Defizienz ist gerade bei denjenigen reifen oder fast reifen Kindern angezeigt, die eine schwere, unerklärte respiratorische Insuffizienz aufweisen, die sich trotz verschiedener Maßnahmen (Surfactant, verschiedene Beatmungsformen, NO, Kortikoide) nicht innerhalb der ersten 1–2 Lebenswochen bessert. Bei positiver Familienanamnese ist, falls nicht präpartal bereits versucht, eine frühzeitigere Untersuchung in den ersten Lebenstagen notwendig [7]. Bestehen Symptome wie Hypoxämie oder weitere respiratorische Zeichen seit Geburt chronisch, sind diese differenzialdiagnostischen Überlegungen ebenfalls sinnvoll.

Molekulare Grundlagen und Pathophysiologie

Die neonatale PAP in der oben beschriebenen klassischen Form ist meist auf eine hereditäre Defizienz von Surfactantprotein B (SP-B) zurückzuführen. Das SP-B-Gen liegt auf Chromosom 2 und enthält 11 Exons. Nach Transkription des gesamten Gens

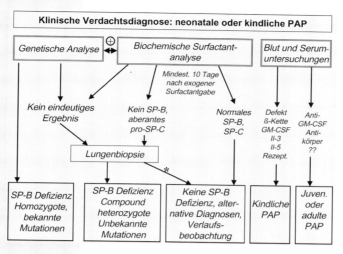

Abb. 2 ◄ **Diagnoseschema bei neonataler (oder kongenitaler) und kindlicher PAP. Einzelne Aspekte sind z. T. hypothetisch bzw. noch durch zu wenige Fälle belegt. Hierzu gehört die Bedeutung des GM-CSF-Rezeptors und der Autoantikörper. * Pfeil weist auf besondere Verlaufsformen der neonatalen PAP (s. Text)**

wird das entstehende Produkt (Pro-SP-B) intrazellulär so prozessiert, dass schließlich das reife SP-B mit einem Molekulargewicht von 8,7 kDa aus den Lungenepithelzellen sezerniert werden kann (Abb. 3).

Bisher sind mehr als 21 Mutationen des SP-B Gens beschrieben worden, die zur kongenitalen SP-B-Defizienz führen [11, 13]. Die mit etwa 50–60% häufigste Mutation 121ins2 substituiert 3 Basen (GAA) für ein einzelnes Nukleotid C, was zur Zerstörung von Exon 121 führt. Diese und die weiteren Mutationen sind schematisch in Abb. 2b dargestellt.

Pathophysiologisch spielt wohl intrazelluläres SP-B eine entscheidende Rolle für die Prozessierung von Pro-SP-C zu reifem SP-C. Fehlt intrazelluläres SP-B wie bei der kongenitalen PAP, kann auch kein oder nur weniger reifes SP-C hergestellt werden, und es kommt zur Anhäufung von aberranten Pro-SP-C-Formen, die dann in den Alveolarraum abgegeben werden. Gemeinsames Merkmal fast aller bisher beschriebenen Patienten ist das Vorhandensein von ▶ **Pro-SP-C in der Lungenlavage**. Sein Nachweis ist daher von großer diagnostischer Bedeutung und könnte sich als biochemische Screeninguntersuchung eignen (Abb. 4).

Bei einem compound-heterozygoten Neugeborenen (121ins2 und 457delC) haben wir jedoch in der Lavage kein Pro-SP-C gefunden [13]. Kürzlich wurden wie oben beschrieben 2 Patienten mit hereditärer SP-B-Defizienz durch Spleißstellenmutationen beschrieben, deren klinischer Verlauf milder war [4].

Darüber hinaus wurde bei kindlichen Patienten mit PAP jenseits der Neugeborenenperiode, deren klinische Symptomatik jedoch klar innerhalb der Neonatalperiode begonnen hatte, ein ▶ **Defekt in der gemeinsamen β-Kette des GM-CSF/IL3/IL5-Rezeptors** gefunden. Nach meist initialer Beatmung bestand im Verlauf dann keine Sauerstoffabhängigkeit, die molekulare Diagnose des Defekts wurde erst im späteren Lebensalter zwischen 1 und 22 Lebensjahren gestellt. Leider liegen keine weiteren klinischen Daten zu diesen Patienten vor [3]. Es ist wahrscheinlich, dass dem klinischen Bild der neonatalen PAP noch weitere, bisher nicht definierte Störungen oder Defekte im Surfactantmetabolismus ursächlich zugrunde liegen.

Therapie

Lungentransplantation

Eine Lungentransplantation stellt derzeit die einzige erfolgreiche aktive Therapieform dar. Allerdings ersetzt die Transplantation eine progressive und letale Erkrankung durch eine chronische Erkrankung. Die 5-Jahres-Überlebensrate liegt zurzeit bei 50–60%. Obgleich 2 Kinder mit kongenitaler SP-B-Defizienz und 121ins2-Mutation bereits erfolgreich transplantiert wurden, ist der Langzeiterfolg unvorhersehbar und mit einem hohem Risiko von Abstoßungsreaktionen und der Entwicklung einer Bronchiolitis obliterans behaftet. Im Verlauf entwickeln sich SP-B-Antikörper im Serum gegen das dem Organismus bisher fremde humane SP-

Margin notes:

Häufigste Mutation des SP-B-Gens: 121ins2

Intrazelluläres SP-B spielt eine entscheidende Rolle für die Prozessierung von Pro-SP-C zu reifem SP-C

▶ **Pro-SP-C in der Lungenlavage**

▶ **Defekt in der gemeinsamen β-Kette des GM-CSF/IL3/IL5-Rezeptors**

Lungentransplantation derzeit einzige erfolgreiche aktive Therapieform

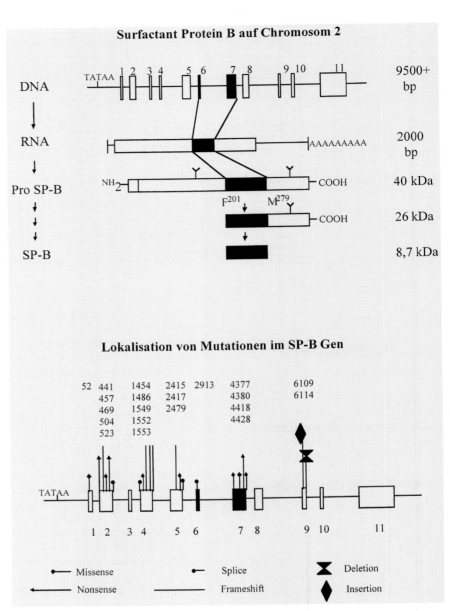

Surfactant Protein B auf Chromosom 2

Lokalisation von Mutationen im SP-B Gen

Missense   Splice   Deletion
Nonsense   Frameshift   Insertion

Abb. 3 ▲ a **Synthese von Surfactantprotein B (SP-B)**, b **Lokalisation von Mutationen im SP-B-Gen,** *schwarze Kästen* **Exons,** *Linien* **Introns. Zahlen geben die Lokalisation der durch die Mutation betroffenen Nukleotide an (b modifiziert nach Nogee et al. [11])**

B. Basierend auf den wenigen Beobachtungen unterscheidet sich der Posttranslationsverlauf jedoch bisher nicht von demjenigen anderer transplantierter Neugeborener.

Nach Sicherung der Diagnose und Erläuterung der alternativen Vorgehensweisen mit den Eltern sollte derjenige Weg gesucht werden, der alle medizinischen und vor allem psychosozialen Umstände berücksichtigt und zur bestmöglichen Situation für Kind und Eltern führt.

Weitere therapeutischen Möglichkeiten

▶**Glukokortikoide,** die die Expression aller Surfactantproteine erhöhen, waren bei Patienten mit homozygoter SP-B-Defizienz durch die Mutation 121ins2 bisher erfolglos. Sicherlich sollten jedoch bei genetisch nicht eindeutiger Situation, wie die oben beschriebenen besonderen Verläufe zeigten, ernsthafte Behandlungsversuche mit Steroiden durchgeführt werden.

Psychosoziale Umstände beachten

▶ **Glukokortikoide**

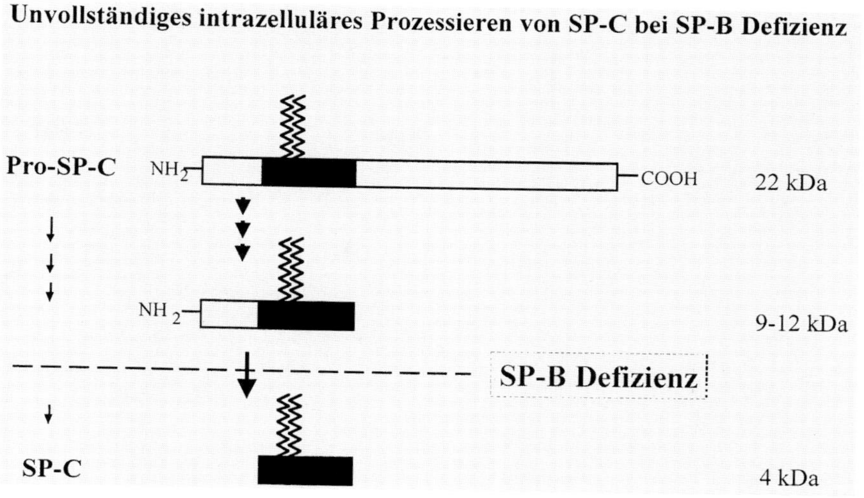

Unvollständiges intrazelluläres Prozessieren von SP-C bei SP-B Defizienz

Pro-SP-C NH₂ ──── COOH 22 kDa

NH₂ ──── 9-12 kDa

SP-B Defizienz

SP-C 4 kDa

Abb. 4 ▲ SP-B-Abhängigkeit der Synthese von Surfactantprotein C (SP-C)

▶ Ganzlungenlavagen

Die Durchführung therapeutischer ▶ Ganzlungenlavagen bei Neugeborenen ist technisch schwierig und aufgrund der zu Grunde liegenden Pathophysiologie wahrscheinlich wenig erfolgreich. Allerdings liegen bisher keine entsprechenden Berichte vor.

▶ Gabe von SP-B plus Surfactant

Auch die ▶ Gabe von SP-B zusammen mit Surfactant ist erfolglos geblieben. In-vitro- und Tierexperimente deuten darauf hin, dass die intrazelluläre Anwesenheit von SP-B in Typ-II-Pneumozyten für ein koordiniertes Prozessing der Pro-SP-B-Formen notwendig ist. Die isolierte Gabe synthetischer hydrophober SP-B- oder SP-C-Peptide ist bisher nicht evaluiert worden.

▶ Gentransfer in Typ-II-Pneumozyten

Die kongenitale SP-B-Defizienz eignet sich möglicherweise gut für einen ▶ Gentransfer in Typ-II-Pneumozyten. Dies konnte bereits in tierexperimentellen Untersuchungen bestätigt werden. Inwieweit die Expression eines neuen, bisher vom Immunsystem nicht im Rahmen der Selbsttoleranzinduktion kennen gelernten Proteins durch die Bildung von Antikörpern und konsekutiven Lungenschädigungen im Rahmen von Immunkomplexreaktion zu weiterführenden Problemen führt, ist noch nicht bekannt. Bei den bisher berichteten Kindern mit SP-B-Defizienz und Lungentransplantation ergab sich kein Anhalt hierfür. Allerdings sind diese Patienten massiv immunsuppressiv behandelt worden.

Kindliche Formen (PAP der Säuglinge und Kleinkinder)

Klinisches Bild

Reine PAP

▶ Gedeihstörung
▶ Hepatosplenomegalie

Im Alter von wenigen Monaten oder Jahren entwickeln Säuglinge und Kleinkinder als erste Zeichen der Erkrankung oft nur eine reduzierte körperliche Aktivität, manchmal Husten und zusätzlich dann oft auch Gewichtsverlust und eine ▶ Gedeihstörung sowie eine ▶ Hepatosplenomegalie. Im weiteren Verlauf kann es dann zu Tachypnoe, Tachykardie, Zyanose und erhöhten Temperaturen im Rahmen einer sekundären Infektion kommen. Manche Patienten fallen auch durch rezidivierende Pneumonien oder Bronchitiden auf. Eine Kombination mit gastrointestinalen Symptomen sowie einer hypochromen, mikrozytären Anämie ist häufig.

Interstitielle Pneumonien in Kombination mit PAP

Die infantilen PAP sind häufig mit interstitiellen Lungenerkrankungen kombiniert. Interstitielle lymphozytäre Infiltrationen fanden sich in mäßigem Ausmaß bei 3 von 8 Patienten und in geringem Ausmaß bei weiteren 3 der 8 Patienten, zusätzlich zu intraalveolären Anhäufungen von PAS-positivem, metachromatischem Material.

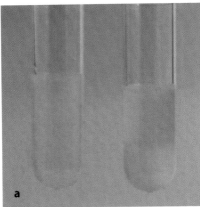

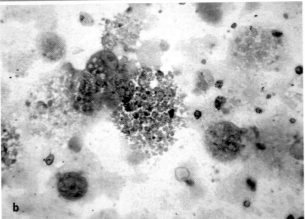

Abb. 5 ◄ a **Milchig trübe BAL-Flüssigkeit, links vor und rechts nach Zentrifugation.** b **Cytoprep einer BAL eines Patienten mit PAP. In der PAS-Färbung viel proteinhaltiges PAS-positives Material im Hintergrund, Makrophagen mit z. T. schaumigem Zytoplasma (PAS, Vergr. 200:1)**

Sekundäre PAP

Wie in größerem Umfang bei Erwachsenen und Jugendlichen bekannt, gibt es auch im Säuglings- und Kleinkindesalter sekundäre PAP-Formen, z. B. im Rahmen einer HIV-Infektion (siehe unten).

Diagnostik

▶ **Bronchoalveoläre Lavage**

Die ▶bronchoalveoläre Lavage ist manchmal in dieser Altersgruppe diagnostisch, insbesondere wenn die Flüssigkeit makroskopisch *milchig-trüb* ist (Abb. 5). Dann sollte die Diagnose einer PAP unbedingt weiterverfolgt werden. Es gibt jedoch auch Kinder mit wenig trüber Lavage, insbesondere wenn eine ausgeprägte interstitielle Komponente vorliegt. Der Gehalt an Surfactantproteinen und deren Vorformen kann erhöht sein (eigene Beobachtung, [6]). Extrazellulär findet sich lichtmikroskopisch in der Zytopräparation basophiles, PAS-positives Material, und die Makrophagen weisen vermehrt Fetteinschlüsse auf (Abb. 5). Die Lavage sollte standardisiert durchgeführt und aufgearbeitet werden. *Formblätter hierzu können im Internet abgerufen werden* (http://www.ped-pneumology.de).

▶ **Lungenbiopsie**

Wenn auch HR-CT-Untersuchungen in etwa der Hälfte der Patienten interstitielle Infiltrationen und Auffälligkeiten in dieser Altersgruppe zeigen, ist oft zum sicheren Nachweis und zur Quantifizierung des Ausmaßes der Veränderungen eine ▶**Lungenbiopsie** notwendig. Ito et al. 1999 weisen darauf hin, dass bei Patienten mit schwerer interstitieller Pneumonie eine Steroidtherapie vor einer Lungenlavage durchgeführt werden sollte, da in diesen Fällen eine Besserung durch die therapeutische Lavage allein nicht zu erwarten sei. Zur Wertigkeit von ▶**Serummarkern** und spezifi-

▶ **Serummarker**

schen Surfactantproteinkomponenten liegen in dieser Altersgruppe noch keinerlei Informationen vor. Inwieweit die diesbezüglich bei Jugendlichen und Erwachsenen gemachten Erfahrungen übertragen werden können, sollte dringend in kontrollierten Untersuchungen ermittelt werden.

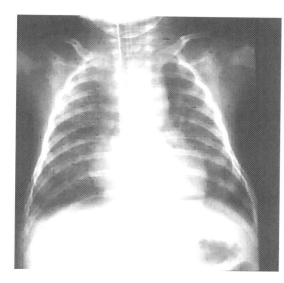

Abb. 6 ◀ **Röntgenthorax eines 7 Monate alten Säuglings mit pädiatrischer PAP**

Radiologie

▶**Röntgenthoraxaufnahmen**

▶Röntgenthoraxaufnahmen zeigen oft bilaterale, symmetrische perihiläre alveoläre Infiltrate mit einer flügelartigen Verteilung, so genanntes „Bat's-wing-Zeichen". Diese alveolären Infiltrate sind mehr oder weniger ausgeprägt und führen zur Milchglastrübung (Ground-glass-pattern), linearen, retikulären oder nodulären Verdichtungen und Verschattungen (Abb. 6).

▶**Computertomographie**

Bei der kindlichen PAP sind 2 verschiedene Erscheinungsformen im ▶CT beschrieben worden:

Typ I: Bilaterale alveoläre Infiltrate, hauptsächlich posterior, mit diffusen retikulo-mikronodulären Mustern verschiedener Intensität (3 Patienten) (Abb. 7).
Typ II: Diffuse und homogen retikulo-mikronoduläre Infiltrate (2 Patienten).

Korrelation zwischen dem Ausmaß der alveolären Verschattung und dem Schweregrad der Erkrankung wahrscheinlich

Während die erste Form vor allem mit respiratorischem Versagen einhergeht, haben die Patienten mit der 2. Form ein isoliertes pseudo-interstitielles Muster bei klinisch asymptomatischem oder wenig symptomatischem Verlauf. Es scheint also eine Korrelation zwischen dem Ausmaß der alveolären Verschattung und dem Schweregrad der Erkrankung vorzuliegen. Das retikulo-mikronoduläre Muster ist nicht auf eine interstitielle Infiltration, sondern auf mit proteinhaltigem Material gefüllte Alveolen zurückzuführen. Die CT-Befunde im späteren Kindesalter scheinen denen der Erwachsenen ähnlich zu sein.

Molekulare Grundlagen und Pathophysiologie

Zu dieser Gruppe von PAP liegen kaum molekulare Befunde vor. Hier finden sich sicher auch diejenigen Säuglinge und Kleinkinder, deren PAP zwar in der Neonatalpe-

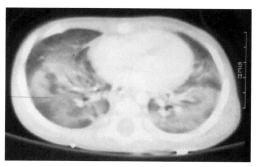

Abb. 7 ◀ **CT-Thorax eines 2 Jahre alten Kleinkinds mit pädiatrischer PAP und interstitieller Komponente**

riode beginnt, die jedoch klinisch wenig ausgeprägte Formen haben und damit erst spät und dann auch nicht molekular diagnostiziert werden. So wurden hier Kinder mit mäßig ausgeprägter SP-B-Defizienz [4] oder Defekten der gemeinsamen β-Kette des GM-CSF/IL3/IL5-Rezeptors eingeordnet. Von einzelnen Säuglingen ist eine deutliche Erhöhung des SP-B in der Lavage bekannt [6], detailliertere biochemische oder molekulare Befunde fehlen jedoch noch.

Therapie

Insbesondere bei gleichzeitigen interstitiellen lymphozytären Infiltrationen scheinen manche Kinder vom Einsatz von Kortikosteroiden zu profitieren. Diese können zur Verminderung der Nebenwirkungen stoßweise angewandt werden. Inwieweit weitere immunsuppressive Therapien oder in der Entwicklung befindliche Therapien (GM-CSF) in Frage kommen, muss im Einzelfall geklärt werden. Die ▶Ganzlungenlavage stellt sicher eine entscheidende Stütze der Behandlung dieser alveolären Füllungssyndrome dar. Aufgrund der kleinen Verhältnisse und der oftmals eingeschränkten respiratorischen Situation der Patienten ist diese Untersuchung technisch allerdings sehr anspruchsvoll.

Einseitige Lungenlavage

In Abhängigkeit von den Größenverhältnissen können verschiedene Methoden, die viel Erfahrung und technisches Geschick erfordern, zur Anwendung kommen. Im Prinzip werden alle Untersuchungen in Allgemeinnarkose durchgeführt, eine Lungenhälfte wird isoliert und lavagiert, während die andere beatmet wird. So kann eine Lunge mit einem blockierbaren Tubus ventiliert und die andere über ein simultan eingebrachtes flexibles Bronchoskop gespült werden. Ebenso wurde über ein starres Endoskop eine Lunge ventiliert, während die andere mit einem blockierbaren Doppellumenkathether gespült wurde. Es kann auch ein Ballonkatheter in den Hauptbronchus der zu lavagierenden Lungenseite eingebracht werden, die Position und Dichtigkeit des Katheters durch ein ebenfalls eingebrachtes flexibles Endoskop geprüft und kontinuierlich überwacht werden (T. Nicolai, pers. Mitteilung). Nach Beatmung der zu spülenden Seite mit 100% Sauerstoff für etwa 10–15 min, um den Stickstoff aus dem alveolären Gasraum zu eliminieren, wird über den liegenden Katheter mit warmer physiologischer Kochsalzlösung in Portionen von etwa 50 ml begonnen die Lunge zu spülen. Durch Lageänderungen und äußere Thoraxvibration kann zusätzlich Material mobilisiert werden, bis die aus der Lunge zurückfließende Flüssigkeit klar geworden ist [12]. Pro Lungenseite wird etwa ein Gesamtvolumen von 400–500 ml/kg KG verwendet. Die Prozedur kann einige Tage später dann auf der kontralateralen Seite wiederholt werden. Für die Durchführung der Lavage werden etwa 2–4 h benötigt.

Eine Lungenhälfte wird isoliert und
lavagiert, während die andere beatmet
wird

Bilaterale Ganzlungenlavage unter ECMO

Von einigen Autoren wird die gleichzeitige, beidseitige Lungenlavage mit der Unterstützung durch extrakorporale Membranoxygenierung (ECMO) als sehr hilfreich bei Kleinkindern angesehen. Diese Methode kommt insbesondere zum Einsatz, wenn aufgrund von respiratorischem Versagen nur durch die extrakorporale Membranoxygenierung eine kontinuierliche adäquate Oxygenierung aufrechterhalten werden kann.

Prognose

Genaue Zahlen fehlen, es kann aber klar gesagt werden, dass die Prognose der kindlichen Form der PAP deutlich schlechter als die der juvenilen oder adulten Form ist. So sind 6 von 16 berichteten Patienten unter 5 Jahren mit infantiler PAP verstorben. Allerdings muss gesagt werden, dass einerseits die Fallbeschreibungen vom klinischen Standpunkt her nicht sehr detailliert sind und andererseits auch Doppelungen und Mehrfachnennungen der Patienten nicht sicher ausgeschlossen werden können.

Prognose der kindlichen Form der PAP
deutlich schlechter als die der juvenilen
oder adulten Form

Juvenile und adulte Form der PAP

Klinisches Bild

▶ Leitsymptom Dyspnoe

Mehr als 80% der PAP manifestieren sich in der 3. bis 4. Lebensdekade, sporadisch treten aber immer wieder Fälle bei Kindern und Jugendlichen auf. Leitsymptom ist eine ▶Dyspnoe, die erstmals meist nach geringer Anstrengung bemerkt wird, Husten und manchmal niedriggradiges Fieber. Die Präsentation erfolgt häufig beim Auftreten sekundärer Infektionen. Dies erklärt auch den vermeintlich akuten Beginn der Symptome und das Fieber bei manchen Patienten. Der klinische Untersuchungsbefund ist meist normal, manchmal finden sich inspiratorische Rasselgeräusche, zu 1/3 weisen die Patienten bereits Trommelschlägelfinger auf. Die O_2-Sättigung ist meist erniedrigt.

Diagnose

Serummarker

▶ Autoantikörper gegen GM-CSF

Wichtig scheint der Nachweis von ▶Autoantikörpern gegen GM-CSF. Dieser hatte bei 24 Erwachsenen mit idiopathischer PAP eine Sensitivität von 100% und eine Spezifität von 98%. Inwieweit dies auch für die juvenilen Formen im späten Kindes- und Jugendalter zutrifft, ist noch unbekannt. Zwei ebenfalls getestete Patienten mit kongenitaler PAP sowie 4 Patienten mit sekundären PAP-Formen waren negativ für die Autoantikörper. Allerdings können gesunde Erwachsene in 0,3–2% niedrig titrige Autoantikörper gegen GM-CSF aufweisen, mit GM-CSF behandelte Patienten können ebenfalls Antikörper entwickeln. Daher bleibt für eine endgültige Beurteilung die Untersuchung noch größerer Kollektive abzuwarten.

▶ Nicht-spezifische serologische Veränderungen

Es finden sich noch weitere, allerdings ▶nicht-spezifische serologische Veränderungen bei PAP. Eine Erhöhung der LDH sowie von Tumormarkern wie CEA und dem muzinähnlichen Glykoprotein (KL-6) und der Surfactantproteine SP-A und SP-D kann beobachtet werden. Das Serumisoenzymmuster der LDH ist normal, nach therapeutischen Lavagen oder spontan kann es zum Abfall der Werte kommen [2].

Lungenfunktionsuntersuchungen

▶ Leitsymptom Hypoxämie

Primär liegt eine restriktive Ventilationsstörung mit einer Reduktion der Lungenvolumina und der Diffusionskapazität vor. Obstruktive Veränderungen sind ungewöhnlich und dann meist durch eine gleichzeitig bestehende COPD bei Rauchern bedingt. Leitsymptom ist eine ▶Hypoxämie, die insbesondere unter Anstrengung auftritt, der pCO_2 liegt meist im Normbereich.

Radiologie

„Crazy paving pattern": charakteristisch für die adulte PAP im HR-CT

Auf den konventionellen *Röntgenthoraxaufnahmen* finden sich unspezifische Transparenzverminderungen und interstitielle Verdichtungen, die in mehr als 50% der Fälle beidseits perihilär („Bat's wing sign") ausgeprägt sind, allerdings kann jedes Muster fokaler bis diffuser, komplett verschatteter bis feinnodulärer Infiltrate vorkommen. Lymphknotenvergrößerungen und Pleurareaktionen sind selten. Charakteristisch für die adulte PAP ist im HR-CT das so genannte „Crazy paving pattern". Hierbei handelt es sich um milchglasartige Trübungen mit darüber gelegten interlobären septalen Verdickungen und intralobulären interstitiellen Verdichtungen. Diese Veränderungen sind nicht typisch für eine PAP, sondern kommen bei einer Reihe von Erkrankungen vor.

Histologie

▶ PAS-positiv

In der lichtmikroskopischen Untersuchung sind die Alveolen und die terminalen Bronchiolen mit granulärem Lipoproteinmaterial (▶PAS-positiv, Alcanblau-negativ) ausgefüllt. Die alveoläre Architektur ist normal, manchmal finden sich Verdickungen des Interstitiums durch Ödem und lymphozytäre Infiltration. Die Typ-II-Pneu-

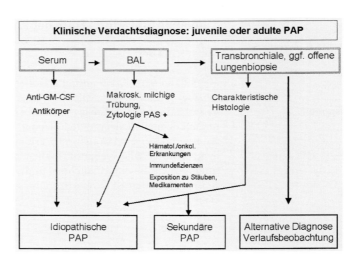

Abb. 8 ◀ **Diagnoseschema bei juveniler und adulter PAP**

Diagramm-Inhalt:

Klinische Verdachtsdiagnose: juvenile oder adulte PAP

Serum → BAL → Transbronchiale, ggf. offene Lungenbiopsie

Anti-GM-CSF Antikörper

Makrosk. milchige Trübung, Zytologie PAS +

Charakteristische Histologie

Hämatol./onkol. Erkrankungen
Immundefizienzen
Exposition zu Stäuben, Medikamenten

Idiopathische PAP

Sekundäre PAP

Alternative Diagnose Verlaufsbeobachtung

---

mozyten können hyperplastisch sein. Elektronenmikroskopisch weist das alveoläre Lumen massenhaft Zelldetritus und Lamellenkörperchen sowie andere Surfactantstrukturen auf. Die Makrophagen enthalten vermehrt Phospholipoproteine und sind übervakuolisiert [2].

Bronchoalveoläre Lavage

Makroskopisch erscheint die Lavageflüssigkeit milchig trüb (Abb. 5). In der Flüssigkeit sind vermehrt SP-A, SP-B, SP-D, Phospholipide und Serumproteine [6] sowie die Tumormarker karzinoembryonales Antigen (CEA) und KL-6 erhöht nachweisbar. Im Zellpellet der Lavage finden sich extrazellulär basophiles (May-Grünwald-Färbung), granuläres Material (PAS-positiv, Alcanblau-negativ). Diese beiden Färbungen erlauben eine Differenzierung der Phospholipoproteine von Muzinen, welche in der Regel Alkanblau-positiv sind. Wenn keine Infektion vorliegt, ist das Zelldifferenzialbild normal. Elektronenmikroskopisch sind viele Lamellenkörperchen und zellulärer Débris, wenig tubuläres Myelin sowie Makrophagen mit phagozytierten Lamellenkörperchen extrazellulär nachzuweisen.

Diagnosestellung

Der Nachweis von Autoantikörpern gegen GM-CSF im Serum erwachsener Patienten hat eine hohe Sensitivität und Spezifität. Zahlen für Kinder und Jugendliche liegen hierzu noch nicht vor. Bei fehlendem Nachweis lässt sich die Diagnose zusammen mit dem HR-CT, dem charakteristischen Lavagebefund und der Klinik bei juvenilen Patienten mit höchster Wahrscheinlichkeit stellen (Abb. 8). Eine absolut sichere Diagnose erlaubt jedoch nur die Biopsie. Eine transbronchiale Biopsie ist jedoch aufgrund der heterogenen Verteilung nicht immer schlüssig. Wenn die Diagnose nicht eindeutig gestellt werden kann, sollte eine offene Biopsie erfolgen.

Molekulare Grundlagen und Pathophysiologie

Die Pathogenese der adulten, primären PAP ist ungeklärt. Hinweise für einen Defekt der gemeinsamen β-Kette des GM-CSF/IL-3/IL-5-Rezeptors gibt es nicht. Die GM-CSF-Produktion ist ebenfalls normal. Hingegen wurde eine Mutation in der für GM-CSF kodierenden DNA bei einem von 4 untersuchten Patienten gefunden. Eine normale GM-CSF-Expression, jedoch eine fehlende Sekretion des fertigen Proteins aus den Makrophagen ist bisher bei 4 Patienten nachgewiesen worden. Die GM-CSF-Produktion konnte durch Neutralisation der hemmenden Aktivität von IL-10 durch einen IL-10-Antikörper wieder hergestellt werden. Interessant sind die Befunde, die blockierende Autoantikörper gegen GM-CSF bei erwachsenen Patienten mit idiopathischer PAP nachweisen [8]. Inwieweit diese auch pathogenetisch relevant sind, bleibt noch abzuklären. In Abstractform wurden anekdotisch immer wieder positi-

---

Lavageflüssigkeit milchig trüb

Sichere Diagnose nur durch Biopsie möglich

Heterogene Erkrankungsgruppe, der auf molekularer Ebene Defekte im GM-CSF-System oder in anderen Systemen zugrunde liegen

ve Behandlungserfolge bei einigen, aber nicht allen Patienten mit PAP berichtet. Seymour et al. berichteten erstmals über die subkutane GM-CSF-Therapie. 3 der 4 Fälle von Kavuru et al. sprachen auf die GM-CSF-Injektionen an. Im Modell der GM-CSF-knock-out-Maus war die inhalative GM-CSF-Applikation sogar effektiver. Diese Ergebnisse zusammen mit den z. T. widersprüchlichen Befunden zum GM-CSF-System deuten darauf, dass auch die idiopathische juvenile und adulte PAP eine heterogene Erkrankungsgruppe darstellt, der auf molekularer Ebene Defekte im GM-CSF-System oder in anderen Systemen zugrunde liegen.

Therapie

Ganzlungenlavage Therapiemaßnahme der ersten Wahl

Bei der juvenilen und adulten PAP stellt die Ganzlungenlavage die Therapiemaßnahme der ersten Wahl dar. Indikation ist die Einschränkung der täglichen körperlichen Aktivität durch Dyspnoe und Hypoxämie. In 60% ist der Effekt einer Lavage gut, nur wenige Patienten benötigen mehr als 6 Lavagen. Weniger als 15% der Patienten benötigen alle 6 Monate Lavagen, bei weniger als 10% der Patienten findet sich kein Ansprechen auf die Ganzlungenlavage [12]. Die am schwersten betroffene Lungenseite wird als Erste lavagiert; falls beide Lungenseiten im CT gleich schwer betroffen sind, wird erst die linke Seite lavagiert, da die rechte Lunge ein größeres Volumen und eine bessere Ventilationskapazität hat. Multiple segmentale Lavagen mittels Fiberbronchoskop in Lokalanästhesie sind auch möglich, aber mühsam und weniger effektiv. Sie sind evtl. bei Patienten mit hohem Narkoserisiko oder bei Schwangeren zu erwägen [12].

Gabe von GM-CSF noch im experimentellen Stadium

Alternative Behandlungen wie die Gabe von Kortikosteroiden, Kaliumjodid, Streptokinase, Ambroxol und anderen Mukolytika sind nicht wirksam [12]. Wie oben bereits erwähnt, wurde kürzlich die erfolgreiche Behandlung mit GM-CSF berichtet. Diese Behandlung ist jedoch noch als experimentell zu bezeichnen.

Komplikationen

▶Infektionen mit ungewöhnlichen Organismen

▶Infektionen mit ungewöhnlichen Organismen wie Aspergillen, Mykobakterien, Nocardien, *Crytococcus neoformans*, *Histoplasma capsulatum*, Mucormycosis, *Pneumocystis carinii* und verschiedenen Viren sind charakteristisch und berichtet worden [12]. Die Infektanfälligkeit ist proportional zur Anfüllung der alveolären Räume mit Surfactant. Je nach Schweregrad und Verlauf ist eine prophylaktische Behandlung mit Cotrimoxazol zu erwägen. Die Entwicklung einer interstitiellen Fibrose wird in Einzelfällen berichtet, hier ist jedoch fraglich, ob es sich um Koinzidenzen oder um einen kausalen Zusammenhang handelt. Aufgrund der erwähnten Neigung zu Infektionen mit ungewöhnlichen Organismen einerseits und ihrer Ineffektivität bei der juvenilen und adulten PAP andererseits, sollten Kortikoide wegen der Begünstigung opportunistischer Infektionen bei typischen Formen empirisch nicht (lange) zur Behandlung verwendet werden.

Infektanfälligkeit proportional zur Anfüllung der alveolären Räume mit Surfactant

Prognose

Prognose durch Ganzlungenlavage erheblich verbessert

Seit Etablierung der Ganzlungenlavage ist die Prognose erheblich verbessert worden. Während früher etwa ein Drittel der Patienten verstarb, ist die PAP heute praktisch kaum noch Todesursache [2]. Die Patienten, die nicht auf die Lavagen ansprechen und in einer progressiven Lungenfibrose enden, können von einer Lungentransplantation profitieren. Allerdings ist es bei einem Patienten nach Doppellungentransplantation erneut zu einem Rezidiv der PAP in den transplantierten Lungen gekommen.

Sekundäre PAP-Formen

PAP bei Patienten mit hämatologisch/onkologischen Erkrankungen und Exposition zu Stäuben

Bei einer Reihe von Immundefizienzen, hämatologischen Erkrankungen, Exposition zu verschiedenen Stäuben und im Rahmen der lysinurischen Proteinintoleranz (familiäre Proteinintoleranz) kommt es zum Auftreten von sekundären PAP (Tabelle 1). Bei diesen Formen steht die Grunderkrankung meist im Vordergrund, und oft fällt es schwer, die Diagnose einer komplizierenden PAP zu stellen. Darüber hinaus ist der Verlauf meist milde und eine Intervention nicht notwendig. So haben bis zu 5,3 der

► Lysinurische Proteinintoleranz

Regulative Imbalancen führen zu einer Anhäufung von Surfactant im Alveolarraum

---

Tabelle 2

Biochemische Auffälligkeiten bei PAP und Hypothesen zur Pathogenese

- Fehlen von SP-B (kongenitale, neonatale Form)
- Aberrante Prozessierung von Pro-SP-C zu SP-C (kongenitale, neonatale Form)
- Erhöhung des alveolären Gehalts an SP-A (adulte Form, manche pädiatrische Formen)
- Hoher Anteil an nicht-reduzierbaren, verknüpften β-Ketten im SP-A (adulte Form)
- Abnormes SP-A, welches kein tubuläres Myelin bilden kann (adulte PAP-Form)
- Abnormes SP-A, welches z. B. mit IgG assoziiert (adulte PAP)
- Abnormes SP-A mit niedriger Affinität zur Bindung an Typ-II-Pneumozyten und Einschränkung, die Surfactantsekretion zu hemmen (adulte PAP)
- Erhöhung von alveolärem SP-D (adulte Form, manche pädiatrische Formen)
- Zytokinimbalancen
  - Verminderte GM-CSF-Sekretion, -Bildung oder -Rezeptor (kindliche und adulte Formen)
  - Vorhandensein von Autoantikörpern gegen GM-CSF (adulte Form)
  - Hohe basale Spiegel an Interleukin-10 (adulte Form)
- Vorhandensein von Antagonisten für die Surfactantproteinrezeptoren
- Hypothetische Surfactantproteinantagonisten

Diese Hypothesen und biochemischen Befunde zur Pathogenese sind sicherlich noch nicht komplett und bedürfen weiterer systematischer Untersuchungen

---

Patienten mit hämatologischen Malignomen eine PAP, 8,8% der neutropenischen Patienten und 10% der Patienten mit AML.

Die ►lysinurische Proteinintoleranz (familiäre Proteinintoleranz) ist eine seltene, autosomal-rezessiv vererbte Erkrankung, die vor allem in Finnland (1:60.000–80.000) anzutreffen ist. Ursache ist ein defekter Transport von Lysin, Ornithin, Arginin in Niere und Darm. Mutationen in Transkripten, die homolog zu Aminosäurentransportern sind, wurden kürzlich beschrieben. Klinisch finden sich in den ersten Lebensmonaten Nahrungsverweigerung, Gedeihstörung, Hypotonie, rezidivierende Episoden von Durchfall und Erbrechen. Gestillte Kinder können wegen des relativ niedrigen Eiweißgehalts der Muttermilch gedeihen, so lange sie kein externes Protein erhalten. Episodisch treten nach hoher Proteinzufuhr Hyperammoniämien auf. Hepatosplenomegalie, wenig schütteres Haar und Osteoporose sind Zeichen bei später Diagnose. Die psychomotorische Entwicklung ist normal, bei 20% treten jedoch wahrscheinlich durch wiederholte metabolische Entgleisungen mit Hyperammoniämien mäßige mentale Retardierungen auf. Laborchemisch ist die Erhöhung des Ammoniak nur nach proteinreicher Nahrung nachzuweisen, nüchtern finden sich Normalwerte. Die Urinausscheidung von Lysin, Ornithin, Arginin ist immer massiv erhöht. Oft liegen eine milde Anämie und erhöhte Spiegel an Serumferritin und Tyroxin bindendem Globulin vor. Die Behandlung besteht in einer Niedrigproteindiät (1–1,5 mg/kg KG/Tag) und der Gabe von Zitrullin (1–4 mmol/kg KG/Tag). Zu den potenziell tödlichen Komplikationen gehört die Entwicklung einer PAP und das Auftreten von Lungenblutungen, vor allem in der Kindheit. Bisher wurde auch ein Patient mit Ansprechen auf eine Kortisontherapie beschrieben.

Allgemeine Pathogenese von PAP

Eine Vielzahl unterschiedlicher pathogenetischer Mechanismen liegt den PAP als alveolärem Füllungssyndromen zugrunde. Fest steht, dass regulative Imbalancen zu einer Anhäufung von Surfactant im Alveolarraum führen. Die alveoläre Menge an Surfactant ist streng reguliert und darf nicht als statisches, sondern als in hohem Maße dynamisches Gleichgewicht aufgefasst werden [5]. Typ-II-Epithelzellen (granuläre Pneumozyten) synthetisieren Surfactantlipide und Surfactantproteine. Dieses Material wird intrazellulär in Lamellenkörperchen gespeichert und auf verschiedene Reize hin via Exozytose in die wässrige Hypophase des Alveolarraums sezerniert. Im Alveolarraum beginnen sich die Lamellenkörperchen zu entfalten, der Surfactantfilm kann gebildet werden. Unter Normalbedingungen findet sich das Surfactantmaterial im Alveolarraum zu etwa 50% als große, funktionell aktive Surfactantaggregate (large aggregates,

Das Surfactantmaterial von PAP-Patienten weist eine Vielzahl biochemischer und morphologischer Eigenarten auf

▶ Enge Beziehung zum hämatopoetischen System

Tabelle 3
Tiermodelle mit PAP

Knock-out-Mäuse mit GM-CSF-Defekt

GM-CSF-Rezeptor-Defekt (knock-out des Gens für die gemeinschaftliche β-Kette vom GM-CSF-IL3/IL5-Rezeptor) bei der Maus

Defekte in der GM-CSF-Signaltransduktionskette

Mutationen im Itch-Locus, einem Gen das für die ubiquitinabhängige Proteindegradation kodiert (Ubiquitine regulieren Wachstum und Differenzierung von Epithelzellen und hämatopoetischen Zellen)

SP-D-knock-out-Maus

IL-13-knock-out-Maus

Intratracheale Siliziumdioxidinstillation

Vermehrte alveoläre IL-4-Expression in der Maus (führt zu expandiertem Phospholipid und vor allem SP-D-Pool)

SCID-Mäuse entwickeln eine PAP nach Infektion mit *Candida albicans*

LA) und zu etwa 50% als weniger oberflächenaktive, kleinere Surfactantvesikel (small-aggregates, SA). Dieses Verhältnis kann sich im Rahmen von Lungenschädigungen ändern [6]. Normalerweise werden etwa 85% der Phospholipide durch Typ-II-Pneumozyten wieder verwertet, während etwa 10% durch Alveolarmakrophagen phagozytiert werden und ein kleiner Anteil über die Atemwege entfernt wird. Eine Vielzahl von Störungsmöglichkeiten sind denkbar, die diese Gleichgewichtszustände ändern und zu einer Anhäufung von alveolärem Surfactant führen.

Das Surfactantmaterial von PAP-Patienten ist zwar in seiner biophysikalischen Aktivität meist wenig oder nicht beeinträchtigt, weist jedoch eine Vielzahl von verschiedenen biochemischen und morphologischen Eigenarten auf [6] (Tabelle 2). Bei den primären PAP liegen unterschiedliche genetische Defekte und daraus folgend auch unterschiedliche biochemische Surfactantmuster vor. Demgegenüber sind die sekundären PAP wahrscheinlich durch verschiedene alveoläre metabolische Reaktionen wie Veränderungen der Sekretionsrate, der Syntheserate oder der Recylingrate auf die unterschiedlichen Noxen gekennzeichnet.

Tiermodelle mit PAP

Eine Reihe von Tiermodellen geht überraschenderweise mit einer PAP einher und wirft so neues Licht auf die vielfältigen pathophysiologischen Zusammenhänge und Mechanismen, die zu einer PAP führen können (Tabelle 3). Insbesondere wird die ▶enge Beziehung zum hämatopoetischen System deutlich, die wir bereits für die klinisch relevanten, sekundären PAP-Formen kennen gelernt haben. Die Übertragung von Erkenntnissen aus diesen PAP-Modellen wird rasch zu detaillierterem Wissen über die menschliche Erkrankung führen und so kausale Therapiemöglichkeiten eröffnen.

Fazit

Pulmonale Alveolarproteinosen gehören zu alveolären Füllungssyndromen und kommen in jedem Lebensalter vor. Molekulare Untersuchungen am Menschen und Hinweise aus tierexperimentellen Modellen erlauben eine zunehmend besser werdende ätiologische Einordnung dieser ursächlich heterogenen, aber klinisch sehr einheitlichen Erkrankungsgruppe. Ein aufgrund fehlender Untersuchungen zahlenmäßig noch unbekannter Teil der neonatalen oder kongenitalen PAP wird durch Mutationen des Surfactantprotein B (SP-B)-Gens verursacht, bei den pädiatrischen Formen des Säuglings- und Kleinkindesalters spielen in manchen Fällen Defekte im GM-CSF-System eine Rolle, während Autoantikörper gegen GM-CSF bei primärer adulter PAP zwar diagnostisch, jedoch in ihrer ursächlichen Rolle noch unklar sind. An sekundäre PAP ist vor allem bei hämatologisch/onkologischen Erkrankungen, bei Exposition zu verschiedenen Stäuben und bei der lysinurischen Proteintoleranz zu denken.

Danksagung. Wir danken Frau Dr. I. Bittmann, Pathologisches Institut der Universität München für die Überlassung der Abb. 1 und Jean-Christophe Fournet vom Service d'Anatomie et Cytologie Pathologiques, Hôpital des Enfants Malades, Paris 75015, Frankreich, für die Überlassung der Abb. 5b.

Literatur

1. Ballard PL, Nogee LM, Beers MF, Ballard RA, Planer BC, Polk L, deMello DE, Moxley MA, Longmore WJ (1995) Partial deficiency of surfactant protein B in an infant with chronic lung disease. Pediatrics 96: 1046–1052

2. Costabel U, Guzman J (2000) Alveolar proteinosis. In: Olivieri D, du Bois RM (eds) Interstitial lung diseases. Eur Respir Monograph, pp 194–205

3. Dirksen U, Nishinakamura R, Groneck P, Hattenhorst U, Nogee L, Murray R, Burdach S (1997) Human pulmonary alveolar proteinosis associated with a defect in GM-GSF/IL-3/IL-5 receptor common β chain expression. J Clin Invest 100: 2211–2217

4. Dunbar III AE, Wert SE, Ikegami M, Whitsett JA, Hamvas A, White FV, Piedboeuf B, Jobin C, Guttentag S, Nogee LM (2000) Prolonged surival in hereditary surfactant protein B (SP-B) deficiency associated with a novel splicing mutation. Pediatr Res 48: 275–282

5. Griese M (1992) Surfactanthomöostase – Grundlagen für die Surfactantsubstitutionstherapie. Monatsschr Kinderhkd 140: F2–F12

6. Griese M (1999) Pulmonary surfactant in health and lung diseases: state of the art. Eur Respir J 13: 1455–1476

7. Hamvas A, Nogee LM, deMello DE, Cole FS (1995) Pathophysiology and treatment of surfactant protein-B deficiency. Biol Neonate [Suppl 1] 67: 18–31

8. Kitamura T, Uchida K, Tanaka N, Tsuchiya T, Watanabe J, Yamada Y, Hanaoka K, Seymour JF, Schoch OD, Doyle IR, Inoue Y, Sakatani M, Kudoh S, Azuma A, Nukiwa T, Tomita T, Katagiri M, Fujita A, Kurashima T, Kanegasaki S, Nakata K (2000) Serological diagnosis of idiopathic pulmonary alveolar proteinosis. Am J Respir Crit Care Med 162: 658–662

9. Klein J, Thompson M, Snyder J, George T, Whitsett JA, Bell E, McCray P, Nogee L (1998) Transient surfactant protein B deficiency in a term infant with severe respiratory failure. J Pediatr 132: 244–248

10. Nogee LM, de Mello DE, Dehner LP, Colten HR (1993) Brief-report: deficiency of pulmonary surfactant protein B in congenital alveolar proteinosis. N Engl J Med 328: 406–410

11. Nogee LM, Wert SE, Proffit SA, Hull WM, Whitsett JA (2000) Allelic heterogeneity in hereditary surfactant protein B (SP-B) deficiency. Am J Respir Crit Care Med 161: 973–981

12. Shah PL, Hansell D, Lawson PR, Reid K, Morgan C (2000) Pulmonary alveolar proteinosis: clinical aspects and current concepts on pathogenesis. Thorax 55: 67–77

13. Tredano M, Elburg RM van, Kaspers AG, Zimmermann LJ, Houdayer C, Aymard P, Hull WM, Whitsett JA, Elion J, Griese M, Bahuau M (1999) Compound SFTPB 1549C-GAA (121ins2) and 457delC heterozygosity in severe congenital lung disease and surfactant protein B (SP-B) deficiency. Hum Mutat 14: 502–509

Monatsschr Kinderheilkd
2001 · 149:826–837 © Springer-Verlag 2001

T. G. Nüßlein[1] · M. Griese[2] · T. Nicolai[2]
[1] Klinik für Kinder- und Jugendmedizin, Ruhr-Universität Bochum
[2] Dr. von Haunersches Kinderspital, Ludwig-Maximilians-Universität München

Ziliendiagnostik

Bei Kindern mit chronischen oder rezidivierenden Infektionen der oberen und unteren Atemwege wird nicht selten die Diagnose primäre Ziliendyskinesie (PCD) gestellt. Daher sollten eine deformierende Bronchitis, Bronchiektasen, ein atypisches Asthma bronchiale oder eine ungewöhnlich ausgeprägte Erkrankung der oberen Atemwege immer auch an diese Erkrankung denken lassen.

Frühe Diagnosestellung und eine entsprechend frühzeitig eingeleitete Therapie beeinflussen die Prognose günstig. Damit kommt den diagnostischen Techniken zur Identifikation von Patienten mit primärer Ziliendyskinesie ein hoher Stellenwert zu. Da eine komplette Ziliendiagnostik aufwändig ist und ein erhebliches Maß an Routine und Erfahrung verlangt, empfehlen wir, die Diagnostik an pädiatrisch-pneumologisch orientierten Zentren durchzuführen. So können definierte Diagnosestandards eingehalten und weiterentwickelt werden.

Das Ziel dieses Beitrags besteht darin, einen aktuellen Überblick über Indikationen und Technik der Ziliendiagnostik zu geben, der es dem Leser ermöglichen soll, zwischen Untersuchungen zu unterscheiden, die vor Ort und solchen, die in einem dafür spezialisierten Zentrum durchgeführt werden sollten.

Hintergrund

Sekrete und inhalierte Partikel werden aus den Atemwegen durch die aktive, koordinierte Bewegung von Fortsätzen spezialisierter Zellen, den Zilien, befördert. Diese zylindrischen Strukturen sind aufgrund ihres komplexen Binnenskelettes in der Lage, unter Energieverbrauch eine ▶**peitschenschlagähnliche Bewegung** auszuführen. Der effektive Zilienschlag besteht in einer schnellen Bewegung der hoch aufgerichteten Zilien in Richtung des Oropharynx. Es folgt der langsamere Rückholschlag der Zilien in aktiv gekrümmtem Zustand zurück zur Ausgangsposition. Das koordinierte, metachronale Zusammenspiel der im Normalfall fast flächendeckenden Flimmerhärchen resultiert in einem langsamen, wogenden Fortbewegen des aufliegenden Schleimfilmes in Richtung der zentralen Atemwege mit einer Geschwindigkeit von etwa einem Zentimeter pro Minute.

Dieser Mechanismus stellt die Grundlage des natürlichen ▶**Selbstreinigungsapparates der Atemwege** dar. Bei Defekten des Flimmerepithels kommt es zu einer Einschränkung der mukoziliären Clearance und damit zu einer Sekretretention. Solche Ziliendefekte können autosomal rezessiv vererbt werden und damit von Geburt an vorhanden sein. Man spricht dann vom Krankheitsbild der primären Ziliendyski-

▶ **Peitschenschlagähnliche Bewegung**

▶ **Selbstreinigungsapparat der Atemwege**

Erbliche Ziliendefekte müssen von erworbenen unterschieden werden

Dr. Thomas Nüßlein
Klinik für Kinder- und Jugendmedizin im St.-Josef-Hospital, Universitätsklinik, Alexandrinenstraße 5, 44791 Bochum, E-mail: tnuesslein@aol.com

Tabelle 1
Ursachen für sekundäre Ziliendyskinesien

Mechanisch	Intubation
	HNO-Operationen
	Bronchoskopie
Infektiös	Virale oder bakterielle Infektionen der Atemwege
Allergisch	Asthma bronchiale
	Pollinosis
Medikamentös	Lokalanästhetika
	Betarezeptorenblocker
	Narkosegase
Chemisch	Zigarettenrauch
	Schwefeldioxid
	Stickoxide
Nutritiv	Vitamin-A-Mangel
Physikalisch	Ionisierende Strahlen
	Hyperoxie
	Niedrige Luftfeuchtigkeit

nesie. Außerdem können zahlreiche Noxen (s. Tabelle 1) zu einer sekundären Ziliendyskinesie führen, die differenzialdiagnostisch immer abzugrenzen ist.

Diagnose der primären Ziliendyskinesie

Auch heute basiert die Diagnose der primären Ziliendyskinesie (PCD) auf

- hinweisender Anamnese und körperlichen Befunden,
- dem Nachweis der reduzierten Zilienaktivität und
- typischen Veränderungen der Zilienstruktur.

Mit immunhistochemischen Methoden lassen sich zwar defekte äußere Dyneinarme nachweisen, klinische Bedeutung hat dieser Ansatz jedoch bisher nicht erlangt. Genetische Untersuchungsmethoden gewinnen langsam an klinischem Stellenwert.

Anamnese, klinische Befunde und Indikationen zur Ziliendiagnostik

Bei Patienten mit PCD finden sich Symptome an oberen und unteren Atemwegen häufig von Geburt an. Weitergehende Untersuchungen von Zilienfunktion und -struktur sind notwendig, wenn sich aus Anamnese und körperlicher Untersuchung direkte oder indirekte Hinweise für eine ▶Retention von Sekreten in den Atemwegen ergeben. Hier ist besonders auf alle in Tabelle 2 aufgeführten Erkrankungen bzw. auf die damit verbundenen Symptome zu achten. Da Zilien auch extrapulmonal vorkommen, können auch Störungen des extrapulmonalen Flimmerepithels hinweisend für eine Ziliendyskinesie sein (Tabelle 3). Pathognomonische Symptome oder Untersuchungsbefunde für eine primäre Ziliendyskinesie existieren nicht.

Nachweismethoden für dyskinetische Zilien

Seitdem Afzelius im Jahr 1976 den kausalen Zusammenhang zwischen Ziliendefekt und chronischer Atemwegserkrankung aufdeckte, steht die funktionelle und strukturelle Analyse der Zilien im Vordergrund der Diagnostik.

Funktionelle (In-vivo-)Untersuchungen

Das koordinierte Zusammenspiel von Mukus und Zilien lässt sich nur in vivo untersuchen. Klinische Bedeutung hat der Saccharintest erlangt, während Radioaerosol-Techniken vor allem wissenschaftlichen Fragestellungen vorbehalten bleiben. Beide Methoden und auch die unten erwähnte nasale Stickstoffmonoxid (NO)-Messung erlauben nicht die Sicherung der Diagnose eines primären Defektes des Zilienapparates.

▶**Retention von Sekreten in den Atemwegen**

Pathognomonische Symptome oder Untersuchungsbefunde für eine PCD existieren nicht

Tabelle 2
Hinweise für eine primäre Ziliendyskinesie

Atemnotsyndrom bei Reifgeborenen (nicht obligat, aber sehr typisch)
Chronische Rhinitis (bei primärer Ziliendyskinesie fast immer vorhanden)
Sinusitiden (rezidivierend oder chronisch)
Polyposis nasi
Bronchitiden (rezidivierend oder chronisch)
Pneumonien (rezidivierend)
Bronchiektasen
Nichtallergisches Asthma bronchiale
Atelektasen
Situs inversus (nur in ca. 50% der Fälle)
Infertilität bei Männern
Hydrozephalus unklarer Genese

Saccharintest und NO-Messung in der Atemluft eignen sich mit Einschränkungen als Screeninguntersuchung für die PCD

90

Tabelle 3

Vorkommen von Zilien und zilienähnlichen Strukturen im menschlichen Körper

Primordialzellen

Nasenschleimhaut (mit Ausnahme der *Regio olfactoria* und der vorderen Nasenabschnitte)

Tracheobronchialsystem

Ovidukt

Ependymzellen

Spermien

Saccharintest

In ca. 1 cm Abstand vom Vorderrand der *Concha inferior* wird ein Saccharinpartikel mit 1 mm Durchmesser deponiert. Manche Untersucher deponieren gleichzeitig mit dem Saccharin einen Lebensmittelfarbstoff. Unter regelmäßigem Schlucken im Abstand von 30 s achtet der Proband auf die erstmalige ▶ **Wahrnehmung des süßen Geschmacks**. Bei korrekter Mitarbeit ist diese Empfindung erst dann möglich, wenn der Süßstoff durch Transport über das respiratorische Flimmerepithel der Nasenschleimhaut die entsprechenden Geschmacksrezeptoren auf der Zunge erreicht hat. Gleichzeitig wird der Farbstoff im Rachen sichtbar. Die Transportgeschwindigkeit des nasalen Flimmerepithels liegt beim Gesunden zwischen 5 und 12 mm/min, die gesamte Transportzeit sollte entsprechend unter 60 min liegen. Werte darüber lassen auf eine Sekrettransportstörung schließen. Als Positivkontrolle zur Sicherung der Wahrnehmbarkeit des süßen Geschmacks sollte ein Saccharinpartikel dann oral gegeben werden. Limitierend wirkt sich die Erfordernis disziplinierter Mitarbeit aus, da auch durch forcierte Inspiration Süßstoffpartikel rasch in den Pharynx gelangen.

Radioaerosol-Clearance

Bei dieser Methode werden kleine Partikel, z. B. Erythrozyten oder Albuminaerosol, mit einem ▶ **γ-Strahler** markiert und dann inhaliert. Mit einer γ-Kamera wird dann der Transport dieser Partikel aus der Lungenperipherie in die zentralen Atemwege verfolgt. Abweichungen von den üblichen Transportzeiten dienen als Maß einer Sekrettransportstörung.

NO-Messung

Auch wenn die zugrunde liegenden Pathomechanismen noch nicht abschließend geklärt sind, zeichnet sich ab, dass Patienten mit primärer Ziliendyskinesie, unabhängig vom individuellen Zilienstrukturdefekt, eine vor allem in den oberen Atemwegen ▶ **deutlich verminderte NO-Produktion** aufweisen. Ein Wert unter 300 ppb NO fand sich bei Patienten mit primärer Ziliendyskinesie. Sowohl Atemwegsgesunde als auch Patienten mit anderen Atemwegserkrankungen weisen höhere Konzentrationen auf. Voraussetzung für die Anwendung der Methode ist, dass der Proband in der Lage ist, die Luft anzuhalten. Standardisierte Messprotokolle liegen bisher nicht vor. Wir empfehlen, für ältere Kinder und Jugendliche die Vorschläge der *American Thoracic Society* umzusetzen.

Bioptische (Ex-vivo-)Untersuchungen

Biopsieentnahme

Im menschlichen Körper finden sich Zilien oder Strukturen mit einem inneren Aufbau, der den Zilien entspricht, an zahlreichen ▶ **Lokalisationen** (s. Tabelle 3).

Zilien der verschiedenen Lokalisationen unterscheiden sich in einem Individuum nicht grundsätzlich. Für die Auswahl des Entnahmeortes für diagnostische Zwecke werden daher Kriterien zugrunde gelegt, die die Entnahmetechnik der Biopsien betreffen:

▶ Zilientragende Zellen sollten mit möglichst wenig invasiven Untersuchungsverfahren erreichbar sein,

▶ in hoher Dichte bzw. Zahl vorliegen,

▶ möglichst wenig durch äußere Noxen sekundär beeinträchtigt werden können.

Margin notes:

▶ Wahrnehmung des süßen Geschmacks

▶ γ-Strahler

▶ Deutlich verminderte NO-Produktion

▶ Lokalisationen

Tabelle 4
Gewinnung und Verarbeitung von Biopsien für die Ziliendiagnostik

Voraussetzungen	Bei jeder Untersuchung sollte überlegt werden, ob nicht der Transport des Patienten zur Ziliendiagnostik günstiger ist als der Transport der Probe!
Lokalisation der Biopsieentnahme	*Bei jedem Patienten:* Biopsien möglichst aus den oberen und den unteren Atemwegen gewinnen *Bei nasaler Probeentnahme:* Biopsien aus beiden Nares entnehmen *Bei bronchialer Biopsieentnahme:* Proben an mehreren Entnahmeorten in beiden Bronchialbäumen entnehmen und getrennt bearbeiten Entnahmeorte mit makroskopisch möglichst wenig entzündlich veränderter Schleimhaut bevorzugen
Zeitpunkt der Biopsie	Zeitlichen Abstand von mehreren Wochen zu akuten Infekten, Operationen oder Anwendung ziliotoxischer Medikamente einhalten Probeentnahme ggf. nach Einleitung einer antientzündlichen Therapie durchführen Bei fraglich pathologischen Ergebnissen: Untersuchung nach einigen Wochen wiederholen
Entnahmetechnik	Einmal-Zytologiebürsten verwenden, um Zerstörung der Zellaggregate durch abgenutzte, scharfkantige Borsten zu vermeiden Scharfe Biopsiezangen verwenden, um das Biopsiematerial nicht durch stumpfe Kanten zu quetschen
Weiterverarbeitung der Probe	Medien (z. B. 500 µl HEPES-gepuffertes MEM für Frequenzmessungen und 500 µl Glutaraldehyd 2,5% für die Elektronenmikroskopie) bereitstellen und schon vor der Entnahme auf Raumtemperatur anwärmen Lagerung und Transport der Probe bei besonders niedrigen oder hohen Außentemperaturen vermeiden, anzustreben ist eine möglichst gleichmäßige Temperatur um 20°C Keine Zwischenlagerung der Probe, z. B. in physiologischer Kochsalzlösung (Materialverlust, unphysiologischer pH-Wert) Rascher Probentransfer zur Zilienfunktionsuntersuchung (max. 24 h wegen Gefahr von Substratmangel, mikrobieller Kontamination, pH-Verschiebung)

Bei erwachsenen Männern hat sich für die Beantwortung der Frage nach einer primären Ziliendyskinesie die Untersuchung der Motilität und Ultrastruktur von Spermien etabliert.

Im Kindesalter beschränken sich die Entnahmeorte im wesentlichen auf das respiratorische Epithel. Grundsätzlich kommen dabei die oberen und unteren Atemwege gleichermaßen in Frage, da sich die genetisch determinierte Ultrastruktur der Zilien zwischen Nase und Bronchien nicht unterscheidet.

Nasales Flimmerepithel. Nasale Bürstenbiopsien werden nach mechanischer Entfernung von Nasensekreten unter Verzicht auf Lokalanästhetika in der Regel mittels ▶**Einmal-Zytologiebürsten,** wie sie für bronchiale Abstriche üblich sind, Kürettage oder Saugbiopsie entnommen. Als Entnahmeort dient der laterale Anteil der *Concha inferior* bzw. bei kleinen Kindern das gesamte Nasenlumen in einer Tiefe von mindestens 2–4 cm.

Für die Zilienanalyse ist auch ▶**Material aus operativen Eingriffen** geeignet, jedoch ist hier die Ausbeute an repräsentativem Flimmerepithel oft deutlich schlechter.

Bronchiales Flimmerepithel. Biopsien aus den unteren Atemwegen werden bronchoskopisch mit einer ▶**Biopsiezange oder einer Zytologiebürste** gewonnen. Größere Biopsien, wie sie für die elektronenmikroskopische Untersuchung benötigt werden, lassen sich besser mit starrer Bronchoskopietechnik entnehmen. Wenn möglich, sollte auf Lokalanästhetika verzichtet werden, da sie die Zilienfunktion beeinträchtigen können.

Typische Entnahmeorte sind die Segmentabgänge. Generell sollten Lokalisationen mit möglichst geringer entzündlicher Aktivität bevorzugt werden. Zur Verbesse-

Um die Diagnose PCD bei Kindern zu stellen, muss eine Biopsie entnommen werden

▶**Einmal-Zytologiebürsten**

▶**Material aus operativen Eingriffen**

▶**Biopsiezange oder Zytologiebürste**

Tabelle 5
Ablauf der photometrischen Zilienschlagfrequenz-Messung

Ausstattung	Mikroskop mit Phasenkontrast- bzw. differenzieller Interferenz-Kontrast-(DIC-)Technik (s. Abb. 1)
	320- bis 1000fache Vergrößerung, hohe numerische Apertur
	Heiztisch zum Anwärmen der Probe auf 37°C
	Photometer im Strahlengang
	Ausgabeeinheit, z. B. Einkanalschreiber
Qualitative Begutachtung	Zellzahl ausreichend?
	Flimmeraktivität vorhanden?
	Transport von Partikeln, z. B. Erythrozyten, in der Zellsuspension durch koordinierte Zilienaktivität?
	Rotierende Zellaggregate?
Messvorgang	Einengung des Lichtstrahls auf Präparatebene auf einen Durchmesser von ca. 1 µm
	Ziliensaum einer vitalen, ungefärbten Epithelzelle auf diesen Messpunkt einstellen
	Lichtstrahl über Strahlenteiler auf photosensitive Messzelle lenken
	Flimmerbewegung ändert dann die auf der Photozelle eintreffende Lichtintensität wellenförmig
	Ausgabe des in der Photozelle entstehenden elektrischen Signals z. B. auf Einkanalschreiber
	Auszählen der Peaks/Zeiteinheit

► **Operativ gewonnenes Material**

rung der Aussagekraft werden immer mehrere Biopsien an unterschiedlichen Stellen gewonnen. Auch aus den unteren Atemwegen ►operativ gewonnenes Material ist natürlich für die Zilienananalyse nutzbar.

Weiterverarbeitung des Biopsiematerials. Nach Entnahme sind die hoch differenzierten Strukturen besonders empfindlich für chemische, thermische und mechanische Einflüsse, sodass an die Verarbeitung der zur Zilienstrukturanalyse und Zilienfunktionsdiagnostik vorgesehenen Proben höchste Anforderungen gestellt werden (Tabelle 4).

Material zur Zilienfunktionsdiagnostik hält sich einige Stunden in Zellkulturmedium, Material zur Zilienstrukturanalyse ist in Glutaraldehyd über längere Zeit haltbar

Möglichst rasch nach Entnahme wird das für die Zilienfunktionsanalyse vorgesehene Zellmaterial in Zellkulturmedien (z. B. MEM oder Hams F12) gelagert, die jeweils mit HEPES gepuffert werden sollten. Das Material, das für die elektronenmikroskopische Analyse vorgesehen ist, wird in Glutaraldehyd-Lösung (2,5–5%) asserviert.

Bei Rarefizierung oder gänzlich fehlendem Nachweis von zilientragenden Zellen sollten mögliche Auslöser einer sekundären Ziliendyskinesie ausgeschaltet und die Untersuchung im entzündungsfreien Intervall wiederholt werden.

Zilienfunktionsdiagnostik

Zilienschlagfrequenz-Messung. Die Schlagfrequenz respiratorischer Flimmerhärchen des Atemwegsgesunden liegt über 10 Hz und damit jenseits des zeitlichen Auflösungsvermögen des menschlichen Auges. Daher sind für Analysen der Flimmerbewegung

► **Apparativ aufwändige Untersuchungsanordnungen**

►apparativ aufwändige Untersuchungsanordnungen erforderlich, die in der Regel nur in größeren pneumologischen Zentren zur Verfügung stehen.

Als Methode zur quantitativen Analyse der Zilienaktivität hat sich die photometrische Erfassung der Lichtintensitätsänderung bewährt (Tabelle 5) (Abb. 1).

Die Zilienschlagfrequenz muss nicht mit der mukoziliären Transportrate korrelieren.

Allen primären Ziliendefekten ist gemeinsam, dass eine metachronale Aktivität nicht nachweisbar ist

Qualitative Analyse der Flimmerbewegung. Weitere Kriterien, die zur Beurteilung der Zilienfunktion herangezogen werden können, sind qualitativer Natur.

Das Vorkommen von rotierenden Zellaggregaten, sog. „rotators", spricht für das koordinierte Zusammenwirken des Ziliensaumes mehrerer Zellen. Bei hoher Auflö-

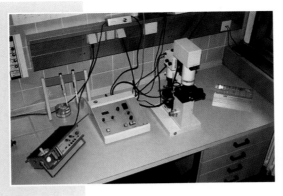

Abb. 1 ◀ **Mikroskop zur Zilienfunktionsdiagnostik.**
Das inverse Phasenkontrastmikroskop ist ausgestattet
mit einem Heiztisch, einem Photometer einschließlich
Bedienpult und einem Einkanalschreiber

sung des Mikroskops und großer Vergrößerung kann zudem eine Aussage über die Amplitude des Zilienschlages gemacht werden.

Quantitative (Schlagfrequenz) und qualitative Kriterien (Koordination und Amplitude) fließen in ein Scoresystem ein. Schließlich kann aus der exakten Analyse der per Videofilm aufgezeichneten Wellenform sogar ein erster Verdacht auf den zugrunde liegenden Strukurdefekt gemacht werden (Tabelle 6).

Den primären Ziliendefekten ist gemeinsam, dass eine metachronale Aktivität nicht nachweisbar ist.

Varianten. In neuerer Zeit wurden Bemühungen unternommen, einige der erwähnten Nachteile der Methode durch Modifizierung der Technik auszugleichen. Die Ermittlung der Zilienschlagfrequenz ist z. B. auch durch stroboskopische Analyse oder Videoaufzeichnung des Zilienschlages möglich.

Die Zellkultur von respiratorischen Flimmerepithelzellen bietet die Möglichkeit, die Ziliogenese in Abwesenheit störender ziliotoxischer Faktoren ablaufen zu lassen. Bei Messung der Zilienschlagfrequenz in Zellkulturen finden sich nur im Falle einer genetisch determinierten Dyskinesie unverändert erniedrigte Schlagfrequenzen. Hingegen zeigt sich Flimmerepithel, das *in vivo* durch schädigende Agenzien beeinträchtigt wurde, unter Kulturbedingungen funktionstüchtig.

Tabelle 6
Hinweise aus der Wellenform für den innerer Aufbau der Zilien

Peitschenschlagähnliche Wellenform	Normal
Vibrierende Bewegung der Zilienspitzen oder Rotation des mittleren Anteils des Zilienschaftes („Hula-hoop-Bewegung")	Dyneinarmdefekte
Korkenzieherartige, biphasische Bewegung der Zilien	Speichendefekte
Zuckende Zilienaktivität	Tubulustranspositionen

Tabelle 7
Variablen mit Einfluss auf die Zilienaktivität

Temperatur	Maximale Zilienschlagfrequenz zwischen 32–40°C, deutliche Abnahme der Frequenz mit höherer und niedrigerer Temperatur
Zirkadiane Rhythmik	Maximum am frühen Morgen, Minimum am Nachmittag
Entnahmelokalisation	Schlagfrequenz in den zentralen Atemwegen höher als in der Peripherie
pH-Wert	Optimum bei pH 7,5–10, Abnahme im sauren Milieu (pH <7,0)
Geschlecht und Alter	Jenseits des Neugeborenenalters allenfalls geringer Einfluss des Alters auf die Zilienschlagfrequenz

Tabelle 8
Befunde bei normaler Zilienfunktion

Voraussetzungen	Biopsien von mindestens 2 Entnahmeorten
	Untersuchung von jeweils mindestens 10 zilientragenden Zellen
	Ableitung für die Messung der Zilienschlagfrequenz von mindestens 10 s Dauer
Zilienschlagfrequenz	Methodenabhängig 11–16 Hz
Koordination	Nachweis von rotierenden Zellaggregaten oder von Partikeln (Erythrozyten!), die vom Ziliensaum fortbewegt werden
	Koordinierter Peitschenschlag (optimal beurteilbar in der Videozeitlupe)
Amplitude	Ausreichender Höhenunterschied zwischen Effektivschlag und Rückholschlag (optimal in der Videozeitlupe)

Einflussfaktoren und Störgrößen. Eine Vielzahl von exogener Faktoren sind in der Lage, die Zilienfunktion zu verändern (s. Tabelle 1), zudem sind einige Einflussvariablen bei der Beurteilung der Zilienaktivität zu berücksichtigen (Tabelle 7).

Aufgrund dieser Einflussgrößen hat es sich als notwendig erwiesen, für jede Methode, d. h. in jedem Labor, ▶eigene Referenzwerte zu ermitteln.

▶ **Eigene Referenzwerte**

Wertung der Methode. Referenzwerte der Zilienschlagfrequenz beim Atemwegsgesunden liegen in Abhängigkeit von Entnahmelokalisation und Untersuchungstemperatur vor (Tabelle 8). Für nasales Flimmerepithel sind bei 37°C mittlere Schlagfrequenzen zwischen 11 und 16 Hz zu erwarten.

Eine normale Zilienschlagfrequenz geht in der Regel mit einer ungestörten Funktion des respiratorischen Flimmerepithels einher. Bei der Ziliendyskinesie ist mit einer signifikant niedrigeren, in Einzelfällen sogar fehlenden Aktivität des Flimmerepithels zu rechnen. Eine Aussage, ob die Störung angeboren oder erworben ist, kann nicht gemacht werden. Eine besondere Bedeutung hat die Messung der Zilienschlagfrequenz bei den wenigen Zilienstrukturdefekten, die elektronenmikroskopisch nicht fassbar sind.

Eine normale Schlagfrequenz schließt in der Regel eine PCD aus, pathologische Werte reichen zur Sicherung der Diagnose PCD nicht aus

Bei Abwägung der genannten Vor- und Nachteile bietet sich die Messung der Zilienschlagfrequenz als Vorfelduntersuchung bei klinischem Verdacht auf das Vorliegen einer Ziliendyskinesie an.

Zilienstrukturanalyse

Zilien weisen bei einer Länge von 3–8 μm einen Durchmesser zwischen 0,1 und 0,3 μm auf. Aufgrund ihrer geringen Größe entziehen sie sich der Strukturanalyse mittels Lichtmikroskopie (Abb. 2). Immunologische, biochemische oder histochemische Methoden eignen sich ebenfalls nicht zum Nachweis erblicher Störungen der Zilienmotilität, da trotz des einheitlichen Krankheitsbildes die zugrunde liegenden strukturellen Ziliendefekte sehr heterogen sind. Rasterelektronenmikoroskopisch lässt sich die

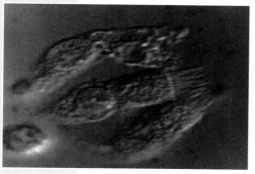

Abb. 2 ◀ **Abgeschilferte, avitale respiratorische Epithelzellen, ca. 400fach vergrößert, dargestellt mittels differenzieller Interferenz-Kontrast-Technik. Deutlich erkennbar ist der Ziliensaum mit ungeordneten Flimmerhärchen**

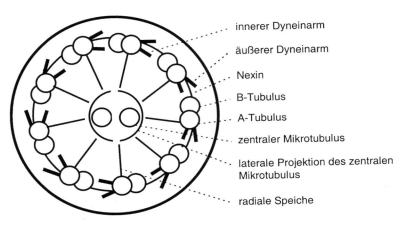

innerer Dyneinarm

äußerer Dyneinarm

Nexin

B-Tubulus

A-Tubulus

zentraler Mikrotubulus

laterale Projektion des zentralen Mikrotubulus

radiale Speiche

Abb. 3 ▲ **Typischer Zilienquerschnitt**

► **Transmissionselektronen-mikroskopische Analyse des Zilienbinnenskeletts**

Oberfläche von Flimmerepithelzellen einschließlich der Zilien wie ein Rasen darstellen. Untersuchungen der Binnenstruktur dieser Zellfortsätze sind damit nicht möglich.

Als Standard zur endgültigen Sicherung der Diagnose einer primären Ziliendyskinesie gilt die ►transmissionselektronenmikroskopische Analyse des Zilienbinnenskeletts von mindestens 100 Zilienquerschnitten.

Methode. Nach Fixierung des Biopsiematerials in Glutaraldehyd und Nachfixierung in Osmiumtetroxid erfolgt eine Vorkontrastierung am Block in gesättigter wässriger Uranylacetatlösung und die Einbettung des Materials in Epon.

Die Eponblöckchen werden am Ultramikrotom geschnitten. Um die Qualität des Präparates zu beurteilen und um einen Überblick über das zu beurteilende Material zu erlangen, werden zunächst Semidünnschnitte angefertigt, auf einen Glasobjektträger aufgezogen und mit Methylenblau und basischem Fuchsin gefärbt.

Ultradünnschnitte mit einer Dicke von 0,1– 0,3 µm für die Transmissionselektronenmikroskopie werden auf handelsübliche 100-mesh Kupfernetzchen aufgezogen und für 5 min in filtrierter gesättigter Uranylacetatlösung und, nach Spülung in Aqua destillata, für 5 min in filtrierter gesättigter Bleizitratlösung kontrastiert.

► **9+2-Anordnung**

Beurteilung. Der typische Befund des Atemwegsgesunden zeigt in den runden Zilienquerschnitten die Mikrotubuli in typischer ►9+2-Anordnung, verbunden durch radiale Speichen (Abb. 3).

Tabelle 9
Ultrastrukturelle Defekte bei primärer Ziliendyskinesie. (Nach [6])

Dyneinarmdefekte	Vollständiges oder teilweises Fehlen der inneren und äußeren Dyneinarme
	Vollständiges oder teilweises Fehlen der inneren Dyneinarme
	Vollständiges oder teilweises Fehlen der äußeren Dyneinarme
	Verkürzung der Dyneinarme
Defekte der radialen Speichen	Komplettes Fehlen der radialen Speichen
	Fehlen der Köpfe der radialen Speichen
Mikrotubuläre Transposition	Fehlen des zentralen Tubuluspaares mit Transposition eines äußeren Paares ins Zentrum
Andere Defekte	Dysorientierung der Zilien
	Fehlen von Zilien
	Anomalien der Basalkörper
	Zu lange Zilien
	Normale ultrastrukturelle Organisation mit funktioneller Beeinträchtigung

Tabelle 10

Differenzierung zwischen primärer und sekundärer Ziliendyskinesie. (Nach [10])

	Primäre Ziliendyskinesie	Sekundäre Ziliendyskinesie
Prozentsatz atypischer Zilienquerschnitte	30–95%, je nach Defekt	<10%
Grad der Homogenität	Hoch	Gering
Reversibilität bei wiederholter Untersuchung	Nicht vorhanden	Vorhanden
Typische Zilienstrukturdefekte	(s. Tabelle 9)	Deformierungen der Zellmembran, Zilienkonglomerate, selten auch Strukturanomalien der primären Ziliendyskinesie, atypische Anordnung der Mikrotubuli

▶ **Innere und äußere Dyneinarme**
▶ **Andere Binnenstrukturen der Zilien**

Eine Reihe von Strukturanomalien werden mit dem Krankheitsbild der primären Ziliendyskinesie in kausalen Zusammenhang gebracht (Tabelle 9). Von besonderem Interesse sind die beweglichen Bindeglieder zwischen peripheren Tubuluspaaren, die sog. ▶**inneren und äußeren Dyneinarme.** Hier finden sich Auffälligkeiten bei den meisten der erblichen Ziliendefekte. Daneben können auch alle ▶**anderen Binnenstrukturen der Zilien** von erblichen Störungen betroffen sein. Neben Speichendefekten sind mikrotubuläre Transpositionen und Defekte bekannt, die durch uneinheitliche Orientierung des Zilienschlages charakterisiert sind. Schließlich finden sich bei typischer Symptomatik zu lange Zilien als morphologisches Korrelat der primären Ziliendyskinesie.

▶ **Differenzierung zwischen angeborener und erworbener Strukturanomalie**

Auch die sekundäre Ziliendyskinesie kann mit strukturellen Veränderungen der Zilien assoziiert sein. Sogar beim Gesunden finden sich vereinzelt Strukturanomalien. Eine ▶**Differenzierung zwischen angeborener und erworbener Strukturanomalie** ist elektronenmikroskopisch jedoch in der Regel möglich (Tabelle 10). Bei den erblichen Störungen ist im Gegensatz zu den erworbenen mit einem homogenen Bild der Defekte bei der Mehrzahl der begutachteten Zilien zu rechnen. Eine erbliche Ziliendyskinesie liegt sicher vor, wenn mehr als 50% der untersuchten Zilien einen übereinstimmenden typischen strukturellen Defekt aufweisen (s. Tabelle 10).

Auch bei der elektronenmikroskopischen Untersuchung ergibt sich keine 100%ige Sensitivität und Spezifität für erbliche und nicht-hereditäre Ziliendefekte. Eine Schwierigkeit besteht darin, dass stark entzündlich veränderte Schleimhaut zunächst mit einer Rückbildung der Zilien, in fortgeschrittenen Stadien auch mit der Rückbildung des gesamten Flimmerepithels reagiert, sodass im Biopsiematerial u. U., unabhängig von der Genese, keine Zellfortsätze zur Strukturanalyse nachweisbar sind. Andererseits existieren Fallberichte von Patienten mit irreversibler Ziliendysfunktion und typischen klinischen Befunden der primären Ziliendyskinesie, bei denen jedoch keinerlei bekannte strukturelle Auffälligkeit der Zilien zu erkennen ist. Hier ist die Zilienfunktionsdiagnostik von besonderer Bedeutung. Trotz der genannten Einschränkungen ist die elektronenmikroskopische Begutachtung von Zilienquerschnitten für die Diagnose einer primären Ziliendyskinesie und für die Differenzierung zwischen primären und sekundären Ziliendefekten zu fordern.

Zur Sicherung der Diagnose einer PCD ist in der Regel der Nachweis einer pathologischen Zilienultrastruktur erforderlich

Praktisches Vorgehen

Indikationen zur Ziliendiagnostik ergeben sich bei den in Tabelle 2 aufgeführten Beschwerden.

Funktionelle (In-vivo-)Untersuchungen

Bei kooperativen Patienten wird die Überprüfung der mukoziliären Clearance durch den Saccharintest empfohlen und – falls verfügbar – die Messung der nasalen NO-

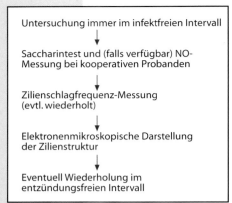

Untersuchung immer im infektfreien Intervall

↓

Saccharintest und (falls verfügbar) NO-Messung bei kooperativen Probanden

↓

Zilienschlagfrequenz-Messung (evtl. wiederholt)

↓

Elektronenmikroskopische Darstellung der Zilienstruktur

↓

Eventuell Wiederholung im entzündungsfreien Intervall

Abb. 4 ◀ Praktisches Vorgehen bei der Ziliendiagnostik. (Nach [3, 7, 9])

Bei wiederholt normalen Werten kann eine Zilienfunktionsstörung recht sicher ausgeschlossen werden.

Konzentration (Abb. 4). Bei zuverlässig erhobenen Normalbefunden sollte zunächst an andere Differenzialdiagnosen gedacht werden.

Bioptische (Ex-vivo-)Untersuchungen

Auch bei nicht kooperativen Patienten kann die Messung der Zilienschlagfrequenz in vitro durchgeführt werden. Probenmaterial kann dazu bei Einhaltung einiger Regeln an ein entsprechend ausgestattetes pädiatrisch-pneumologisches Zentrum versandt werden. Bioptische Zilienuntersuchungen sind invasiv und sollten daher von geübter Hand ausgeführt werden.

Bei wiederholt normalen Werten und evtl. nach Videodokumentation der regelrechten Zilienbewegung kann eine Zilienfunktionsstörung recht sicher ausgeschlossen werden.

Bei pathologisch erniedrigter Zilienschlagfrequenz sollte die Untersuchung wiederholt werden.

Bei mehrfach erniedrigter Zilienschlagfrequenz oder bei wiederholten Hinweisen für eine ineffektive Flimmeraktivität sollte die elektronenmikroskopische Analyse von respiratorischem Flimmerepithel erfolgen. Auch hierfür ist die Versendung von Probenmaterial möglich.

Danksagung. Herrn C.P. Wagner sei für die Mitwirkung bei der Entstehung des Manuskriptes gedankt.

Literatur

1. Afzelius BA (1976) A human syndrome caused by immotile cilia. Science 193:317–319
2. Baan S, Veerman AJP, Wulffraat N et al. (1986) Primary ciliary dyskinesia: ciliary activity. Acta Otolaryngol 102:274–281
3. Bush A, Cole P, Hariri M et al. (1998) Primary ciliary dyskinesia: diagnosis and standards of care. Eur Resp J 12:982–988
4. Gilain L, Zahm JM, Pierrot JM, Fuchey C, Peynegre, Puchelle E (1993) Nasal ephitelial cell culture as a tool in evaluating ciliary dysfunction. Acta Otolaryngol 113:772–776
5. Holzmann D, Ott PM, Felix H (2000) Diagnostic approach to primary ciliary dyskinesia: a review. Eur J Pediatr 159:95–98
6. Leigh MW (1998) Primary ciliary dyskinesia. In: Chernick TFB, Kendig EL (eds) Kendig's disorders of the respiratory tract in children. Saunders, Philadelphia
7. Meeks M, Bush A (2000) Primary ciliary dyskinesia. Ped Pulmonol 29:307–316
8. Nüsslein TG (1999) Ziliendiagnostik. In: Rieger CHL, Hardt H von der, Sennhauser FH, Wahn U, Zach M (Hrsg) Pädiatrische Pneumologie. Springer, Berlin Heidelberg New York, S 307–312
9. Riechelmann H, Hafner B, Maurer J et al. (1999) Diagnostisches Vorgehen bei primärer ziliarer Dyskinesie. Laryngo Rhino Otol 78:194–199
10. Rossman CM, Lee RMKW, Forrest JB, Newhouse MT (1984) Nasal ciliary ultrastructure and function in patients with primary ciliary dyskinesia compared with that in normal subjects and in subjects with various respiratory diseases. Am Rev Respir Dis 129:161-167

Bei wiederholt normalen Werten kann eine Zilienfunktionsstörung recht sicher ausgeschlossen werden.

Monatsschr Kinderheilkd
2000 · 148: 55–69 © Springer-Verlag 2000

I. Rost

Abteilung Medizinische Genetik, Kinderklinik und Kinderpoliklinik im Dr. von Hauner'schen
Kinderspital der Universität München

Chromosomale Mikrodeletionssyndrome

▶ **Definition**

▶ **Spezialuntersuchung**
FISH-Analyse nur bei klinischer Verdachtsdiagnose
Mikrodeletionen bei Routinechromosomenanalyse meist nicht diagnostizierbar

▶ **Auflösungsgrenze**

▶ **Deletionsgröße**

Als chromosomale Mikrodeletionssyndrome werden Erkrankungen bezeichnet, die durch den ▶ Verlust sehr kleiner Chromosomenbruchstücke verursacht werden. Da diese Mikrodeletionen von ihrer Größe her am Rande oder unterhalb der Auflösungsgrenze einer Routinechromosomenanalyse liegen, können sie in der Regel nicht mit der üblichen zytogenetischen Diagnostik erfaßt werden, sondern nur mit einer ▶ Spezialuntersuchung, der Fluoreszenz-in-situ-Hybridisierung (FISH-Analyse). Das bedeutet, dass ohne die klinische Verdachtsdiagnose mit der Indikation zur FISH-Analyse die im folgenden vorgestellten Krankheitsbilder mit wenigen Ausnahmen mit der Chromosomenanalyse nicht diagnostizierbar sind.

In der Routinechromosomendiagnostik wird eine Auflösung von 450–550 Banden pro haploidem Chromosomensatz angestrebt (Abb. 1). Dabei liegt die ▶ **Auflösungsgrenze** im Bereich von ca. 5–7 Megabasenpaaren (Mb), d.h. Deletionen, die kleiner als 5–7 Millionen Basenpaare sind, können nicht erkannt werden. Die ▶ **Deletionsgröße** bei den meisten im folgenden dargestellten Krankheitsbildern beträgt 1–5 Mb.

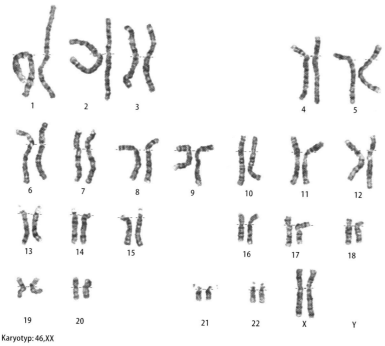

Karyotyp: 46,XX

Abb. 1 ▲ **Zytogenetischer Normalbefund (ca. 500 Banden pro haploidem Chromosomensatz)**

Dr. Imma Rost
Abteilung Medizinische Genetik, Kinderklinik und Kinderpoliklinik im Dr. von Hauner'schen Kinderspital der
Universität München, Goethestraße 29, D-80336 München

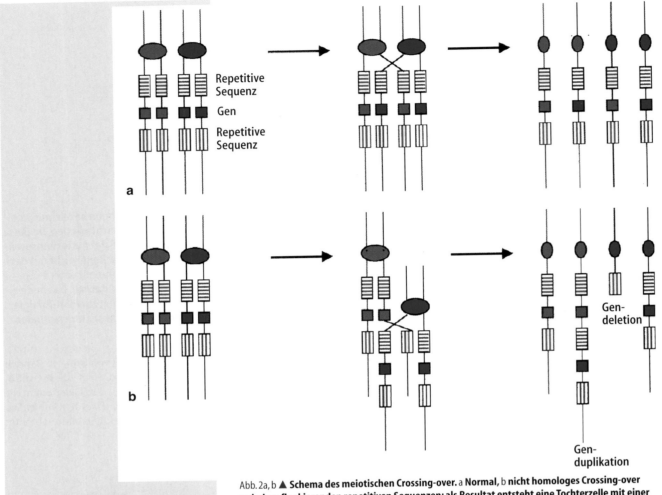

Abb. 2a, b ▲ **Schema des meiotischen Crossing-over.** a **Normal,** b **nicht homologes Crossing-over zwischen flankierenden repetitiven Sequenzen; als Resultat entsteht eine Tochterzelle mit einer Genduplikation, eine mit einer Gendeletion**

In figure labels:
Repetitive Sequenz
Gen
Repetitive Sequenz
a
b
Gen-deletion
Gen-duplikation

Das menschliche Genom umfaßt ca. 3 Milliarden Basenpaare mit ca. 100.000 Genen. Somit enthält ein Gen durchschnittlich 30.000 Basenpaare. Wenn bei einer Mikrodeletion ein Chromosomenabschnitt von 3 Mb Größe fehlt, könnten dabei bis zu 100 Gene fehlen. Man nimmt an, dass der Phänotyp einiger Mikrodeletionssyndrome tatsächlich nicht durch ein einzelnes, sondern durch mehrere Gene beeinflusst wird. Diese Erkrankungen werden daher auch als ▶ „**contiguous gene syndromes**" bezeichnet, weil mehrere benachbarte Gene von der Deletion betroffen sind und die Symptomatik bewirken (z.B. Williams-Beuren-Syndrom). Bei anderen Krankheitsbildern ist nach dem derzeitigen Kenntnisstand nur ein einzelnes Gen im Deletionsbereich für die Symptomatik verantwortlich (z.B. Angelman-Syndrom, UBE3A-Gen). Bei den meisten Mikrodeletionssyndromen sind zwar schon einige Gene im Deletionsbereich bekannt, bei den wenigsten aber genaue Genfunktionen oder Genotyp-Phänotyp-Korrelationen. Die Symptomatik ist zum Teil durch den Verlust dosissensitiver Gene im Deletionsbereich bedingt (sog. ▶ **Haploinsuffizienz**), es können aber weitere Faktoren eine Rolle spielen wie z.B. das sog. Imprinting bei Prader-Willi- bzw. Angelman-Syndrom (s. dort).

Die ▶ **häufigste Ursache** einer Mikrodeletion ist vermutlich eine nicht-homologe Rekombination zwischen sog. repetitiven Sequenzen, die die Deletionsregion flankieren, während des meiotischen Crossing-over (Abb. 2).

Die meisten Mikrodeletionssyndrome treten sporadisch auf, daher ist das ▶ **Wiederholungsrisiko** für weitere Schwangerschaften der Eltern in der Regel niedrig. Es gibt hier jedoch Ausnahmen, auf die in den Abschnitten über die verschiedenen Krankheitsbildern genauer eingegangen werden soll. Da nicht ausge-

▶ **Contiguous gene syndromes**

▶ **Haploinsuffizienz**

▶ **Häufigste Ursache**

▶ **Wiederholungsrisiko**

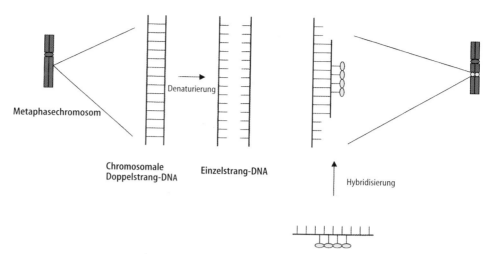

Abb. 3 ► **Ablauf der Fluoreszenz-in-situ-Hybridisierung (FISH)**

Metaphasechromosom

Denaturierung

Chromosomale
Doppelstrang-DNA

Einzelstrang-DNA

Hybridisierung

Fluoreszenzmarkierte DNA-Sonde

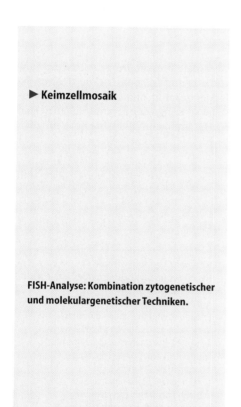

► **Keimzellmosaik**

FISH-Analyse: Kombination zytogenetischer und molekulargenetischer Techniken.

schlossen werden kann, dass eine Mikrodeletion bei einem Kind durch eine bei einem Elternteil balanciert vorliegende chromosomale Strukturaberration hervorgerufen wurde, sollte bei weiterem Kinderwunsch auch eine Chromosomen- und FISH-Analyse der Eltern angeboten werden. Auch wenn diese Untersuchungen normale Resultate zeigen, kann aufgrund des sog. ► **Keimzellmosaiks** ein kleines Restrisiko (<1%) nicht ausgeschlossen werden. Als Keimzellmosaik bezeichnet man das Vorliegen einer Mutation nur in den Keimzellen, womit diese Mutation mit der Untersuchung einer Blutprobe oder von Fibroblasten nicht nachzuweisen ist. Ein Keimzellmosaik kommt bei Mikrodeletionssyndromen selten vor, wurde aber z.B. bei der Mikrodeletion 22q bereits beschrieben.

Die bereits erwähnte Fluoreszenz-in-situ-Hybridisierung kombiniert zytogenetische mit molekulargenetischen Techniken (Abb. 3). Sie beruht darauf, dass zunächst eine DNA-Sonde für den Deletionsbereich hergestellt wird. Das setzt voraus, dass zumindest Teile der DNA-Sequenz bzw. Gene aus diesem Bereich bekannt sind, zu denen eine komplementäre Sonde konstruiert werden kann. Diese mit einem Fluoreszenzfarbstoff markierte Sonde wird dann auf ein konventionelles, ungefärbtes Chromosomenpräparat gegeben, das vorher denaturiert wurde (d.h. die DNA-Doppelstränge wurden getrennt). Die Sonde bindet sich an den ihr komplementären DNA-Abschnitt (In-situ-Hybridisierung). Wenn dieser Abschnitt bei einer Mikrodeletion auf einem der beiden betreffenden Chromosomen fehlt, ist dort auch kein Fluoreszenzsignal durch die Sondenbindung zu erkennen. Zur schnelleren Identifizierung der Chromosomen im Mikroskop wird in der Regel eine Kontrollsonde mithybridisiert. Im Normalfall ist also auf den beiden homologen Chromosomen jeweils ein Signal für die Kontrollsonde und ein Signal für die syndromspezifische Sonde zu erkennen. Bei einer Mikrodeletion erkennt man auf beiden Homologen die Kontrollsonde, aber nur auf einem der Chromosomen die syndromspezifische Sonde (Abb. 4 und 5).

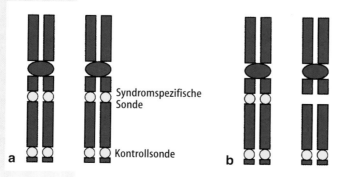

a

Syndromspezifische
Sonde

Kontrollsonde

b

Abb. 4 ◄ a **Normalbefund bzw.**
b **Mikrodeletion in der Fluoreszenz-in-situ-Hybridisierung (FISH)**

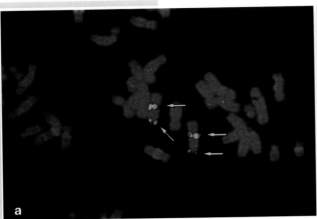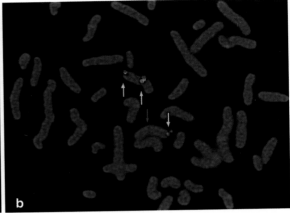

Abb. 5a, b ▲ FISH-Analyse bei Verdacht auf Williams-Beuren-Syndrom mit einer Sonde aus dem Bereich 7q11.23 (Elastingen) und einer Kontrollsonde aus dem Bereich 7q36 (Fa. Oncor): a Normalbefund. Die gelben Pfeile zeigen auf die syndromspezifische (Chromosomenmitte) und die Kontrollsonde (Chromosomenende). b Mikrodeletion 7q11.23 bei Williams-Beuren-Syndrom: auf einem der beiden Chromosomen 7 fehlt die syndromspezifische Sonde (roter Pfeil)

▶ **Häufigkeit**

Seltene Erkrankungen mit Häufigkeiten zwischen 1:10.000 und 1:50.000

Mit wenigen Ausnahmen stellen die Mikrodeletionssyndrome seltene Erkrankungen dar mit ▶ Häufigkeiten zwischen 1:10.000 und 1:50.000. Die meisten von ihnen waren als klinische Syndrome schon länger bekannt, ohne dass die chromosomale Mikrodeletion als Ursache identifiziert war. Einige der Erkrankungen zeigen ein so charakteristisches Symptomenspektrum, dass eine Blickdiagnose möglich

Tabelle 1
Mikrodeletionssyndrome

Syndrom	Chromosomen-lokalisation	Klinik
Williams-Beuren-Syndrom	7q11.23	Supravalvuläre Aotenstenose, Hyperkalzamie, typische Dysmorphiezeichen und Verhaltensweisen
Prader-Willi-Syndrom	15q11.2 (pat)	Anfangs Muskelhypotonie und Ernährungsstörung, dann Adipositas, Entwicklungsverzögerung, Minderwuchs
Angelmann-Syndrom	15q11.2 (mat)	Schwere Entwicklungsverzögerung, v.a. sprachlich, Lachepisoden, auffälliges EEG, Krampfanfälle, Ataxie
Miller-Dieker-Syndrom	17q13.3	Lissenzephalie, Balkenmangel, schwere Entwicklungsverzögerung, Krampfanfälle, Dysmorphiezeichen
Smith-Magenis-Syndrom	17q11.2	Entwicklungsverzögerung, v.a. sprachlich, periphere Neuropathie, Verhaltensauffälligkeiten, diskrete Dysmorphiezeichen
Mikrodeletion 22q ("CATCH-Spektrum")	22q11.2	Variable Symptome, s. Tabelle 2 (Cardial, Abnormal face, Thymic hypoplasia, Cleft palate, Hypocalcemia)
DiGeorge Syndrom		Herzfehler, Thymushypo- oder -aplasie Hypokalzämie, Entwicklungsverzögerung, Dysmorphiezeichen
Shprintzen-Syndrom		Herzfehler, Gaumenspalte, velo-pharyngeale Insuffizienz, Thymushypoplasie, Hypokalzämie, Verhaltensauffälligkeiten, Psychosen, Dysmorphiezeichen, leichte Entwicklungsverzögerung

ist, andere zeigen eine erhebliche klinische Variabilität. Anders als bei den „klassischen" Chromosomensyndromen liegen oft nur sehr diskrete Dysmorphiezeichen vor. Einige der Erkrankungen zeichnen sich durch typische Verhaltensweisen der Patienten aus.

Es gibt zahlreiche Krankheitsbilder, bei denen chromosomale Mikrodeletionen gefunden werden. Dabei werden diese Deletionen entweder nur bei einer kleinen Zahl der Betroffenen gefunden (z.B. Deletion in 16p13.3 bei ca. 12% der Patienten mit Rubinstein-Taybi-Syndrom) oder die Deletionen sind so groß, dass sie in der Regel bereits mit der konventionellen Chromosomenanalyse entdeckt werden (z.B. 4p- und 5p-Syndrom) oder die kleine Zahl der Patienten mit chromosomalen Strukturaberrationen einschließlich Mikrodeletionen war hinweisend auf die Genlokalisation und mittlerweile steht eine molekulargenetische Untersuchungsmöglichkeit zur Verfügung (z.B. Alagille-Syndrom, JAG1-Gen in 20p12).

Im folgenden sollen die in Tabelle 1 aufgeführten Mikrodeletionssyndrome eingehender beschrieben werden. Es wurden die Erkrankungen ausgewählt, bei denen die meisten Patienten eine mit FISH nachweisbare Mikrodeletion zeigen und deren Diagnostik auch im zytogenetischen Routinelabor durchgeführt werden kann, da die notwendigen FISH-Sonden kommerziell erhältlich sind (Tabelle 1).

Williams-Beuren-Syndrom (WBS) (Abb. 6)

▶ Mikrodeletion 7q11.23, Elastingen

Das Williams-Beuren-Syndrom ist seit Anfang der 60er Jahre als Kombination einer supravalvulären Aortenstenose (SVAS) mit Entwicklungsverzögerung sowie charakteristischen Dysmorphiezeichen und Verhaltensweisen bekannt. Die Häufigkeit liegt bei ca. 1:20.000 bis 1:50.000. Seit 1993 ist als Ursache eine ▶ **Mikrodeletion im Langarm des Chromosoms 7 ▶ (7q11.23) unter Einschluß des Elastingens** bekannt. Bei den meisten Patienten umfaßt die Deletion ca. 2 Mb.

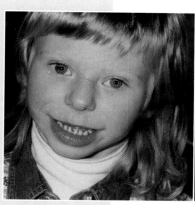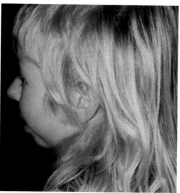

Abb. 6 ◀ **Williams-Beuren-Syndrom bei einem 4jährigen Mädchen**

Mehrere Gene am Phänotyp des WBS beteiligt.

Im üblichen Deletionsbereich liegen außer dem Elastingen mindestens 12 weitere bisher bekannte Gene, deren Funktion bzw. Zusammenhang mit der klinischen Symptomatik des WBS noch unklar sind. Die Haploinsuffizienz eines der beiden Elastinallele kann nur die Befunde von Seiten des kardiovaskulären Systems und des Bindegewebes erklären, nicht aber die Verhaltensmerkmale beim WBS. Die Vermutung, dass weitere Gene zur Symptomatik des WBS beitragen müssen, wird durch die Tatsache unterstützt, dass bei der autosomal dominant vererbten SVAS, die außer dem Herzfehler keine weiteren Symptome mit dem WBS gemeinsam hat, Punktmutationen oder kleinere Deletionen nur im Bereich des Elastingens gefunden werden.

Das WBS tritt ganz überwiegend sporadisch auf, d.h. als Einzelfall in der Familie. Nur selten wurde eine Eltern-Kind-Übertragung beobachtet, wobei dann der übertragende Elternteil ebenfalls Symptome des WBS zeigte. Das Wiederholungsrisiko nach einem Kind mit WBS für weitere Geschwister ist entsprechend gering, vermutlich <1%, wenn keine Mikrodeletion oder balancierte Strukturaberration bei einem Elternteil vorliegt.

Klinische Symptomatik

Bei 70–80% der Patienten liegen kardiovaskuläre Anomalien vor. Dabei finden sich v.a. die SVAS und periphere Pulmonalstenosen, gelegentlich auch valvuläre Pulmonalstenosen. Selten werden auch langstreckige Arterienstenosen beobachtet. Im Säuglingsalter festgestellte periphere Pulmonalstenosen sind u.U. mit dem Absinken des Widerstands im kleinen Kreislauf später nicht mehr nachzuweisen. SVAS neigen zur Verschlechterung. Seltener treten Vorhof- und Ventrikelseptumdefekte auf. Nierenarterienstenosen können einen arteriellen Hypertonus zur Folge haben. Da auch ohne nachweisbare Nierenarterienstenose ein Hypertonus beobachtet wird, sollte bei Patienten mit WBS regelmäßig der Blutdruck kontrolliert werden.

Blutdruckkontrollen bei Patienten mit WBS!

Bei 95% der Patienten kommt es zu einer psychomotorischen Entwicklungsverzögerung. Der IQ liegt im Durchschnitt bei 60. Bei vielen Patienten liegt ein leichter Minderwuchs vor. Im Säuglings-und Kleinkindalter treten häufig Gedeih- und Verdauungsstörungen auf. Bis zu 50% der WBS-Patienten zeigen zumindest vorübergehend eine Hyperkalzämie, deren Ursache bislang ungeklärt ist. Die Hyperkalzämie kann in seltenen Fällen erheblich sein und u.a. eine Nephrokalzinose verursachen.

Die folgenden ▶ **charakteristischen Symptome** erlauben häufig bereits eine **Blickdiagnose** des WBS: medial dünne Augenbrauen, an den Oberlidern vermehrte Weichteilfülle, blaue Augen mit einem sternförmigen Irismuster (Hypoplasie des Irisstromas), ein langes Philtrum, volle Lippen, besonders die Unterlippe, Mikrognathie, kleine, auf Lücke stehende Zähne v.a. im Milchgebiß, Zahnschmelzdefekte und im bleibenden Gebiß behandlungsbedürftige Zahnstellungsanomalien. Es kann eine verstärkte Geräuschempfindlichkeit bestehen. Die Stimme klingt oft heiser oder belegt, es treten gehäuft Hernien auf, die Gelenke sind überstreckbar. Im Erwachsenenalter werden ein frühes Ergrauen der Haare und eine vorzeitige Alterung der Haut beobachtet.

▶ **Charakteristische Symptome, die häufig eine Blickdiagnose erlauben**

WBS-Patienten sind als Kleinkinder oft eher scheu und zurückhaltend. Später wird meist ein kontaktfreudiges, interessiertes freundliches Verhalten beobachtet. Die Jugendlichen scheinen zunächst eine gute sprachliche Ausdrucksfähigkeit zu besitzen, bis nach einiger Zeit auffällt, dass sie an einem Thema hängenbleiben und sich wiederholen. Dieses kontaktfreudige und gesprächige Verhalten wurde im englischen Sprachraum auch als „cocktail party manner" bezeichnet. Probleme mit der visuell-motorischen Koordination, z.B. beim Wiedererkennen von Mustern bzw. beim Wiederzusammensetzen von Teilen eines Musters können als typisch bezeichnet werden.

Prader-Willi-Syndrom (PWS) (Abb. 7)

Das Prader-Willi-Syndrom wurde 1956 erstmals als Krankheitsbild mit „Adipositas, Kleinwuchs, Kryptorchismus, Oligophrenie nach myatonieartigem Zustand im Neugeborenenalter" beschrieben (Prader, Labhart und Willi). Die Häufigkeit liegt zwischen 1:10.000 und 1:15.000. Das Prader-Willi-Syndrom ist vermutlich die häufigste monogenetische Ursache einer Adipositas im Kindesalter. Seit 1981 ist bekannt, dass die Erkrankung in den meisten Fällen durch eine ▶ **Mikrodeletion 15q11–13** hervorgerufen wird. Die Besonderheit besteht darin, dass die Deletion auf dem vom Vater vererbten Chromosom 15 immer ein PWS verursacht, auf dem von der Mutter vererbten Chromosom 15 immer ein Angelman-Syndrom (AS). Die Ursache dafür ist darin zu sehen, dass Gene in dieser Chromosomenregion dem sog. ▶ **Genomic imprinting** unterliegen, d.h. sie sind je nach ihrer elterlichen Herkunft aktiv oder inaktiv. Für die Mikrodeletion beim PWS heißt das, dass bei einer Deletion auf dem väterlichen Chromosom 15 die gleichen Gene zwar noch auf dem mütterlichen Chromosom 15 vorliegen, aber in inaktiviertem Zustand, dass also für diese Gene eine ▶ **funktionelle Nullisomie** besteht. Wie und wann genau das Imprinting gesteuert wird, ist noch nicht bekannt. Es gibt ein Imprinting-Zentrum in der Deletionsregion 15q11–13, das aus zwei Anteilen besteht, von denen eines das Imprinting der „PWS-Gene", eines das des „AS-Gens" steuert. Die Aktivierung bzw. Inaktivierung findet vermutlich über unterschiedliche DNA-Methylierung statt.

▶ **Mikrodeletion 15q11–13**
Mikrodeletion auf dem väterlichen Chromosom 15: PWS, auf dem mütterlichen Chromosom 15: AS.

▶ **Genomic imprinting**

▶ **Funktionelle Nullisomie**

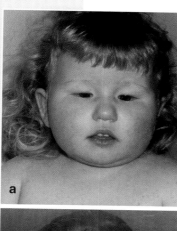
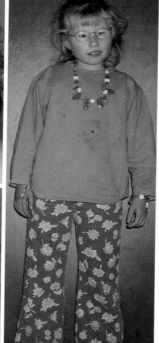

Abb. 7a–c ◀ **Prader-Willi-Syndrom:** a **im Alter von knapp 2 Jahren,** b **und** c **mit gut 8 Jahren**

Mittlerweile wurden außer der Mikrodeletion noch andere Ursachen für das Prader-Willi-Syndrom entdeckt (Abb. 8). Bei 25% der PWS-Patienten liegt eine sog. mütterliche uniparentale Disomie 15 (UPD15mat) vor, d.h. ihre beiden Chromosomen 15 stammen von der Mutter, keines vom Vater. Dadurch liegt die Chromosomenregion 15q11–13 zwar in normaler Dosis (2 Allele) vor, aber im für das mütterliche Chromosom 15 typischen, nämlich inaktiven Zustand. Diese UPD 15 mat kann frühembryonal durch die Korrektur einer ursprünglich mit einer Trisomie 15 angelegten Zygote entstehen. Wenn bei einer Trisomiekorrektur mit 2 mütterlichen und einem väterlichen Chromosom 15 das väterliche verlorengeht, hat der Embryo 2 von der Mutter vererbte Chromosomen 15. Die UPD mag häufiger vorkommen, führt aber bei Chromosomen, die keine dem Imprinting unterliegenden Regionen tragen, meist nicht zu einer klinischen Symptomatik. Bei weniger als 1% der PWS-Patienten liegt als Ursache der Erkrankung eine chromosomale Strukturaberration vor, also z.B. eine Translokation, an der ein Chromosom 15 beteiligt ist. Etwa 3–4% der Patienten weisen eine Imprinting-Mutation auf, die bewirkt, dass auf dem vom Vater vererbten Chromosom 15 ein „mütterlicher Imprint" liegt, d.h., die „PWS-Gene" der Region 15q11–13 sind inaktiviert.

Verschiedene Mutationstypen bekannt

An der klinischen Symptomatik des PWS sind vermutlich mehrere Gene beteiligt. In der Imprinting-Region liegen mindestens 4 Gene, die auf dem väterlichen Chromosom 15 monoallelisch exprimiert werden. Einzelgenmutationen sind beim PWS, im Gegensatz zum AS, bisher nicht bekannt.

Mehrere Gene am Phänotyp des PWS beteiligt.

Wenn eine Mikrodeletion vorliegt, beträgt die Deletionsgröße in der Regel ca. 4 Mb. Die PWS/AS-Deletion ist deshalb mit Hilfe zytogenetischer Spezialuntersuchungen (Hochauflösung) gelegentlich auch in der Chromosomenanalyse nachweisbar.

▶ **Diagnostik**

Die ▶ **Diagnostik** sollte wegen der unterschiedlichen Mutationstypen aus einer zytogenetischen, einer molekularzytogenetischen (FISH) und einer molekulargenetischen Untersuchung, auch unter Einbeziehung der Eltern, bestehen. Die Chromosomenanalyse deckt Translokationen und gelegentlich auch die Mikrodeletion auf. Die FISH-Analyse weist nur die Mikrodeletion nach. Der molekulargenetische Methylierungstest weist über die unterschiedliche Methylierung von Teilen

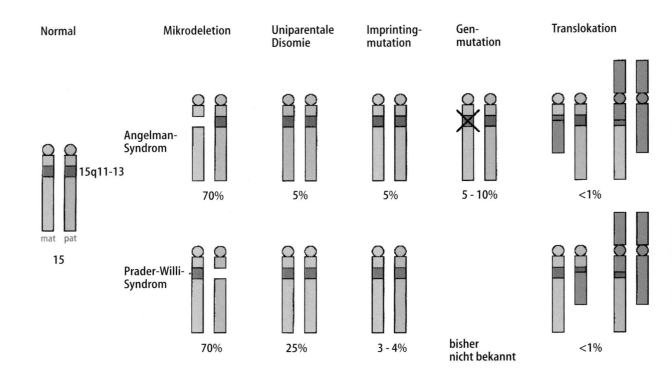

Normal   Mikrodeletion   Uniparentale   Imprinting-   Gen-   Translokation
                   Disomie   mutation   mutation

Angelman-Syndrom

15q11-13

mat   pat

15

Prader-Willi-Syndrom

Angelman-Syndrom: 70%   5%   5%   5 - 10%   <1%

Prader-Willi-Syndrom: 70%   25%   3 - 4%   bisher nicht bekannt   <1%

Abb. 8 ▲ Mutationstypen und -häufigkeiten beim Angelman- bzw. Prader-Willi-Syndrom

Bei PWS und AS: Wiederholungsrisiko abhängig vom Mutationstyp.

der PWS/AS-Region ein charakteristisches Methylierungsmuster nach, mit dem sich Normalbefund, PWS- und AS-Muster unterscheiden lassen. Je nach Mutationstyp ist das Wiederholungsrisiko unterschiedlich hoch. Bei der Mikrodeletion, der UPD, einer neu entstandenen Translokation und der sporadischen (neu entstandenen) Imprinting-Mutation ist es mit unter 1% niedrig, bei einer familiären Translokation liegt es höher, bei einer vererbten Imprinting-Mutation bei 50%.

Klinische Symptomatik

Kinder mit PWS leiden im Säuglingsalter unter Muskelhypotonie und Gedeihstörung. Oft berichten die Mütter über verminderte Kindsbewegungen bereits während der Schwangerschaft. Nicht selten erfolgt die Geburt aus Beckenendlage. Die meisten PWS-Patienten müssen wegen ihrer Trinkschwäche vorübergehend sondiert werden. Die Maße liegen bei der Geburt oft noch im Normbereich und erst später unterhalb der 3. Altersperzentile. Die Endgröße der männlichen Patienten beträgt durchschnittlich 155 cm, die der weiblichen 148 cm. In der Regel bleibt der Pubertätswachstumsschub aus. Bei den meisten Patienten liegt ein Wachstumhormonmangel vor, weshalb eine HCG-Therapie indiziert sein kann. Bereits beim Neugeborenen liegt ein Hypogonadismus bzw. Hypogenitalismus vor; später entwickeln sich nur spärliche sekundäre Geschlechtsmerkmale. Die Gonadotropin- und Östrogen- bzw. Testosteronspiegel sind niedrig; eine Therapie mit Hypophysen- oder Sexualhormonen kann die Entwicklung der sekundären Geschlechtsmerkmale fördern.

Bei den meisten Patienten kommt es zu einer psychomotorischen Entwicklungsverzögerung (Sitzen durchschnittlich mit 12 Monaten, Laufen mit 24 Monaten). Die Sprache wirkt oft schleppend und undeutlich. Der IQ liegt durchschnittlich bei 60–70 und darüber; ca. 40% der Kinder weisen eine niedrig-normale Intelligenz auf.

Die Veränderung des Eßverhaltens ist charakteristisch für diese Erkrankung. Während in den ersten 6 bis 12 Monaten Trinkschwäche und Gedeihstörung ganz im Vordergrund stehen, tritt später – meist zwischen dem 1. und 6. Lebensjahr – eine

Eßsucht auf. Die Kinder suchen ständig nach Eßbarem, haben ein schwach ausgeprägtes Sättigungsgefühl, erbrechen selten. Der Kalorienbedarf scheint dabei reduziert, was zu einer Adipositas v.a. im Stammbereich führt. Auch bei nicht adipösen Kindern mit PWS ist eine zur Gesamtkörpermasse erhöhte Fettmasse zu beobachten.

Die Hauptursachen für Morbidität und Mortalität beim PWS bestehen in kardiopulmonalen Erkrankungen, Diabetes, Hypertonus, Thrombophlebitis, chronischen Beinödemen und Schlafapnoen infolge der Adipositas. Die Frühdiagnose ist deshalb außerordentlich wichtig, um bei rechtzeitiger Information der Eltern und Betreuer der Eßsucht entgegenzusteuern. Viele Patienten mit PWS sind in der Lage, bei frühzeitigem Training die Gewichtszunahme in Grenzen zu halten (s. Patientin in Abb. 7).

Nicht selten kommt es zu Verhaltensstörungen wie Sturheit und Wutausbrüche, v.a. im Zusammenhang mit der Nahrungsaufnahme. Psychosen sollen bei 5–10% der jungen Erwachsenen mit PWS vorliegen.

Kinder mit PWS aufgrund einer Mikrodeletion zeigen oft eine Hypopigmentierung, da im Deletionsbereich auf dem Chromosom 15 ein Gen für die Pigmentierung liegt. Als typische Merkmale sind eine schmale Stirn, schmale Nasenwurzel, mandelförmige Augen, Strabismus, kleiner Mund, schmale Oberlippe, kleine Hände und Füße und schlanke Finger zu finden.

Beim PWS Frühdiagnose zur Vermeidung der Adipositas wichtig.

Angelman-Syndrom (AS) (Abb. 9)

Auch das Angelman-Syndrom ist als klinisch beschriebenes Krankheitsbild seit 1965 bekannt, also lange bevor die genetische Ursache entdeckt wurde. Die Häufigkeit dieser Erkrankung wird mit 1:15.000 bis 1:20.000 angegeben. Bei den meisten Patienten besteht eine ▶ **Mikrodeletion 15q11–13** auf dem von der Mutter vererbten Chromosom 15. Wie bereits beim Prader-Willi-Syndrom erwähnt, unterliegt diese Chromosomenregion dem genomic imprinting. Bisher wurde nur ein für das AS verantwortliches Gen (UBE3 A) in dieser Region identifiziert, das im Gehirn nur auf dem mütterlichen Chromosom 15 aktiv ist. Auch beim AS gibt es ▶ **verschiedene Mutationstypen** (Mikrodeletion, UPD, Mutation im UBE3A-Gen, Imprinting-Mutation, chromosomale Strukturaberration wie z.B. Translokation, s. Abb. 8), weshalb auch hier zur Einschätzung des Wiederholungsrisikos der Mutationstyp bestimmt werden muß. Bei ca. 20% der Patienten mit klinischem Verdacht auf AS sind die Routineuntersuchungen (Methylierungstest, Chromosomenanalyse, FISH-bzw. PCR-Analyse unter Einbeziehung der Eltern) unauffällig. Bei 5–10% dieser Patienten ist die Symptomatik auf eine Mutation im UBE3A-Gen zurückzuführen, bei den übrigen bleibt die Ursache derzeit unklar. Das Wiederholungsrisiko ist wie beim Prader-Willi-Syndrom unterschiedlich hoch, bei der häufigsten Ursache, der Mikrodeletion, sowie der UPD 15 pat, ist es gering (<1%). Das gleiche gilt für die sporadische Imprinting-Mutation oder eine neu entstandene Translokation. Bei der sehr seltenen familiären Imprinting-Mutation liegt es bei 50%.

▶ **Mikrodeletion 15q11–13**

Bisher nur ein Gen (UBE3 A) beim AS

▶ **Verschiedene Mutationstypen**

Bei einem Teil der klinisch diagnostizierten AS-Patienten bisher keine Ursache bekannt.

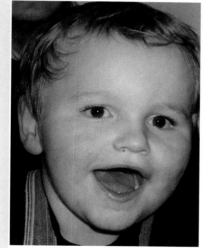

Abb. 9 ▲ 2¹/₂jähriger Junge mit Angelman-Syndrom

Klinische Symptomatik

Im Vordergrund steht die schwere psychomotorische Entwicklungsverzögerung, wobei die Sprachentwicklung stärker beeinträchtigt ist als die motorische Entwicklung. Der Wortschatz vieler Patienten besteht nur aus wenigen Wörtern, sie können sich besser mit Hilfe von Gebärden verständigen. Das Sprachverständnis ist dagegen besser ausgebildet. Nach dem Laufenlernen fällt eine Gangataxie auf, bereits vorher die Rumpfhypotonie und Hypertonie im Bereich der Extremitäten. Frühzeichen im Säuglingsalter können inkonstantes Fixieren und unsicheres Grei-

Sprachentwicklung stark beeinträchtigt.

fen sein. Die meisten Patienten entwickeln eine Mikrozephalie. Wenn die Ursache des AS eine Mikrodeletion ist, kann wie beim PWS eine Hypopigmentierung bestehen. Oft findet man früh ein pathologisches EEG, bei vielen Patienten auch Krampfanfälle, die meist vor dem 3. Lebensjahr einsetzen. Das charakteristische EEG zeigt eine hochamplitudige, relativ langsame, generalisierte Entladungstätigkeit. Die Kinder zeigen meist eine freundliche Grundstimmung, es treten Lachepisoden auf inadäquate Stimuli, z.B. bei der Blutabnahme, auf.

Die Dysmorphiezeichen sind v.a. im Kleinkindalter diskret: Mittelgesichtsretrusion mit mandibulärer Prognathie, breite Mundspalte mit oft vorstehender Zunge, Malokklusion.

Miller-Dieker-Syndrom (MDS) (Abb. 10)

Auch das Miller-Dieker-Syndrom wurde als klinische Entität in den 60er Jahren beschrieben. Die Krankheitsursache, die ▶ **Mikrodeletion 17p13.3**, wurde 1983 bei einem Patienten mit der MDS-Symptomatik und einem Ringchromosom 17 erkannt. Neben der Mikrodeletion sind nicht selten Chromosomenaberrationen unter Einbeziehung der MDS-Region Ursache der Erkrankung, weshalb zur Diagnostik neben der FISH-Analyse auch die Chromosomenanalyse gehört. Bei Vorliegen einer Mi-

▶ **Mikrodeletion 17p13.3**

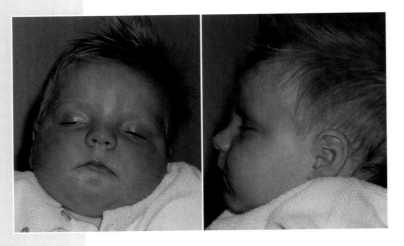

Abb. 10 ◀ **7 Monate alter Junge mit Miller-Dieker-Syndrom**

krodeletion aufgrund einer Translokation sollten die Eltern untersucht werden, um festzustellen, ob bereits ein Elternteil die Translokation in balancierter Form trägt. Bei de-novo (neu entstandener) Mikrodeletion ist das Wiederholungsrisiko gering (<1%), ebenso bei einer neu entstandenen unbalancierten Translokation. Bei einer familiären, bei einem Elternteil balanciert vorliegenden Translokation ist das Wiederholungsrisiko höher, es kann bis zu ca. 50% betragen. Ein an der Entstehung der Symptomatik des MDS beteiligtes Gen in der Deletionsregion ist das ▶ **LIS1-Gen**. Kleinere Deletionen in diesem Gen, aber im Gegensatz zum MDS kein kompletter Genverlust, werden auch bei der isolierten Lissenzephalie gefunden. Die Häufigkeit liegt vermutlich unter 1:20.000, genauere Angaben sind bisher nicht verfügbar.

▶ **LIS-1-Gen**

Klinische Symptomatik

Das Leitsymptom des Miller-Dieker-Syndroms ist die Lissenzephalie Typ I (gr. lissos=glatt), der eine schwere frühembryonale Entwicklungsstörung der Großhirnrinde (Migrationsstörung) zugrundeliegt. Anstelle der üblichen 6 Schichten der Großhirnrinde finden sich beim MDS maximal 3–4 Schichten. Bei ca. 75% der Patienten ist ein Balkenmangel assoziiert. In der Bildgebung ist eine Pachy- oder Agyrie des Großhirns zu erkennen.

Es kommt zu einer schweren Entwicklungsverzögerung. Meist setzen frühzeitig Krampfanfälle ein. Die durchschnittliche Lebenserwartung ist eingeschränkt; nur wenige Patienten sind wesentlich älter als 2 Jahre geworden.

Leitsymptom Lissenzephalie (Migrationsstörung)

Die Patienten haben eine hohe, gewölbte Stirn mit bitemporalen Einziehungen, eine kurze Nase mit evertierter Nasenbodenebene, eine bogenförmige, vorstehende Oberlippe, eine breite Zahnleiste und eine Retrognathie. Meist besteht eine Mikrozephalie. Beim Weinen oder Schreien bilden sich oft tiefe Furchen über der Stirnmitte.

Smith-Magenis-Syndrom (SMS) (Abb. 11)

Zytogenetische Diagnose meist möglich.

▶ **Mikrodeletion 17p11.2**

Das Smith-Magenis-Syndrom wurde 1982 erstmals im Zusammenhang mit einer zytogenetisch sichtbaren Deletion im proximalen Kurzarmbereich des Chromosoms 17 ▶ (17p11.2) beschrieben. Obwohl die Deletion eine Größe erreicht, die mit hochauflösenden Bandentechniken nachweisbar ist, kann sie in der Routinediagnostik übersehen werden. Die Häufigkeit des SMS wird auf 1:25.000 Neugeborene geschätzt, d.h. dieses bisher wenig bekannte Krankheitsbild ist wahrscheinlich unterdiagnostiziert. Die Deletion entsteht meist de novo, weshalb von einem niedrigen Wiederholungsrisiko ausgegangen werden kann. Trotzdem sollte auch den Eltern bei entsprechenden Fragen eine zytogenetische und molekularzytogenetische Diagnostik angeboten werden.

SMS unterdiagnostiziert.

Im Deletionsbereich sind bereits gut ein Dutzend Gene bekannt, deren Funktion bzw. Zusammenhang mit der Pathogenese des SMS aber noch nicht geklärt ist.

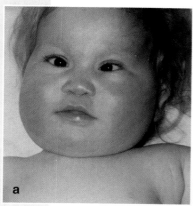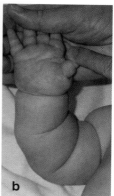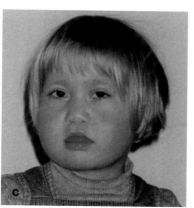

Abb. 11a–c ▲ **Smith-Magenis-Syndrom: Patientin im Alter von 9 Monaten** (a und b) **und 4 $^3/_4$ Jahren** (c)

Klinische Symptomatik

Die Patienten zeigen eine Entwicklungsverzögerung, wobei die Sprachentwicklung am stärksten betroffen ist. Der IQ liegt meist zwischen 40 und 54. Die Stimme ist oft tief und heiser. Schon bei kleinen Kindern treten verschiedene Schlafstörungen auf, die meist zu längeren Wachperioden während der Nacht führen. Weitere typische Verhaltensweisen treten früh auf: bei Freude zeigen die Kinder häufig eine Art „Selbstumarmung"; sie haben trotz ihrer verzögerten Entwicklung früh einen sicheren konstanten Blickkontakt und äußern ein starkes Bedürfnis nach Zuwendung durch Erwachsene. Nicht selten kommt es zu Wutanfällen, die in Zusammenhang mit der Schwierigkeit stehen, sich sprachlich verständlich zu machen. Dabei sind als Folge der oft beobachteten verminderten Schmerz- und/oder Temperaturempfindlichkeit als Zeichen einer peripheren Neuropathie auch erhebliche Selbstverletzungen zu beobachten. Fußfehlstellungen treten ebenfalls häufig auf, seltener Herz- oder Nierenfehlbildungen. Es kann zu einer starken Myopie mit Netzhautablösung kommen, augenärztliche Kontrollen, v.a. bei Myopie, sind deshalb angebracht. Im Kindesalter tritt häufig ein Strabismus auf, im Kleinkindesalter rezidivierende Otitiden, gelegentlich gefolgt von Schwerhörigkeit.

Äußere Merkmale sind zwar charakteristisch, aber selten so ausgeprägt, dass sie eine Blickdiagnose erlauben: Brachyzephalie, Mittelgesichtshypoplasie, breite Nasenwurzel, nach außen oben ansteigende Lidachsen, bogenförmige („M"-förmige) Oberlippe mit deutlichem Philtrumeinschnitt, im Säuglings-und Kleinkindesalter Einschnürungen an den Unterarmen.

Mikrodeletion 22, DiGeorge-Syndrom (DGS), Shprintzen-Syndrom (Velo-cardio-faciales Syndrom, VCFS) (Abb. 12)

▶ Mikrodeletion 22q11.2

Große klinische Variabilität und Überschneidungen der Syndrome.

Die durch eine ▶ Mikrodeletion 22q11.2 verursachten Krankheitsbilder zeigen von allen Mikrodeletionen die größte klinische Variabilität (Tabelle 2) und z.T. erhebliche Überschneidungen in der Symptomatik der einzelnen Syndrome, so dass eine eindeutige Zuordnung manchmal nicht möglich ist. Mit dem Akronym „CATCH 22" (Cardial, Abnormal face, Thymic hypoplasia, Cleft palate, Hypocalcemia, del 22q11.2) wurde versucht, diese Symptomenvielfalt in einem Begriff zusammenzufassen. Da das Akronym v.a. im amerikanischen Sprachraum (und in betroffenen Familien) unangenehme Assoziationen hervorruft, sollte es vermieden werden.

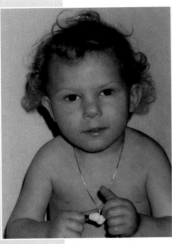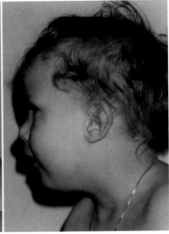

Abb. 12 ◀ **Mikrodeletion 22q11.2 bei einem 2 $^{3}/_{4}$ Jahre alten Jungen**

Häufigste Mikrodeletion mit 1:4.000.

Die Häufigkeit aller mit der Mikrodeletion 22 assoziierten Krankheitsbilder wird mit bis zu 1:4.000 angegeben. Die Größe der Deletion liegt meist bei etwa 2 Mb; sie ist offenbar nicht mit dem Phänotyp korreliert. Mittlerweile sind mehr als 20 Gene im Deletionsbereich bekannt, der Zusammenhang mit dem Phänotyp ist aber in allen Fällen noch nicht endgültig geklärt. Ungeklärt ist auch, warum die gleiche Deletion klinisch so unterschiedliche Auswirkungen haben kann. Da bei der Mikrodeletion 22 meist Strukturen betroffen sind, deren Zellen sich z.T. von der Neuralleiste ableiten, wie z.B. der Ausflußtrakt des Herzens und die großen herznahen Gefäße, die 3. und 4. Schlundtasche bzw. die daraus abgeleiteten Strukturen wie Thymus und Nebenschilddrüsen, nimmt man an, dass im Deletionsbereich ein Gen oder Gene liegen, die die Migration von Zellen der Neuralleiste in diesem Bereich steuern.

In ca. 10% vererbt.

Eine Besonderheit der Mikrodeletion 22 besteht darin, dass sie relativ häufig bereits bei einem Elternteil vorliegt. In diesem Fall besteht ein Wiederholungsrisiko von 50% bei weiteren Schwangerschaften, ohne dass vorausgesagt werden könnte, in welchem Ausmaß ein weiteres Kind betroffen sein wird. Die Häufigkeit der Vererbung wird in der Literatur mit 10–20% und mehr angegeben, liegt vermutlich aber eher im Bereich von ca. 10%. Wenn bei einem Kind eine Mikrodeletion 22q nachgewiesen wird, sollten, zumindest bei weiterem Kinderwunsch, auch die Eltern untersucht werden, um das Wiederholungsrisiko angeben zu können. Wenn beide Eltern keine Deletion tragen, bleibt ein geringes Wiederholungsrisiko (<1%) wegen der Möglichkeit eines Keimzellmosaiks.

Von allen durch die Mikrodeletion 22q11.2 verursachten Krankheitsbildern sind das DiGeorge-Syndrom und das Shprintzen-Syndrom wohl die bekanntesten. Sie zeigen Überschneidungen, so dass eine eindeutige Zuordnung in vielen Fällen

Tabelle 2
Mikrodeletion 22q11.2

▶ DiGeorge-Syndrom mit/ohne Immundefekt (DGS)
▶ Shprintzen-Syndrom, Velo-cardio-faciales Syndrom (VCFS)
▶ Herzfehler (v.a. Aortenbogenanomalien, konotrunkale Herzfehler)
  mit/ohne Dysmorphiezeichen, mit/ohne Entwicklungsverzögerung
▶ Cayler-Syndrom („schiefes Schreigesicht"+Herzfehler)
▶ Velopharyngeale Insuffizienz (nasale Sprache)
  mit/ohne Entwicklungsverzögerung

nicht möglich ist. Beide Krankheitsbilder wurden bereits in ein und derselben Familie beobachtet, was bei Zugrundeliegen der gleichen Ursache nicht verwunderlich ist, aber auch unterstreicht, dass die – historisch begründete – Unterscheidung nicht mehr erforderlich ist. Trotzdem sollen beide Krankheitsbilder hier noch ausführlicher dargestellt werden, da sie sozusagen das „Vollbild" der Symptomatik der Mikrodeletion 22q repräsentieren können.

DiGeorge-Syndrom (DGS)

▶ **Klinische Symptomatik**

Die ▶ **klinische Symptomatik** wurde 1965 erstmals beschrieben, seit 1981 ist die chromosomale Lokalisation, seit 1991 die Mikrodeletion 22q11.2 als häufigste Ursache bekannt. Bei 85–90% der DGS-Patienten liegt diese Mikrodeletion vor. Teilsymptome des DGS (DiGeorge-Sequenz) werden auch bei anderen Chromosomenstörungen oder z.B. bei der Alkoholembryopathie gefunden. Die Ursachen dieser Entwicklungsstörung sind also heterogen. Die Häufigkeit des DiGeorge-Syndroms wird auf 1:5.000 bis 1:10.000 geschätzt. Es handelt sich um einen Entwicklungsfelddefekt der 3. und 4. Schlundtasche bzw. der daraus abgeleiteten Strukturen wie Thymus und Nebenschilddrüsen und des 4. Kiemenbogens. Beim Vollbild findet man deshalb eine Thymushypo- bzw. -aplasie mit daraus resultierendem Defekt der zellulären Immunität. Bei etwa 10% der Patienten liegt ein schwerer Immundefekt vor. Die Hypoplasie der Nebenschilddrüsen führt zur Hypokalzämie, z.T. mit Krampfanfällen. Eine Hypokalzämie wird bei etwa 60% der Patienten gefunden, diese beginnt meist im Neugeborenenalter, kann jedoch auch erst später auftreten. Häufig muß für längere Zeit Kalzium substituiert werden, die Werte können sich aber auch zu jeder Zeit spontan normalisieren. Herzfehler sind ein weiteres Leitsymptom. Charakteristisch sind Aortenbogenanomalien wie unterbrochener oder rechter Aortenbogen, konotrunkale Herzfehler wie Truncus arteriosus, Fallot'sche Tetralogie, aber auch Ventrikelseptumdefekt oder persistierender Ductus arteriosus. Die meisten Patienten zeigen eine Entwicklungsverzögerung, die bei etwa 60% im Bereich der Lernbehinderung liegt. Etwa 30–40% entwickeln einen Minderwuchs.

DG-Sequenz nicht nur bei Mikrodeletion 22q11.2.

Typisch, v.a. im Säuglingsalter, sind Hypertelorismus, Epicanthus, kurze Nase mit antevertierten Nasenlöchern, kleiner, gespitzt wirkender Mund mit bogenförmiger, die Unterlippe z.T. überdeckender Oberlippe, kurzes Philtrum, Mikroretrognathie, runde, breite Ohrmuscheln.

▶ **Prognose**

Die ▶ **Prognose** ist in erster Linie von der Art des Herzfehlers und ggf. vom Immundefekt abhängig, wobei die Letalität beim Vollbild des DGS noch immer hoch ist.

Shprintzen-Syndrom, Velo-cardio-faciales Syndrom (VCFS)

▶ **Klinische Symptomatik**

Das Krankheitsbild wurde erstmals 1978 als ▶ **Kombination aus Gaumenspalte, Herzfehler, typischem Aussehen und Lernbehinderung** beschrieben. Die Mikrodeletion 22q11.2 als Ursache ist seit 1992 bekannt. Das VCFS tritt seltener als das DGS auf. Wegen der häufigen Vererbung wurde es früher als autosomal-dominant vererbtes Krankheitsbild eingeordnet. Bei etwa 85% der Patienten sind Herzfehler zu beobachten, am häufigsten Ventrikelseptumdefekte, Aortenbogenanomalien, Fallot'sche Tetralogie und Pulmonalatresie. Auch andere Gefäßanomalien, z.B. abnorme Schlängelung der A. carotis interna oder der Retinagefäße, kommen bei ca. 25% der Patienten vor. Ein weiteres Leitsymptom stellt die Gaumenspalte dar. Die velopharyngeale Insuffizienz führt zur hypernasalen oder auch heiseren Stimme, wobei Adenoide oft fehlen. Im Zusammenhang mit der Gaumenspalte kommt es nicht selten zur Schalleitungsschwerhörigkeit. Weniger häufig und weniger ausgeprägt als beim DGS finden sich Symptome von seiten des Thymus und der Nebenschilddrüsen, also z.B. eine eingeschränkte T-Zell-Funktion bzw. transitorische Hypokalzämie. Im Kleinkindesalter ist häufig eine Muskelhypotonie zu finden. Wie beim DGS sind ca. 35–40% der Patienten minderwüchsig. Knapp die Hälfte zeigt eine leichte Entwicklungsverzögerung. Charakteristisch sind Verhaltensauffälligkeiten wie ausgeprägte Schüchternheit und Zurückhaltung. Bei ca. 10% werden Psychosen aus dem schizophrenen Formenkreis gefunden, die meist im späten Kindes- bzw. frühen Erwachsenenalter beginnen. In der Literatur wird sogar empfohlen, bei kindlichen Schizophrenien nach Symptomen des VCFS zu suchen und ggf. eine FISH-Analyse vorzunehmen.

Auch beim VCFS gibt es einige Merkmale, die z.T. eine Blickdiagnose ermöglichen: breite Nasenwurzel, langer Nasenrücken, breite Nasenspitze mit hypoplastischen Nasenflügeln, graziler Körperbau, sehr lange schlanke Hände und Füße, bzw. Finger und Zehen.

Wie bereits erwähnt, müssen die genannten Symptome nicht gemeinsam als Vollbild des DGS oder VCFS auftreten. Bereits Teilsymptome können ein Hinweis auf die Mikrodeletion 22q sein, wie z.B. eine nasale Sprache bei einem Kind mit oder ohne Entwicklungsverzögerung, ein vermeintlich idiopathischer Hyperparathyreoidismus, ein Herzfehler, v.a. in Kombination mit diskreten Dysmorphiezeichen oder einer Entwicklungsverzögerung (s. Patient in Abb. 12: lediglich diskrete Dysmorphiezeichen, rechter Aortenbogen), kindliche Verhaltensauffälligkeiten wie extreme Schüchternheit oder eine im Kindesalter beginnende Psychose.

Bei diesen Symptomen auch an Mikrodeletion 22q denken!

Literatur

1. Dobyns WB, Curry CJR, Hoyme HE, Turlington L, Ledbetter DH (1991) **Clinical and molecular diagnosis of Miller-Dieker syndrome.** Am J Hum Genet 48: 584–594
2. Greenberg F, Lewis RA, Potocki L, Glaze D, Parke J, Killian J, Murphy MA, Williamson D, Brown F, Dutton R, McCluggage, Friedman E, Sulek M, Lupski JR (1996) **Multi-disciplinary study of Smith-Magenis syndrome (deletion 17p11.2).** Am J Med Genet 62: 247–254
3. Holm VA, Cassidy SB, Butler MG, Hanchett JM, Greenswag LR, Whitman BY, Greenberg F (1993) **Prader-Willi syndrome: consensus diagnostic criteria.** Pediatrics 91: 398–402
4. Jones KL (1997) **Smith's recognizable patterns of human malformation.** 5th edn. Saunders, Philadelphia
5. Lashkari A, Smith AK, Graham JM (1999) **Williams-Beuren syndrome: an update and review for the primary physician.** Clin Pediatr 38: 189–208
6. Thomas JA, Graham JM (1997) **Chromosome 22q11 deletion syndrome: an update and review for the primary pediatrician.** Clin Pediatr 36: 253–266
7. Wiedemann H-R, Kunze J (1995) **Atlas der klinischen Syndrome für Klinik und Praxis.** 4. Aufl. Schattauer, Stuttgart
8. Williams CA, Angelman H, Clayton-Smith J, Driscoll DJ, Hendrickson JE, Knoll JHM, Magenis RE, Schinzel A, Wagstaff J, Whidden EM, Zori RT (1995) **Angelman syndrome: consensus for diagnostic criteria.** Am J Med Genet 56: 237–238

Bei den Eltern der Patienten bedanke ich mich für die Erlaubnis, Fotos ihrer Kinder zu veröffentlichen. Bei den betreuenden Ärzten, v.a. Frau Dr. A. Enders, Herrn Dr. K. Kugler und Herrn Dr. H. Schmidt, Dr. von Hauner'sches Kinderspital der LMU München, die z.T. auch die Diagnosen gestellt haben, bedanke ich mich für die Informationen über die Patienten. Frau Dr. S. Schuffenhauer, Abt. Medizinische Genetik der LMU, danke ich für die Durchsicht des Manuskripts und die wertvollen Anregungen.

Monatsschr Kinderheilkd
2001 · 149:1078–1090 © Springer-Verlag 2001

V. Prietsch · J. Zschocke · G. F. Hoffmann
Stoffwechselzentrum, Universitätskinderklinik, Heidelberg

Diagnostik und Therapie des unbekannten Stoffwechselnotfalls

Ein praktischer Leitfaden

Angeborene Stoffwechselkrankheiten sind insgesamt selten, müssen jedoch bei vielen akut kranken Kindern differenzialdiagnostisch in Erwägung gezogen werden. Dies erfordert einerseits komplexe, über das Routinelabor hinausgehende Spezialuntersuchungen, deren Stellenwert nicht immer vertraut ist. Andererseits müssen bei akut auftretenden Stoffwechselkrisen schon vor der endgültigen Diagnosestellung („blind") therapeutische Schritte eingeleitet werden, da in der Akutsituation das Ergebnis der zum Teil zeitaufwendigen diagnostischen Untersuchungen nicht abgewartet werden kann. Die diagnostischen und therapeutischen Unsicherheiten können zur Folge haben, dass bei akut auftretenden Stoffwechselentgleisungen die Einleitung einer spezifischen Notfalltherapie verzögert wird oder ganz ausbleibt.

Der vorliegende Artikel soll Richtlinien an die Hand geben, die bei akuter schwerer Erkrankung eine rasche Differenzialdiagnostik im Hinblick auf eine gezielte Therapie metabolischer Erkrankungen ermöglichen. Der Schwerpunkt liegt auf Stoffwechselkrankheiten, die schon in der Notfalltherapie einer über die symptomatische Therapie hinausgehenden spezifischen Therapie bedürfen, da hier eine verzögerte Diagnosestellung besonders folgenschwer ist.

Klinische Manifestation angeborener Stoffwechselkrankheiten im Neugeborenen- und Säuglingsalter

Angeborene Stoffwechselkrankheiten können sich prinzipiell in jedem Alter manifestieren, bevorzugt jedoch im Neugeborenen- und Säuglingsalter. Abb. 1 zeigt eine klinische Klassifikation der sich akut manifestierenden Stoffwechselkrankheiten mit Bezug auf das bevorzugte Manifestationsalter.

Gruppe 1: „Intoxikation"

Bei dieser Gruppe von Stoffwechselkrankheiten sind betroffene Neugeborene bei Geburt und am ersten Lebenstag typischerweise klinisch unauffällig, da pränatal eine Entgiftung über die Plazenta erfolgt. Mit zunehmendem Anstau toxischer Metabolite setzt nach einem freien Intervall von meist Stunden bis Tagen die akut progrediente ▶klinische Symptomatik ein: Apathie bis hin zum Koma, Muskeltonusveränderungen, Nahrungsverweigerung, Erbrechen. Auslöser sind eine vermehrte Zufuhr po-

Bei Verdacht auf Stoffwechselentgleisung müssen Diagnostik und Notfalltherapie parallel laufen

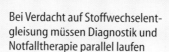

▶ Klinische Symptomatik

Dr. Viola Prietsch
Stoffwechselzentrum, Universitätskinderklinik Heidelberg, Im Neuenheimer Feld 150, 69120 Heidelberg,
E-Mail: viola_prietsch@med.uni-heidelberg.de

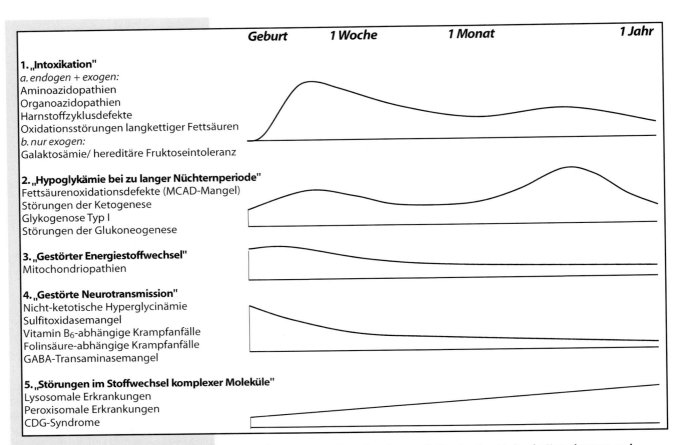

1. „Intoxikation"
a. endogen + exogen:
Aminoazidopathien
Organoazidopathien
Harnstoffzyklusdefekte
Oxidationsstörungen langkettiger Fettsäuren
b. nur exogen:
Galaktosämie/ hereditäre Fruktoseintoleranz

2. „Hypoglykämie bei zu langer Nüchternperiode"
Fettsäurenoxidationsdefekte (MCAD-Mangel)
Störungen der Ketogenese
Glykogenose Typ I
Störungen der Glukoneogenese

3. „Gestörter Energiestoffwechsel"
Mitochondriopathien

4. „Gestörte Neurotransmission"
Nicht-ketotische Hyperglycinämie
Sulfitoxidasemangel
Vitamin B₆-abhängige Krampfanfälle
Folinsäure-abhängige Krampfanfälle
GABA-Transaminasemangel

5. „Störungen im Stoffwechsel komplexer Moleküle"
Lysosomale Erkrankungen
Peroxisomale Erkrankungen
CDG-Syndrome

Geburt   1 Woche   1 Monat   1 Jahr

Abb. 1 ▲ **Typisches Manifestationsalter von Stoffwechselkrankheiten im Neugeborenen- und Säuglingsalter. Die x-Achse gibt das Alter, die y-Achse den bevorzugten Manifestationszeitpunkt für jede Gruppe von Stoffwechselkrankheiten an**

tentiell toxischer Substrate mit der Nahrung und v. a. eine postnatal katabole Stoffwechsellage, in der körpereigenes Gewebe (Muskelprotein, Fett) zur Energiegewinnung herangezogen wird. Es kann sich auch ein längeres freies Intervall finden mit scheinbar unauffälliger Neonatal- und früher Säuglingsperiode, aber dann akuter metabolischer Entgleisung, überwiegend in metabolischen Belastungssituationen (Nahrungsverweigerung bei banalen, v. a. gastrointestinalen Infekten, perioperative Nahrungskarenz, Einführung von proteinreicher oder fruktosehaltiger Beikost).

Folgende Stoffwechselwege können betroffen sein:

▌ Proteinabbau: Harnstoffzyklusdefekte [Ornithintranscarbamylase-(OTC-)Mangel, Carbamylphosphatsynthetase-(CPS-)Mangel, Citrullinämie, Argininbernsteinsäureerkrankung u. a.], Organoazidopathien (Methylmalonazidurie, Propionazidurie, Isovalerianazidurie u. a.), Aminoazidopathien (Ahornsirupkrankheit, Tyrosinämie Typ I),
▌ Fettsäurenverwertung: Oxidationsstörungen langkettiger Fettsäuren,
▌ Kohlenhydratstoffwechsel: Galaktosämie (Symptome nach Zufuhr von Galaktose bzw. Laktose), hereditäre Fruktoseintoleranz (Symptome nach Zufuhr von Fruktose bzw. Saccharose).

Klinisch werden diese Krankheitsbilder oft als Sepsis verkannt, weswegen bei entsprechendem Verdacht unbedingt auch ein Screening auf angeborene Stoffwechselstörungen erfolgen muss. Typisch sind auch Zeichen einer ▶**Neurotoxizität** (Koma durch Anstau von Ammoniak oder anderen toxischen Metaboliten bei Störungen im Proteinkatabolismus), einer ▶**Kardiotoxizität** (Rhythmusstörungen, Kardiomyopathie, v. a. bei Oxidationsstörungen langkettiger Fettsäuren durch Bildung toxischer Acylcarnitine) oder ▶**Hepatotoxizität.**

▶**Neurotoxizität**

▶**Kardiotoxizität**
▶**Hepatotoxizität**

Bei genauerer Anamnese und Befunderhebung finden sich v. a. bei Stoffwechselkrankheiten des Proteinabbaus oft bereits in der Vorgeschichte Symptome, die auf das Vorliegen der sich jetzt akut manifestierenden Stoffwechselkrankheit hinweisen: Gedeihstörung, Episoden von Erbrechen mit Bewusstseinstrübung, Entwicklungsverzögerung. Für die Glutarazidurie Typ I ist die Entwicklung eines perzentilenüberschreitenden Makrozephalus typisch. Bei der Galaktosämie und der hereditären Fruktoseintoleranz setzen die akuten Symptome ausschließlich nach exogener Zufuhr der Substrate mit der Nahrung ein. Sie unterscheiden sich dadurch von den übrigen Erkrankungen, bei denen es v. a. auch bei kataboler Stoffwechsellage zu einer endogenen Intoxikation kommen kann.

Gruppe 2: „Hypoglykämie bei zu langer Nüchternperiode"

▶ **Hypoglykämien**

Bevorzugtes Manifestationsalter ist das Neugeborenen- und das späte Säuglingsalter. Bei länger werdenden Intervallen zwischen den Mahlzeiten (Glykogenose Typ I, Störungen der Glukoneogenese) oder bei banalen Infekten mit unzureichender Narungszufuhr und kataboler Stoffwechsellage (Fettsäurenoxidationsdefekte, Störungen der Ketogenese) kommt es typischerweise zu ▶ **Hypoglykämien** bzw. hypoglykämischen Krampfanfällen. Beim häufigsten Defekt der Fettsäurenoxidation, dem mittelkettigen Acyl-CoA-Dehydrogenase(MCAD)-Mangel, erkranken die bis dahin meist völlig gesunden Kinder akut und können im Koma versterben, ohne dass die richtige Diagnose gestellt wurde.

Gruppe 3: „Gestörter Energiestoffwechsel"

▶ **Laktatazidose**

Leitsymptom von Störungen des mitochondrialen Energiestoffwechsels ist die ▶ **Laktatazidose**. Oft ist infolge des Energiemangels schon die intrauterine Entwicklung beeinträchtigt, erkenntlich an einer kongenitalen Dystrophie oder an (zerebralen) Fehlbildungen. Betroffen sind v. a. stark energieabhängige Organe wie Gehirn (Enzephalopathie), Muskel (muskuläre Hypotonie, Kardiomyopathie), Leber (Hepatopathie) und Niere (Tubulopathie). Typisch ist im weiteren Verlauf auch eine schubweise Verschlechterung in Situationen mit erhöhtem Energiebedarf, insbesondere bei interkurrierenden Erkrankungen.

Gruppe 4: „Gestörte Neurotransmission"

▶ **Epileptische Enzephalopathie**

Störungen der Neurotransmission manifestieren sich abhängig von zerebralen Reifungsvorgängen oft schon am ersten Lebenstag oder sogar pränatal. Typisches Krankheitsbild ist die (neonatale) ▶ **epileptische Enzephalopathie**. Neben Krankheiten, die mit Hypoglykämien oder Elektrolytimbalancen einhergehen, müssen als metabolische Ursachen ausgeschlossen werden: Nichtketotische Hyperglycinämie, Sulfitoxidasemangel, Folinsäure- und Vitamin-B_6-abhängige Krampfanfälle, GABA-Transaminasemangel, peroxisomale Erkrankungen.

Gruppe 5: „Störungen im Stoffwechsel komplexer Moleküle"

▶ **Langsam progrediente klinische Verschlechterung**

Typische Beispiele in dieser Krankheitsgruppe sind die lysosomalen Speicherkrankheiten oder andere Erkrankungen von Enzymen in Zellorganellen. Hierbei finden sich in der Regel keine metabolischen Entgleisungen, sondern eine ▶ **stetig progrediente Verschlechterung**, die in vielen Fällen langfristig letal endet. Je nach Schwere des Krankheitsbildes sind betroffene Kinder schon prä- oder neonatal auffällig oder zeigen erst allmählich Symptome in den ersten Lebensmonaten oder -jahren. Es ist eine auf das klinische Bild abgestimmte, umfassende Diagnostik erforderlich, jedoch keine eigentliche Notfalldiagnostik. Allerdings kann es auch bei diesen Krankheitsbildern im Einzelfall zu einer akuten Verschlechterung im Rahmen von interkurrierenden Erkrankungen kommen.

Diagnostik beim akuten Stoffwechselnotfall

Eine effiziente Notfalltherapie bei Verdacht auf das Vorliegen einer Stoffwechselkrankheit setzt die Basiskenntnis relevanter Krankheitsbilder voraus. Tabelle 1 gibt ei-

Tabelle 1
Diagnostik und Notfalltherapie von Stoffwechselkrankheiten mit akuter Manifestation

Stoffwechselkrankheit	Wegweisende Laborbefunde, unmittelbar verfügbar	Spezifische Stoffwechseldiagnostik, nicht unmittelbar verfügbar	Spezifische Notfalltherapie (Dosierungen s. Tabelle 2)	Kontraindiziert (in der Akutphase):
A: Durch Katabolismus hervorgerufene endogene Intoxikation (Gruppe 1a aus Abb. 1); allgemeine Notfalltherapie: Anabolismus erreichen!				
>100 kcal/kg Tag in Form von Glukose 15–20 mg/kg min, ggf. Fett 1–2 g/kg Tag (nicht bei Verdacht auf Fettsäurenoxidationsdefekt), zusätzlich Insulin, beginnend mit 0,1 IE/kg Std., Steigerung bei BZ>120 mg/dl; alternativ feste Mischung: 1 IE/8–10 g Glukose				
Harnstoffzyklusdefekte, z. B.				
OTC-Mangel Citrullinämie CPS-Mangel Argininbernsteinsäureerkrankung	Ammoniak ↑	Aminosäuren (Plasma), Orotsäure (Urin)	Argininhydrochlorid, Natriumbenzoat, Natriumphenylbutyrat	Eiweiß bzw. Aminosäuren i. v.
Organoazidopathien, z. B.				
Propionazidurie Methylmalonazidurie Isovalerianazidurie Holocarboxylasesynthetasemangel	Azidose, Anionenlücke, Ammoniak ↑, evtl. Laktat ↑, Blutbildveränderungen Ketonurie	Organische Säuren (Urin), Acylcarnitine	Carnitin Bei Ammoniak ↑: Argininhydrochlorid Bei Azidose: Natriumbicarbonat Bei Methylmalonazidurie: Hydroxocobalamin Bei Holocarboxylasesynthetasemangel: Biotin	Eiweiß bzw. Aminosäuren i. v.
Aminoazidopathien, z.B.				
Ahornsirupkrankheit	DNPH-Test im Urin Ketostix im Urin	Aminosäuren (Plasma)	Aminosäurengemisch ohne Leucin, Isoleucin und Valin	Eiweiß bzw. Aminosäuren i. v.
Tyrosinämie Typ I	GOT ↑, GPT ↑, Gerinnungsstörung	Aminosäuren (Plasma), organische Säuren (Urin)	NTBC	
Oxidationsstörungen langkettiger Fettsäuren, z. B.				
LCHAD VLCAD	Freie Fettsäuren/Ketonkörper, GOT ↑, CK ↑, BZ ↓, Laktat ↑, Ammoniak ↑	Acylcarnitine	MCT-Fette p.o.	Fett, Carnitin
B: Störungen in der Bereitstellung von Glukose, ohne endogene Intoxikation (Gruppe 1b+2 aus Abb. 1); allgemeine Notfalltherapie: Glukosezufuhr!				
Glukose 7–8 mg/kg min, bei Hyperinsulinismus >10 mg/kg min				
Glykogenose Typ I A	BZ ↓, Harnsäure ↑, Triglyzeride ↑, Laktat ↑			
Typ I B	Zusätzlich Neutropenie			
Glukoneogenese-Störung	BZ ↓, Laktat ↑			
Galaktosämie/hereditäre Fruktoseintoleranz	BZ ↓, GOT ↑, GPT ↑, Gerinnungsstörung, reduzierende Substanzen im Urin	Galaktosemetabolite, Enzymatik		Galaktose bzw. Fruktose
MCAD-Mangel	freie Fettsäuren/Ketonkörper, BZ ↓	Acylcarnitine	Carnitin	Fett
Hyperinsulinismus	BZ ↓	Insulin in der Hypoglykämie	Glukagon, Diazoxid	
C: Störungen der Energiegewinnung aus Glukose (Gruppe 3 aus Abb. 1); allgemeine Notfalltherapie: Begrenzung der Glukosezufuhr!				
Glukose 3–4 mg/kg min, zusätzliche Energiezufuhr in Form von Fett 2–4 g/kg Tag				
Mitochondriopathien	Laktat ↑, Azidose	Laktat/Pyruvat, β-OH-Butyrat/Azetoazetat	Natriumbicarbonat, Carnitin evtl. Dichloroazetat Bei Pyruvatdehydrogenase-Mangel: Thiamin und α-Liponsäure Bei Atmungskettendefekten: Riboflavin und Koenzym Q_{10} und Askorbat	Hohe Glukosezufuhr

nen Überblick über Diagnostik und Therapie der wichtigsten, im Neugeborenen- und Säuglingsalter auftretenden Stoffwechselkrankheiten.

Die Labordiagnostik in der akuten Stoffwechselkrise muss vollständig alle Untersuchungen beinhalten, die für die Diagnosestellung richtungsweisend und für die Notfallbehandlung von Bedeutung sind. Ein Problem in der Diagnostik des unbekannten Stoffwechselnotfalls besteht darin, dass manche spezifischen Stoffwechseluntersuchungen nicht überall und jederzeit verfügbar sind und ihre Durchführung zeitaufwendig ist, so dass bis zum Erhalt eines Ergebnisses Stunden vergehen können, die therapeutisch nicht ungenutzt bleiben dürfen.

In Tabelle 1 wird daher unterschieden zwischen Laborbefunden, deren Ergebnis unmittelbar verfügbar ist, und solchen, bei denen mit einem Ergebnis auch bei sofortiger Probenaufarbeitung erst im weiteren Verlauf der Notfalltherapie zu rechnen ist.

Es soll an dieser Stelle unterstrichen werden, dass gerade aufgrund der Zeitaufwändigkeit der Untersuchungen (Transport, Organisation, Aufarbeitung) das Untersuchungsmaterial schnell (mittels Taxi) auf den Weg ins vorab telefonisch benachrichtigte Stoffwechsellabor gebracht werden muss. Je nach Zustand des Kindes und den lokalen Gegebenheiten sollte ggf. eine zügige Verlegung des Kindes in das nächste Stoffwechselzentrum veranlasst werden.

In jedem Fall wird die Initialtherapie in erster Linie abhängig sein von Anamnese, klinischem Befund und der unmittelbar verfügbaren Labordiagnostik:

Eine enge Kooperation mit dem regionalen Stoffwechselzentrum ist unerlässlich

Eine ▶**Ammoniakerhöhung** stellt aufgrund der Toxizität des Ammoniaks den dringlichsten Stoffwechselnotfall dar. Sie findet sich insbesondere bei Harnstoffzyklusdefekten und Organoazidopathien, aber auch sekundär bei einer schweren Leberfunktionsstörung (z. B. im Rahmen einer Sepsis, bei Fettsäurenoxidationsstörungen) und transient beim Frühgeborenen.

▶ **Ammoniakerhöhung**

Bei einer Hepatopathie mit ▶**Störungen der Blutgerinnung** müssen als metabolische Ursachen v. a. die Tyrosinämie Typ I, die Galaktosämie und die hereditäre Fruktoseintoleranz ausgeschlossen werden.

▶ **Störungen der Blutgerinnung**

▶**Hypoglykämien** sind das Leitsymptom für Erkrankungen, die mit einer gestörten Fastentoleranz einhergehen (Fettsäurenoxidationsstörungen, Glykogenose Typ I, Störungen der Glukoneogenese), können aber auch endokrin bedingt sein (Hyperinsulinismus, Hypopituitarismus, Nebennierenrindeninsuffizienz) und finden sich v. a. im Neugeborenenalter sekundär bei einer Vielzahl nicht-metabolischer Erkrankungen (z. B. Asphyxie, Sepsis, Polyglobulie, Hypotrophie, Gestationsdiabetes der Mutter).

▶ **Hypoglykämien**

Von Bedeutung für die Abklärung einer Hypoglykämie und zur Bestätigung der Verdachtsdiagnose Fettsäurenoxidationsstörung ist die Bestimmung der Konzentrationen von freien Fettsäuren und Ketonkörpern im Serum. Ein Anstieg der freien Fettsäuren (Norm postprandial <300 µmol/l, im Fasten bis über 2000 µmol/l) und nachfolgend der Ketonkörper (β-Hydroxybutyrat und Azetoazetat, Norm postprandial <100 µmol/l, im Fasten bis über 3000 µmol/l) findet sich als Ausdruck einer physiologischen Fastenreaktion. Das Ausbleiben eines Fettsäurenanstiegs bei Hypoglykämie ist pathognomonisch für eine endokrine Ursache (Hyperinsulinismus) und spricht gegen einen Fettsäurenoxidationsdefekt. Sehr hohe freie Fettsäuren und niedrige oder nur leicht erhöhte Ketonkörper sind demgegenüber stark verdächtig auf einen Fettsäurenoxidationsdefekt oder eine Störung der Ketogenese.

Bei der Abklärung einer Hypoglykämie ist die Bestimmung der Konzentrationen von freien Fettsäuren und Ketonkörpern im Serum hilfreich

Ähnliche, wenn auch weniger differenzierte Informationen liefert bei der Hypoglykämieabklärung der ▶**Ketostix im Urin**. Dieser ist auch hilfreich bei der Abklärung einer metabolischen Azidose, da eine Ketonurie auf das Vorliegen einer Organoazidopathie hinweisen kann. Insbesondere beim Neugeborenen ist eine Ketonurie immer verdächtig auf eine angeborene Stoffwechselkrankheit. Die ▶**Blutgasanalyse** liefert wichtige Informationen über den Säure-Basen-Status und das Ausmaß einer vorhandenen Azidose.

▶ **Ketostix im Urin**

▶ **Blutgasanalyse**

Eine schwere ▶**Laktatazidose** ist charakteristisch für Störungen des Energiestoffwechsels, insbesondere Mitochondriopathien (Atmungskettendefekte, Störungen der Pyruvatdehydrogenase). Aber auch andere Störungen in mitochondrialen Stoffwechselwegen (Störungen der Fettsäurenoxidation, Organoazidopathien, Harnstoffzyklusdefekte, darunter v. a. Citrullinämie) sowie in der Bereitstellung von Glukose (Pyruvatcarboxylasemangel, Glykogenose Typ I) können mit erhöhten Laktatwerten einhergehen. Nicht-metabolisch bedingt findet sich eine Laktatazidose bei

▶ **Laktatazidose**

► **Anionenlücke**

► **DNPH-(Dinitrophenylhydrazin-) Test**
► **Reduzierende Substanzen im Urin**

► **Aminosäuren im Plasma**
► **Acylcarnitinprofil**
► **Organische Säuren im Urin**
► **Orotsäure im Urin**
► **Homocystein im Plasma**

► **Insulin**

Vor Therapiebeginn sollten Serum (1–2 ml), Plasma (1–2 ml) und Trockenblut asserviert werden

Besonders wichtig ist der 1. Urin nach dem akuten Ereignis

Gewebehypoxie, z. B. infolge eines schweren Herz-Kreislauf-Versagens, einer schweren Sepsis oder eines prolongierten Krampfanfalls. Eine Laktaterhöhung kann auch artefiziell bei erschwerter (gestauter) Blutabnahme vorgetäuscht werden.

Die ►**Anionenlücke** kann erste Hinweise auf das Vorliegen von Säuren in unphysiologischen Mengen geben. Sie errechnet sich als Differenz der unter physiologischen Bedingungen quantitativ wichtigsten im Blut vorkommenden Kationen (Na^+ und K^+) und Anionen (Cl^- und HCO_3^-). Eine Anionenlücke von bis zu 16 mmol/l (d. h. ein scheinbares Überwiegen der Kationen) ist physiologisch und ist v. a. durch die anionischen Serumproteine, die nicht in die Rechnung eingehen, bedingt. Eine Vergrößerung der Anionenlücke ist ein Hinweis darauf, dass Anionen vorliegen müssen, die normalerweise nicht oder nur in vernachlässigbaren Mengen vorhanden sind (v. a. Laktat, Ketonkörper, freie Fettsäuren, organische Säuren).

Die genannten Laborwerte sollten in jeder neonatologischen Intensivstation rasch verfügbar sein, da sie Voraussetzung für eine Planung der ersten Schritte der Notfalltherapie sind. Folgende, über das Stoffwechsellabor verfügbare metabolische Schnelltests im Urin liefern ebenfalls rasch weitere Hinweise:

Ein positiver ►**DNPH-(Dinitrophenylhydrazin-)Test** als Nachweis von α-Ketosäuren im Urin findet sich typischerweise bei der Ahornsirupkrankheit. Der Test auf ►**reduzierende Substanzen im Urin** wird zur Diagnostik der Galaktosämie und der hereditären Fruktoseintoleranz herangezogen, fällt aber auch bei anderen Substanzen (am häufigsten: Glukose) positiv aus.

Zur Spezifizierung der initialen Notfalltherapie benötigt man die Ergebnisse der spezifischeren, allerdings zeitaufwendigeren Stoffwechseldiagnostik, deren Durchführung und Interpretation nur in entsprechend ausgestatteten Stoffwechselzentren möglich ist:

►**Aminosäuren im Plasma** (Aminoazidopathien, Harnstoffzyklusdefekte), ►**Acylcarnitinprofil** aus einer Trockenblutkarte (Fettsäurenoxidationsstörungen, Organoazidopathien), ►**organische Säuren im Urin** (Organoazidopathien, Fettsäurenoxidationsdefekte, Tyrosinämie Typ I), sowie ggf. ►**Orotsäure im Urin** (Harnstoffzyklusdefekte) und ►**Homocystein im Plasma** (Remethylierungsstörungen). Im Rahmen einer Hypoglykämiediagnostik liefert die Analyse der blutzuckerregulierenden Hormone (insbesondere ►**Insulin**) zum Zeitpunkt der Hypoglykämie wichtige Informationen.

Praktisches Vorgehen beim Verdacht auf einen Stoffwechselnotfall unklarer Ätiologie

In der Erstversorgung eines Patienten mit Verdacht auf akute Stoffwechselentgleisung müssen durch Anamnese, Befunderhebung und gezielte Diagnostik möglichst rasch die Weichen für eine spezifische Notfalltherapie gestellt werden. Das Vorgehen ist schematisch in Abb. 2 dargestellt und lässt sich prinzipiell in jedem Lebensalter anwenden (Abb. 1). Es ist unverzichtbar, vor Beginn jedweder Therapie ausreichend Material für weitere Untersuchungen zu asservieren, da gerade bei akuten Ereignissen (z. B. Hypoglykämie) oft nur in der Akutsituation gewonnene Blutproben diagnostisch weiterführen. Praktisch bewährt es sich daher, bei jedem akut erkrankten Kind bereits bei der initialen Blutentnahme Serum (1–2 ml), Plasma (1–2 ml) und Trockenblut zu asservieren. Aus diesem Material lassen sich später je nach Fragestellung alle relevanten Untersuchungen durchführen (deren Indikation sich oft erst im weiteren Verlauf ergibt). Besonders wichtig ist auch der 1. Urin nach dem akuten Ereignis, weswegen jedem Patienten bei der Erstversorgung ein Urinbeutel geklebt werden sollte.

Adäquate Energiezufuhr

Die orale Ernährung (insbesondere Protein, Fett, Galaktose und ggf. Fruktose) wird vorerst abgesetzt, es darf lediglich mit Glukose oder Maltodextrin gesüßter Tee angeboten werden.

Gleichzeitig mit der ersten (und wichtigsten) Blutentnahme wird ein peripherer intravenöser Zugang gelegt, über den die Therapie erfolgt. Unabhängig von der Verdachtsdiagnose und noch vor Erhalt der ersten Laborergebnisse sollte sofort mit ei-

Blutentnahme:

Routine:	Blutbild, CRP, Elektrolyte, Kreatinin, Harnstoff, Harnsäure, GOT, GPT, CK, Gerinnung
Stoffwechsel-Basisdiagnostik:	Blutzucker (+ Stix), Blutgasanalyse, Laktat, Ammoniak
Asservieren:	Serum (1-2 ml), EDTA-Plasma (1-2 ml), Trockenblutkarte

+

Urinbeutel kleben:

Urin-Status, Ketostix, pH; Rest asservieren	Stoffwechsellabor informieren; je nach Entfernung asserviertes Material bereits auf den Weg schicken (Taxi)

+

Anlage einer peripheren Dauertropfinfusion:

Glukose 10 mg/kg/min = 15g/kg Tag
= 150 ml/kg Tag Glukose 10 %
entspricht 60 kcal/kg Tag

+ Elektrolytzusatz (in Form 1 molarer NaCl- und KCl-Lösung)

Stop der Zufuhr von Protein, Fett, Galaktose, Fruktose

Oral darf nur mit Glukose oder Maltodextrin gesüßter Tee angeboten werden (kein Kochzucker!).

Laborwerte erfragen; spricht die Gesamtkonstellation für das Vorliegen einer Stoffwechselerkrankung? → **Wenn ja:** Erweiterte Stoffwechseldiagnostik aus asserviertem Material:

Laktatazidose?
Hyperammonämie?
Hypoglykämie?
Ketozidose?

Klinischer Befund?

Acylcarnitine (Trockenblutkarte)
Aminosäuren (Plasma)
freie Fettsäuren, Ketonkörper (Serum)
Urin: organische Säuren, Orotsäure, DNPH-Test, reduzierende Substanzen
Bei Hypoglykämie auch: Insulin, STH, ACTH, Cortisol

+ ggf. Verlegung ins nächste Stoffwechselzentrum
+ gleichzeitig erste Spezifizierung der Therapie:

bei Vorliegen von:		**d.h. bei Verdacht auf:**
Ammoniak > 200 µmol/l	oder	Harnstoffzyklusdefekte
DNPH-Test pos.	oder	Aminoazidopathien
schwerer Ketoazidose	oder	Organoazidopathien
unerklärter deutlich erhöhter Anionenlücke	oder	
Mißverhältnis von hohen freien Fettsäuren und niedrigen Ketonkörpern	oder	Oxidationsstörungen langkettiger Fettsäuren
verdächtiger klinischer Konstellation		

bei Verdacht auf:
Glykogenose Typ I
Störungen der Glukoneogenose
Galaktosämie
Fruktoseintoleranz
MCAD-Mangel
Hyperinsulinismus

Mitochondriopathien

Anabole Stoffwechsellage erzielen!
Glukose ≥ 15 mg/kg min (= 22 g/kg Tag) + Elektrolytzusatz
(→ evtl. ZVK); zusätzlich Insulin, Beginn mit 0,1 IE/kg Std.,
Steigerung bei BZ-Werten > 120 mg/dl

Wenn kein Verdacht auf Fettsäurenoxidationsstörung besteht:
zusätzlich Fett 1-2 g/kg Tag

Blutzucker stabilisieren, beginnend
mit Glukose 7-8 mg/kg min + Elektro-
lyten, bei Hypoglykämie: Steigerung
der Glukosezufuhr (→ evtl. ZVK),
bei Hyperglykämie oder Laktatazidose:
ggfs. Reduktion der Glukose-Zufuhr

Entgiftung:
Bei Hyperammonämie > 200 µmol/l: Argininhydrochlorid 2 mmol/kg 1-2 Std.,
dann 2 mmol/kg Tag.
Natriumbenzoat 250 mg/kg 1-2 Std.,
dann 250-400 mg/kg Tag;

> 400 µmol/l: Hämo(dia)filtration erwägen

Wenn kein Verdacht auf Oxidationsstörung langkettiger Fettsäuren besteht:
zusätzlich Carnitin 50 mg/kg 1-2 Std., dann 100-200 mg/kg Tag

Eine weitere Spezifizierung der Therapie
erfolgt nach Erhalt der erweiterten
Stoffwechseldiagnostik

Abb. 2 ▲ Diagnostik und Therapie beim Verdacht auf Stoffwechselnotfall

ner hoch dosierten Glukosezufuhr (z. B. 10 mg/kg min, das entspricht einer Tagesmenge von 150 ml/kg Tag einer 10%igen Glukoselösung), begonnen werden, unter altersentsprechendem Elektrolytzusatz. Eine ausreichende **▶ Glukose-Elektrolyt-Zufuhr** ist ein wesentliches, wenn auch nicht immer ausreichendes Element in der Notfalltherapie der meisten sich akut manifestierenden angeborenen Stoffwechselkrankheiten (Tabelle 1). Abgesehen von mitochondrialen Erkrankungen, bei denen durch den gestörten Energiestoffwechsel die Glukoseverwertung gestört ist und eine hohe Glukosezufuhr zur Verstärkung der Laktatazidose und zu Hyperglykämien führen kann, gibt es keine angeborene Stoffwechselkrankheit, bei der eine hohe Glukosezufuhr negative Auswirkungen hat, insbesondere nicht, wenn sie im weiteren Verlauf dem individuellen Bedarf angepasst wird. Aus diesem Grund ist es nötig, sich möglichst bald nach Erhalt der initialen Laborparameter (v. a. Ammoniak, Laktat, Blutzucker, Blutgasanalyse, Anionenlücke, freie Fettsäuren und Ketonkörper, Ketostix im Urin) unter Berücksichtigung des klinischen Befundes ein Bild darüber zu verschaffen, ob sich der Verdacht auf eine angeborene Stoffwechselkrankheit erhärtet und welche Kategorie von Stoffwechselkrankheiten am ehesten vorliegt (Tabelle 1).

Stoffwechselkrankheiten mit endogener Intoxikation

Es gilt, rasch Krankheitsbilder zu erkennen, bei denen eine anabole Stoffwechsellage erzielt werden muss, da es bei kataboler Stoffwechsellage zu einer endogenen Intoxikation kommt (Tabelle 1 A: Harnstoffzyklusdefekte, Aminoazidopathien, Organoazidopathien, Oxidationsstörungen langkettiger Fettsäuren). Hier kann die notwendige Energiezufuhr (>100 kcal/kg KG Tag) über einen peripheren Zugang in der Regel nicht erreicht werden, und es wird die Anlage eines zentralvenösen Zugangs erforderlich. Es

ist sinnvoll, dem Katabolismus von Anfang an durch Zugabe von **▶ Insulin** entgegenzuwirken. Aufgrund des hohen Energiebedarfs sollte sofort nach Ausschluss eines Fettsäurenoxidationsdefekts (mittels der Bestimmung von freien Fettsäuren und Keton-

körpern sowie spezifisch der Acylcarnitine aus einer Trockenblutkarte) auch **▶ Fett** verabreicht werden. Wichtig ist auch eine sorgfältige Bilanzierung der Flüssigkeitszufuhr.

Stoffwechselkrankheiten mit gestörter Bereitstellung von Glukose

Bei Stoffwechselkrankheiten, die hauptsächlich mit einer gestörten Bereitstellung von Glukose einhergehen, ist eine Glukosezufuhr in Höhe der hepatischen Glukoseproduktion von 7–8 mg/kg min ausreichend (Tabelle 1 B: Glykogenose Typ I, Störungen der Glukoneogenese, MCAD-Mangel, Galaktosämie, hereditäre Fruktoseintoleranz). Auch beim Hyperinsulinismus reicht als erste Maßnahme eine Anpassung der Glukosezufuhr an den hohen Bedarf von meist über 10 mg/kg min, bevor mit einer medikamentösen Therapie begonnen wird.

Stoffwechselkrankheiten mit gestörter Energiegewinnung aus Glukose

Bei Mitochondriopathien (s. Tabelle 1 C: Störungen der Energiegewinnung aus Glukose) – v. a. beim Pyruvatdehydrogenasemangel – kann hohe Glukosezufuhr lebensgefährlich sein. Man sollte deshalb immer 2 Std. nach Glukosezufuhr Blutgasanalyse, Glukose und Laktat kontrollieren. Bei Verstärkung der Laktatazidose und bei Auftreten von Hyperglykämien muss die Glukosezufuhr begrenzt und durch intravenöse Zufuhr von Fett ergänzt werden.

Entgiftungsmaßnahmen

Bei Krankheiten mit Anstau toxischer Metabolite (Ammoniak, organische Säuren) müssen möglichst rasch spezifische Entgiftungsmaßnahmen eingeleitet werden. Dies ist besonders dringlich beim Vorliegen einer **▶ Hyperammonämie**, bei der sofort und praktisch ohne Kontraindikation **▶ Argininhydrochlorid** i. v. (2 mmol/kg über 1–2 Std., dann 2 mmol/kg 24 Std.) verabreicht werden muss. Daneben sollte bei Harnstoffzyklusdefekten sofort auch **▶ Natriumbenzoat** i. v. (250 mg/kg über 1–2 Std., dann 250–400 mg/kg 24 Std.) und evtl. auch **▶ Natriumphenylbutyrat** p. o. (250–600 mg/kg 24 Std.) gegeben werden. Ob Natriumbenzoat und Natriumphenylbutyrat bei Hyperammonämie ungeklärter Ursache schon vor Ausschluss einer Organoazidopathie gegeben werden dürfen, ist zwar aufgrund theoretischer Überlegungen (Verstärkung der intramitochondrialen Koenzym-A-Verarmung) umstritten. In verschiedenen Stoffwechselzentren werden diese Substanzen jedoch erfolgreich und ohne schädliche Wirkung auch bei Organoazidopathien (v. a. der Propionazidämie) zur Ammoniakentgiftung eingesetzt. Wir halten daher den Einsatz von Natriumbenzoat und Natriumphenylbutyrat zur Ammoniakentgiftung schon vor Ausschluss einer Organoazidopathie für gerechtfertigt.

Sofern eine Messung des Benzoat- bzw. Phenylbutyratplasmaspiegels nicht möglich ist, sollte auf klinische Zeichen einer Überdosierung (metabolische Azidose, Enzephalopathie) geachtet werden, die allerdings den Symptomen der Hyperammonämie sehr ähnlich sind. Die Gabe von ▶**Carnitin** (50 mg/kg über 1–2 Std. i. v., dann 100–200 mg/kg 24 Std.) ist bei Organoazidopathien von großer Bedeutung zur Behebung des sekundären Carnitinmangels und zur Entgiftung der vor dem Stoffwechselblock angestauten organischen Säuren. Problematisch ist die Gabe von Carnitin nur bei Verdacht auf Vorliegen einer Oxidationsstörung langkettiger Fettsäuren, da dann die Gefahr einer vermehrten Bildung toxischer Acylcarnitine besteht. Dies ist insbesondere dann zu vermuten, wenn eine Kardiomyopathie vorliegt.

Die Ergebnisse der spezifischen Stoffwechseldiagnostik (Acylcarnitinprofil, organische Säuren im Urin, Aminosäuren im Plasma), die innerhalb weniger Stunden verfügbar sein sollten, erlauben eine weitere Spezifizierung der Therapie (s. Tabelle 1 und Tabelle 2).

Nach unverzüglich eingeleiteter Notfalltherapie entscheiden die Dynamik der ersten 4–6 Std. und das klinische Gesamtbild darüber, ob ▶**extrakorporale Entgiftungsmethoden** zum Einsatz kommen müssen, die bei Ammoniakwerten >400 µmol/l sowie bei der Ahornsirupkrankheit bei Leucinwerten >1,5 mmol/l frühzeitig gebahnt werden müssen. Wichtig ist, dass auch während der extrakorporalen Entgiftung alles getan wird, um eine anabole Stoffwechsellage zu erzielen, da sonst der Erfolg dieser Maßnahme in Frage gestellt ist.

▶ **Carnitin**

▶ **Extrakorporale Entgiftungsmethoden**

Tabelle 2

Dosierungen von Medikamenten, die in der „metabolischen Notfallapotheke" jeder pädiatrisch-neonatologischen Intensivstation vorhanden sein sollten

Medikament	Dosierung
Argininhydrochlorid	2 mmol/kg über 1–2 Std. i. v., dann 2 mmol/kg 24 Std. (bei Argininbernsteinsäureerkrankung bis 6 mmol/kg 24 Std.)
Natriumbenzoat	250 mg/kg über 1–2 Std. i. v., dann 250–400 mg/kg 24 Std.
Natriumphenylbutyrat	250–600 mg/kg 24 Std. p. o.
Carnitin	50 mg/kg über 1–2 Std. i. v., dann 100–200 mg/kg 24 Std. (nicht bei Verdacht auf Störung der Oxidation langkettiger Fettsäuren)
Natriumbicarbonat	Repetetiv gemäß Base excess

Die Dosierungen folgender Vitamine bzw. Koenzyme sind praktikable Absolutangaben, wie sie in den ersten 3 Lebensjahren unabhängig vom Körpergewicht für die (blinde) Initialtherapie verwendet werden können. Nach dem 3. Lebensjahr wird die Dosis in der Regel verdoppelt

Hydroxocobalamin (Vitamin B_{12})	1 mg/Tag i. m.
Biotin (Vitamin H)	3-mal 5 mg/Tag p. o.
Thiamin (Vitamin B_1)	3-mal 50 mg/Tag p. o./i. v. als Kurzinfusion
α-Liponsäure	3-mal 25 mg/Tag p. o./i. v. als Kurzinfusion
Riboflavin (Vitamin B_2)	3-mal 50 mg/Tag p. o.
Koenzym Q_{10} (Ubiquinon)	3-mal 25 mg/Tag p. o.
Askorbat (Vitamin C)	3-mal 200 mg/Tag p. o./i. v.

Bei neonatalen Krampfanfällen Therapieversuch mit

Pyridoxin (Vitamin B6)	1-mal 50 mg i. v.
Folinsäure	3-mal 1 mg/kg Tag i. v.

Beim kongenitalen Hyperinsulinismus

Glukagon	5–10 µg/kg Std. i. v.
Diazoxid	3-mal 5 mg/kg Tag p. o.

Fazit für die Praxis

Eine Stoffwechselentgleisung ist eine Notfallsituation. Die Erstversorgung beinhaltet primär die Sicherstellung der Energiezufuhr durch hoch dosierte Glukoseinfusion und richtet sich darüber hinaus nach wenigen Basisparametern, welche in jedem Krankenhaus auch nachts und am Wochenende verfügbar sein sollten (insbesondere Ammoniak). Sobald wie möglich muss das Kind einer spezifischen Therapie zugeführt werden, wobei die Abstimmung von Diagnostik und Therapie eine enge Kooperation mit einem Stoffwechselzentrum erfordert. Bei großer räumlicher Entfernung sollte nicht gezögert werden, nach Einleitung der initialen Notfalltherapie das Kind in das nächste Stoffwechselzentrum zu verlegen. Letztlich hängen von einer raschen und gezielten Diagnostik und einer unmittelbaren Anpassung der Therapie ganz entscheidend Prognose und spätere Lebensqualität des Kindes ab.

Danksagung. Diese Publikation enthält Diskussionsergebnisse aus dem Workshop „Notfalltherapie angeborener Stoffwechselkrankheiten", der vom 13.–15. Januar 2000 in Marburg stattfand. Unserer besonderer Dank gilt Frau Dr. Sczcerbak von der Milupa GmbH für die Organisation und Finanzierung des Workshops, sowie den Teilnehmern Prof. Dr. C. Bachmann, Lausanne, Frau Dr. R. Baumgartner, Basel, Dr. O. Bodamer, Houston, Dr. A. M. Das, Hannover, Dr. J. B. C. de Klerk, Rotterdam, PD Dr. H. G. Koch, Münster, PD Dr. E. Mayatepek, Heidelberg, Prof. Dr. E. Mönch, Berlin, Frau E. Müller, Heidelberg, Frau Dr. A. Muntau, München, Dr. J.-M. Nuoffer, Bern, Prof. Dr. Ring, Graz, Prof. Dr. W. Sperl, Salzburg, Frau A. van Teeffelen-Heithoff, Münster, Prof. Dr. U. Wendel, Düsseldorf, und PD Dr. E. Willichowski, Göttingen.

Literatur

1. Dixon MA, Leonard JV (1992) Intercurrent illness in inborn errors of intermediary metabolism. Arch Dis Child 67: 1387 – 1391
2. Hoffmann GF, Nyhan WL, Kahler SG, Mayatepek E, Zschocke J (2001) Handbook of inherited metabolic diseases. William & Wilkens, Philadelphia
3. Leonard JV, Morris AAM (2000) Inborn errors around time of birth. Lancet 356: 583–587
4. Nyhan WL, Ozand PA (1998) Atlas of metabolic diseases. Chapman & Hall, London
5. Nyhan WL, Rice-Kelts M, Klein J, Barshop BA (1998) Treatment of the acute crisis in maple syrup urine disease. Arch Pediatr Adolesc Med 152: 593–598
6. Ogier de Baulny H, Saudubray JM (2000) Emergency treatments. In: Fernandes J, Saudubray JM, Van den Berghe G (eds) Inborn metabolic diseases, 3rd ed. Springer, Berlin Heidelberg New York, pp 53–61
7. Reinhardt D (Hrsg) Leitlinien Kinderheilkunde und Jugendmedizin, C. Stoffwechselkrankheiten. Urban & Fischer, München Wien Baltimore, S 1–56
8. Scriver CR, Beaudet AL, Sly WS, Valle D (2000) The metabolic and molecular bases of inherited diseases, 8th edn. McGraw-Hill, New York
9. Willichowski E, Korenke GC, Christen HJ, Wagner M, Rating D, Hanefeld F (1997) Medikamentöse und diätetische Therapie der mitochondrialen Zytopathien des Kindesalters. Monatsschr Kinderheilkd 145: 5–19
10. Weitere Literatur ist über die Homepage der Arbeitsgemeinschaft Pädiatrische Stoffwechselerkrankungen (APS) erhältlich: http://www.aps-med.de

Monatsschr Kinderheilkd
2000 · 148: 179–193 © Springer-Verlag 2000

A.C. Muntau · S. Beblo · B. Koletzko
Kinderklinik und Kinderpoliklinik im Dr. von Haunerschen Kinderspital der Universität München

Phenylketonurie und Hyperphenylalaninämie

Historische Aspekte

Die Erstbeschreibung des Krankheitsbildes der Phenylketonurie (PKU) erfolgte 1934 durch den norwegischen Arzt *Asbjörn Fölling*. Er wies bei Patienten mit geistiger Behinderung die Ausscheidung von Phenylbrenztraubensäure im Urin nach und umschrieb das neue Krankheitsbild zunächst mit dem Begriff ► „**Imbezillitas phenylpyruvica**" [1]. 1947 wurde durch G.A. Jervis der Defekt der Verstoffwechselung von Phenylalanin zu Tyrosin bei Patienten mit Phenylketonurie nachgewiesen. 1953 gelang es dem deutschen Kinderarzt *Horst Bickel*, eine PKU-Patientin mittels einer phenylalaninarmen Diät erfolgreich zu behandeln. Den Früherkennungstest für Phenylketonurie (Guthrie-Test), der in West- und Ostdeutschland seit Ende der 60er Jahre bei jedem Neugeborenen durchgeführt wird, verdanken wir *Robert Guthrie*. Er entwickelte hierzu 1963 einen mikrobiologischen Hemmtest. In Bayern und in einigen anderen Regionen in Österreich und der Schweiz erfolgt die Untersuchung auf Hyperphenylalaninämie im Rahmen erweiterter Neugeborenenscreeningprogramme inzwischen mit Hilfe der Tandem-Massenspektrometrie.

Definition

Eine Plasmaphenylalaninkonzentration über 2 mg/dl (120 µmol/l) bei einer Phenylalanin/Tyrosin-Ratio über 3 wird als Hyperphenylalaninämie bezeichnet. Sie entsteht entweder durch eine Funktionseinschränkung des Enzyms ► **Phenylalaninhydroxylase** (PAH) oder durch einen Mangel des ► **Kofaktors der Phenylalaninhydroxylase, Tetrahydrobiopterin** (BH$_4$). Darüber hinaus kommen transitorische bzw. exogen bedingte Hyperphenylalaninämien vor.

Biochemie

Die verminderte Aktivität des nur in der Leber vorkommenden Enzyms Phenylalaninhydroxylase, welches die Umwandlung von Phenylalanin (Phe) zu Tyrosin (Tyr) katalysiert, führt zu einer ► **Akkumulation von Phenylalanin** in Zellen und Körperflüssigkeiten (Abb. 1). Gleichzeitig wird weniger Tyrosin gebildet, das dadurch zur essentiellen Aminosäure wird. Das überschüssige Phenylalanin wird durch Aktivierung alternativer Stoffwechselwege zu den phenolischen Säuren Phenylpyruvat, Phenylazetat und Phenyllaktat abgebaut. Die Ausscheidung dieser bei Stoffwechselgesunden nicht in nennenswerten Mengen vorkommenden Produkte hat der Erkrankung den Namen Phenylketonurie gegeben. Durch hohe Phe-

► Imbezillitas phenylpyruvica

Seit den 60er Jahren wird jedes Neugeborene in West- und Ostdeutschland auf Phenylketonurie untersucht.

Hyperphenylalaninämie: Plasmaphenylalaninkonzentration über 2 mg/dl
► Defekt der Phenylalaninhydroxylase
► Kofaktormangel

► Akkumulation von Phenylalanin

Tyrosin wird zur essentiellen Aminosäure.

Dr. Ania C. Muntau
Kinderklinik und Kinderpoliklinik im Dr. von Haunerschen Kinderspital der Universität München,
Lindwurmstraße 4, D-80337 München
Email: Ania.Muntau@kk-i.med.uni-muenchen.de

Abb. 1 ▲ **Der Stoffwechsel von Phenylalanin und Tetrahydrobiopterin (BH4). Die Phenylalaninhydroxylase (PAH) katalysiert die Umwandlung von Phenylalanin zu Tyrosin. Tetrahydrobiopterin (BH4) ist das Koenzym der PAH. BH4 wird in mehreren enzymatischen Schritten aus Guanosintriphosphat (GTP) synthetisiert. Die Dihydropteridinreduktase (DHPR) regeneriert BH4 aus BH2**

► Neurotransmitterdefizit

nylalaninkonzentrationen wird zusätzlich die Aktivität der Tyrosin- und der Tryptophanhydroxylase gehemmt, wodurch es zu einem ► **Defizit der Neurotransmitter Dopa, Dopamin und Serotonin** sowie von Melanin kommt.

Pathogenese

Die Pathogenese der Hirnschädigung bei Hyperphenylalaninämie ist nicht vollständig geklärt.

Die Entstehungsmechanismen der schweren Hirnschädigung bei unbehandelter Hyperphenylalaninämie sind bisher nicht vollständig geklärt. Einerseits handelt es sich um eine irreversible Schädigung von Hirnstrukturen, die zur mentalen Retardierung der Patienten führt. Das während der frühkindlichen Entwicklung rasch wachsende und sich differenzierende Zentralnervensystem ist in dieser Hinsicht besonders gefährdet. Andererseits spielen bei hoher Phenylalaninkonzentration reversible toxische Effekte eine Rolle, die neuropsychologische Störungen und Verhaltensauffälligkeiten verursachen. Folgende ► **Hypothesen zur Entstehung der zerebralen Schädigung** werden diskutiert:

► Hypothesen zur Entstehung der zerebralen Schädigung

◗ Phenylalanin konkurriert mit anderen Aminosäuren um den Transport über die Blut-Hirn-Schranke. Die Erhöhung von Phenylalanin im Blut hemmt kompetitiv den Einstrom anderer Aminosäuren in das Gehirn, wodurch es zu einer Störung der intrazerebralen Proteinsynthese und möglicherweise der Myelinisierung von Nervenfasern kommt.

◗ Die Kompetition von Phenylalanin mit Tyrosin und Tryptophan an der Blut-Hirn-Schranke führt zu einer verminderten Synthese der Neurotransmitter Dopamin, Noradrenalin und Serotonin im Gehirn. Durch Hemmung der Tyrosinhydroxylase und der Tryptophanhydroxylase infolge der hohen intrazerebralen Phenylalaninkonzentration wird die Neurotransmittersynthese zusätzlich beeinträchtigt.

◗ Bei einer Phenylalaninkonzentration von nur 10 mg/dl (600 µmol/l) erfolgt in vitro eine spezifische Hemmung der ATP-Sulfurylase, wodurch in vivo ein pathologisch vermehrter Myelinabbau induziert wird.

◗ Der Plasmaphenylalaningehalt eines Feten mit Defekt der Phenylalaninhydroxylase (Mutter obligat heterozygot) ist etwa doppelt so hoch wie der seiner Mutter. Hierdurch könnte möglicherweise eine pränatale Schädigung von PKU-Kindern auftreten.

Welcher der genannten Faktoren oder welche anderen Faktoren zur Entwicklungsstörung führen, bleibt jedoch bis heute unklar.

▶ Primäre, genetisch bedingte Hyperphenylalaninämien

▶ Sekundäre, erworbene Hyperphenylalaninämien

Differentialdiagnose

Man unterscheidet ▶ **primäre, genetisch bedingte Hyperphenylalaninämien** und ▶ **sekundäre, erworbene Hyperphenylalaninämien**. Die Klassifikation der verschiedenen Unterformen der primär genetisch bedingten Hyperphenylalaninämien ist in Tabelle 1 dargestellt. Sekundäre Hyperphenylalaninämien ohne begleitende Hypertyrosinämie kommen als transitorische, durch Unreife bedingte Hyperphenylalaninämie bei Frühgeborenen, bei Medikamenteneinnahme oder bei Niereninsuffizienz vor. Sekundäre Hyperphenylalaninämien mit Hypertyrosinämie treten im Rahmen primärer Störungen des Tyrosinstoffwechsels, bei schweren Hepatopathien, unter eiweißreicher Kost bei Frühgeborenen oder bei parenteraler Verabreichung von Aminosäurelösungen auf, wobei das Ausmaß der begleitenden Hypertyrosinämie hier sehr variabel ist.

Tabelle 1
Klassifikation der primär genetisch bedingten Hyperphenylalaninämien

	Plasmaphenylalanin vor Therapie	Aktivität der PAH
▶ Klassische Phenylketonurie Typ I	>20 mg/dl (>1200 µmol/l)	<1%
▶ Milde Phenylketonurie Typ II	>10 mg/dl (>600 µmol/l)	1–3%
▶ Persistierende Hyperphenylalaninämie Typ III	<10 mg/dl (<600 µmol/l)	3–10%
▶ Atypische Phenylketonurie BH4-Mangel	2,5–>20 mg/dl (150–>1200 µmol/l)	Normal

Häufigkeit

▶ Häufigster genetischer Defekt im Aminosäurestoffwechsel

Inzidenz ca. 1:6000–1:7000

Die Hyperphenylalaninämie ist in Deutschland mit einer Inzidenz von etwa 1:6000 bis 1:7000 Neugeborene der ▶ **häufigste genetische Defekt im Aminosäurestoffwechsel**. Etwa 98% dieser Patienten leiden an einem Defekt der Phenylalaninhydroxylase (PAH), bei etwa 2% besteht ein Mangel des Kofaktors Tetrahydrobiopterin (BH$_4$). Die Heterozygotenfrequenz für alle Formen der Hyperphenylalaninämie liegt bei ca. 1:40.

Vererbung

▶ Autosomal rezessiv

Über 400 verschiedene Mutationen im Phenylalaninhydroxylase-Gen sind bekannt.

Die primär genetisch bedingten Hyperphenylalaninämien werden ▶ **autosomal rezessiv** vererbt. Das Phenylalaninhydroxylase (PAH)-Gen liegt auf Chromosom 12. Bisher sind über 400 verschiedene Mutationen im PAH-Gen bekannt, die zu unterschiedlichen Aktivitätsminderungen der Phenylalaninhydroxylase in der Leber führen. Die meisten Patienten sind compound-heterozygot, d.h. sie sind Träger von zwei unterschiedlichen Mutationen des PAH-Gens. Da die Enzymaktivitätsminderung in Abhängigkeit der vorliegenden Mutation unterschiedlich stark ausfällt, führen verschiedene Mutationskombinationen zu unterschiedlich stark ausgeprägten Aktivitätsminderungen der Phenylalaninhydroxylase und damit zu unterschiedlich schweren Stoffwechseldefekten (▶ **klassische Phenylketonurie, milde Phenylketonurie, persistierende Hyperphenylalaninämie**). Die Durchführung einer pränatalen Diagnostik mittels Mutationsanalyse ist möglich. Wegen der guten Behandlungsmöglichkeiten der Phenylketonurie ist eine medizinische Indikation zum Schwangerschaftsabbruch jedoch sehr umstritten.

▶ Klassische, milde, persistierende HPA

Pränatale Diagnostik möglich

Klassische Phenylketonurie

Klinische Symptomatik

Bei Neugeborenen mit Phenylketonurie sind weder Funktionseinschränkungen des Gehirns noch klinische Symptome erkennbar. Patienten mit unbehandelter klassischer Phenylketonurie haben vom Kleinkindesalter an häufig ▶ **blondes Haar, helle Haut und blaue Augen**, da die Melaninsynthese aus Tyrosin gestört ist (Abb. 2). Sie leiden bei hohen Phenylalaninkonzentrationen überdurchschnittlich häufig an ▶ **ekzematösen Hautveränderungen** (Abb. 3). Durch die Ausscheidung von Phenylessigsäure bei hohem Phenylalanin im Blut entsteht der vor Einführung des Neugeborenenscreenings nicht selten zur Diagnose führende „mäuseurinartige" Geruch von Körper und Urin.

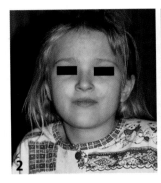 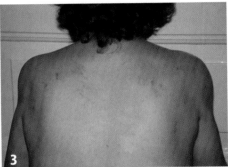

Abb. 2 ▲ Patientin mit spät diagnostizierter und noch unbehandelter PKU: Helle Haut, blonde Haare, blaue Augen bei dunkel pigmentierten Eltern, psychomotorische Retardierung

Abb. 3 ▲ Ekzematöse Hautveränderungen bei unbehandelter PKU

Im Vordergrund des klinischen Bildes bei unbehandelten Patienten stehen die neurologischen Symptome: Es entwickelt sich ab dem Ende des ersten Lebenshalbjahres ein ▶ **hochgradiger, zumeist progredienter mentaler Entwicklungsrückstand**. Bis zur Einführung einer früh beginnenden, konsequenten Diättherapie Ende der 50er Jahre war das Schicksal vieler Patienten die Unterbringung in einer Behinderteneinrichtung. Bei etwa 25% der unbehandelten PKU-Patienten treten zerebrale Krampfanfälle auf, EEG-Veränderungen sind in 75–90% der Fälle zu beobachten. Sowohl Pyramidenbahnzeichen (gesteigerte Muskeleigenreflexe) als auch Zeichen einer extrapyramidalen Störung (erhöhter Muskeltonus) sind häufig. Das Bewegungsmuster ist hyperkinetisch. Das Kopfwachstum ist beeinträchtigt. Nicht selten werden ▶ **Verhaltensauffälligkeiten** wie Hyperaktivität, aggressives Verhalten und Zerstörungswut, unkontrollierbare Erregungszustände mit Zornesausbrüchen und Selbstverstümmelungstendenzen beobachtet. Auch schizophrenieähnliche Manifestationen und depressive Krankheitsbilder sind bekannt. Die Lebenserwartung ist offenbar nicht beeinträchtigt.

Es muß betont werden, daß auch bei biochemisch gravierenden Veränderungen eine ▶ **hohe interindividuelle Variabilität** bezüglich der Ausprägung der klinischen Symptomatik besteht. Etwa jeder siebte Patient mit klassischer Phenylketonurie erreicht auch ohne Therapie weitgehend normale Intelligenzleistungen, die eine reguläre Schulausbildung ermöglichen. Die Ursachen dieser Variabilität sind nicht erklärt.

Bei Patienten mit milder PKU (Typ II) oder persistierender Hyperphenylalaninämie (Typ III) ist das Risiko einer geistigen Behinderung deutlich geringer. Eingehende Untersuchungen erwachsener Patienten mit persistierender Hyperphenylalaninämie (Typ III) und Plasmaphenylalaninwerten unter 10 mg/dl (600 µmol/l) ohne phenylalaninarme Diät haben ergeben, daß diese Patientengruppe bezüglich ihrer neurologischen, feinmotorischen und intellektuellen Fähigkeiten nicht von einer gesunden Kontrollgruppe unterscheidbar ist [2].

Praktisches Vorgehen bei im Neugeborenenscreening entdeckter Hyperphenylalaninämie

▶ **Umgehende stationäre Aufnahme**

Bei Entdeckung einer Hyperphenylalaninämie im Rahmen des Neugeborenenscreenings sollte zur Diagnosebestätigung die ▶ **umgehende stationäre Aufnahme** des Kindes in ein spezialisiertes Stoffwechselzentrum mit entsprechender Erfahrung und Laborausstattung erfolgen. Keinesfalls darf die Diagnose allein auf Grund des Befundes des Neugeborenenscreenings gestellt werden. Bestätigt sich das Vorliegen einer Hyperphenylalaninämie, muß zunächst eine atypische Phenylketonurie ausgeschlossen werden.

Bei Hyperphenylalaninämie muß eine atypische PKU ausgeschlossen werden.

Therapiebeginn innerhalb der ersten drei Wochen.

Die Therapie sollte unbedingt innerhalb der ersten drei Lebenswochen begonnen werden. Bei Behandlungsbeginn nach der 8. Lebenswoche ist mit einer Intelligenzeinbuße von im Mittel einem IQ-Punkt für jede weitere Woche zu rechnen. Eine besonders hohe Bedeutung kommt in den ersten Wochen nach Diagnosestellung den eingehenden Gesprächen des betreuenden Arztes und der Diätassistentin mit den Kindeseltern zu. Es muß Aufklärungsarbeit über die vorliegende Erkrankung geleistet werden, da ohne ein solides Verständnis der zugrundeliegenden Vorgänge eine häusliche Betreuung der Kinder durch die Eltern nicht möglich ist. Es empfiehlt sich dringend, die Eröffnung der Diagnose und die Erstberatung erfahrenen Kollegen in einem Stoffwechselzentrum zu überlassen, da katamnestische Untersuchungen in Langzeitstudien persistierende Ängste und Störungen der Eltern-Kind-Beziehung bei Familien gezeigt haben, die initial widersprüchliche Informationen von verschiedenen Ärzten erhalten hatten. Es folgt dann die ▶ **intensive Schulung** der Eltern, die insbesondere das Erlernen der Nahrungsberechnung und -zubereitung sowie das Üben kapillärer Blutentnahmen zur Kontrolle der Plasmaphenylalaninkonzentrationen beinhaltet (Abb. 4).

▶ **Intensive Schulung der Eltern**

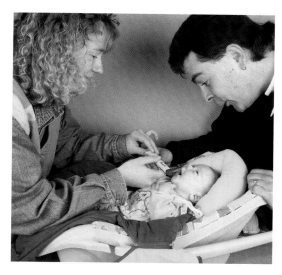

Abb. 4 ◀ **Elternschulung zur kapillären Blutentnahme im 1. Lebensmonat**

Diagnostik

▶ **Neonatales Stoffwechselscreening**

Die Erfassung von Neugeborenen mit Hyperphenylalaninämie erfolgt im Rahmen des ▶ **neonatalen Stoffwechselscreenings** mittels quantitativer Phenylalaninbestimmung im Blut. Zur Diagnosebestätigung wird eine säulenchromatographische Bestimmung der Plasmaaminosäuren durchgeführt. Bei Durchführung des Neugeborenenscreenings am 5. Lebenstag und stationärer Aufnahme des Patienten zwischen dem 9. und 14. Lebenstag liegen die Plasmaphenylalaninkonzentrationen im Falle einer klassischen Phenylketonurie zwischen 20 und 50 mg/dl (1200 und 3000 µmol/l). Bei Frühscreening am 3. Lebenstag, das z.B. im Rahmen des in Bayern etablierten Neugeborenenscreenings mittels Tandem-MS angestrebt wird, liegen die initialen Plasmaphenylalaninkonzentrationen niedriger.

Plasmaphenylalaninkonzentration bei Diagnosestellung 20–50 mg/dl

Zum Ausschluß einer atypischen Phenylketonurie durch Tetrahydrobiopterinmangel muß auch bei nur mäßiggradiger Plasmaphenylalaninerhöhung vor Beginn der diätetischen Therapie ein ► **Tetrahydrobiopterinbelastungstest** durchgeführt werden. Hierzu erhält das Neugeborene bei normaler, eiweißreicher Ernährung 20 mg/kg Tetrahydrobiopterin (BH_4) p.o. Bei signifikantem Abfall der Plasmaphenylalaninkonzentration 4 und 8 h nach Gabe von Tetrahydrobiopterin besteht der Verdacht auf das Vorliegen eines Kofaktormangels. Sinkt die Plasmaphenylalaninkonzentration nach Gabe von BH_4 nicht ab, liegt mit hoher Wahrscheinlichkeit eine klassische Phenylketonurie durch Defekt des Apoenzyms Phenylalaninhydroxylase vor. Die diagnostischen Maßnahmen zur Erkennung eines BH_4-Mangels werden durch die Bestimmung von ► **Biopterin und Neopterin im Urin** sowie durch eine Aktivitätsbestimmung der ► **Dihydropteridinreduktase** in Erythrozyten vervollständigt. Das differentialdiagnostische Vorgehen bei erhöhtem Plasmaphenylalanin im Neugeborenenscreening ist in Abb. 5 dargestellt.

Therapie

In den ersten Tagen nach Diagnosestellung wird bei stark erhöhten Plasmaphenylalaninkonzentrationen zunächst eine ► **phenylalaninfreie Diät** durchgeführt, um einen raschen Abfall des Plasmaphenylalanins zu ermöglichen. Hierzu wird eine industriell hergestellte, phenylalaninfreie Säuglingsnahrung verabreicht (P-AM

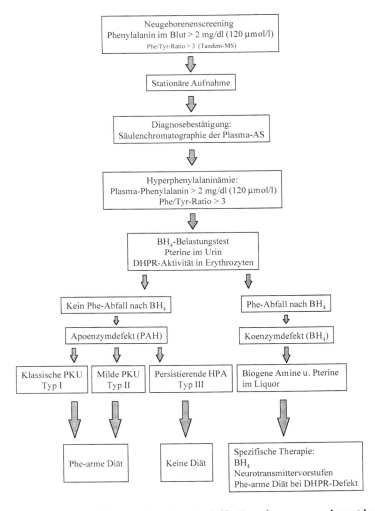

Abb. 5. ▲ **Differentialdiagnostisches Vorgehen bei im Neugeborenenscreening entdeckter Hyperphenylalaninämie. AS** Aminosäuren; **Phe** Phenylalanin; **Tyr** Tyrosin; **BH4** Tetrahydrobiopterin; **DHPR** Dihydropteridinreduktase; **PAH** Phenylalaninhydroxylase; **PKU** Phenylketonurie; **HPA** Hyperphenylalaninämie

► Phenylalaninarme Diät

Analog®, oder PKU-Mix®). Nach Abfall des Plasmaphenylalanins (<10 mg/dl) wird mit der ► **phenylalaninarmen Diät** begonnen. Da Phenylalanin eine essentielle Aminosäure ist, darf sie nicht vollständig aus der Nahrung entfernt werden. Hierzu werden entsprechend der individuellen Phenylalanintoleranz kleine Mengen Muttermilch oder handelsübliche Säuglingsmilch gefüttert. Teilgestillte Säuglinge mit PKU können je nach individueller Phenylalanintoleranz etwa die Hälfte der gesamten Milchzufuhr als Muttermilch erhalten. Dagegen kann eine Säuglingsmilchnahrung wegen des höheren Protein- und Phenylalaningehaltes nur etwa 1/3 der Milchzufuhr betragen. Der restliche Nahrungsbedarf wird mit phenylalaninfreier Säuglingsnahrung gedeckt. Ein auf diese Art ernährter Säugling erhält eine altersgerechte Zufuhr an Protein, Energie, Kalzium, Vitaminen, Mineralstoffen und Spurenelementen.

Mit Einführung der Beikost und damit einhergehendem Rückgang der Muttermilch- bzw. Flaschennahrung gestaltet sich die Ernährung der betroffenen Kinder schwieriger. Besonders eiweißreiche Nahrungsmittel wie Fleisch, Fisch, Milch und Milchprodukte müssen vollständig gemieden werden, es handelt sich also um eine weitgehend vegetarische Diät. Die Eiweiß- bzw. Phenylalaninzufuhr aus allen Nahrungsmitteln muß genau berechnet werden. Da Weizen und andere Getreidesorten sehr viel natürliches Protein enthalten, kommen Back- und Teigwaren aus speziellem eiweißarmen Mehl zum Einsatz. Auch eiweißarme Milch und eiweißarme Süßigkeiten stehen zur Verfügung.

Die Eiweiß- bzw. Phenylalaninzufuhr aus allen Nahrungsmitteln muß genau berechnet werden.

Die erlaubte tägliche Phenylalaninzufuhr ist bei Vorliegen einer klassischen Phenylketonurie mit fast vollständiger Aufhebung der Enzymaktivität der Phenylalaninhydroxylase sehr gering. Die Phenylalaninzufuhr wird bei Säuglingen durchschnittlich auf 40–60 mg/kg und Tag, nach dem 1. Lebensjahr auf etwa 20–40 mg/kg und Tag reduziert. Dies entspricht einer täglichen Zufuhr an natürlichem Protein von etwa 1–1,5 g/kg im Säuglings- und von 0,5 bis 1 g/kg im späteren Kindesalter. Bei vielen Patienten liegt die individuelle Phenylalanintoleranz noch deutlich unter diesen Werten. Die erlaubte tägliche Menge an natürlichem Eiweiß ist daher so gering, daß ein normales Wachstum sowie eine altersentsprechende körperliche Entwicklung gefährdet wären. Deshalb muß eine ► **Eiweißsubstitution mit einem phenylalaninfreien Aminosäuregemisch** erfolgen, das mit Vitaminen, Mineralstoffen und Spurenelementen angereichert ist. Hierzu werden in Deutschland die Präparate P-AM®, PKU® und Phenyldon® eingesetzt. Die erforderliche Menge des Aminosäuresupplementes wird abhängig vom Körpergewicht und der individuellen Phenylalanintoleranz berechnet und muß zur Gewährleistung einer optimalen Verwertung verteilt auf 3 bis 4 Einzelportionen zu den Mahlzeiten eingenommen werden. Erschwert wird die Einnahme dieses Pulvers durch den unangenehmen Geschmack der verfügbaren Präparate.

► Eiweißsubstitution mit einem phenylalaninfreien Aminosäuregemisch

► **Risiken der Therapie** sind eine Unterversorgung mit Kalzium, Vitamin B_{12}, Spurenelementen und langkettigen, mehrfach ungesättigten Fettsäuren. Die Verabreichung von Medikamenten ist bei Vorliegen einer klassischen Phenylketonurie nicht erforderlich. Patienten mit persistierender Hyperphenylalaninämie (Typ III) bei Plasmaphenylalaninkonzentrationen <10 mg/dl (<600 μmol/l) benötigen keine diätetische Therapie. Ein beispielhafter Nahrungsplan für einen sechsjährigen Patienten mit klassischer PKU ist in Tabelle 2 dargestellt.

► Risiken der Therapie

Patienten mit persistierender Hyperphenylalaninämie benötigen keine diätetische Therapie.

► **Therapieziel** ist die konstante Senkung der Phenylalaninkonzentration im Blut in den angestrebten therapeutischen Bereich. Richtlinien für die Therapie von Patienten mit Phenylketonurie, die eine altersabhängige Einstellung der Plasmaphenylalaninkonzentration vorsehen, wurden 1997 von der Arbeitsgemeinschaft für Pädiatrische Stoffwechselerkrankungen (APS) veröffentlicht (Tabelle 3) [3]. Die optimalen Bereiche für die Einstellung der Plasmaphenylalaninkonzentration unter Therapie für unterschiedliche Altersgruppen werden jedoch international kontrovers diskutiert. Die ► **Phenylalanintoleranz,** d.h. die Menge an Phenylalanin, die ein Kind täglich zu sich nehmen kann, ohne, daß die Phenylalaninkonzentration über den angestrebten therapeutischen Bereich ansteigt, ist einerseits individuell verschieden und andererseits stark vom Proteinumsatz und damit von der aktuellen Wachstumsgeschwindigkeit abhängig.

► Therapieziel: Konstante Senkung der Phenylalaninkonzentration

► Phenylalanintoleranz

Allein die regelmäßige Kontrollbestimmung von Plasmaphenylalanin erlaubt eine zuverlässige Überwachung der aktuellen Stoffwechseleinstellung. Die Emp-

Tabelle 2
Nahrungsplan für einen 6jährigen Patienten mit klassischer PKU, Phenylalanintoleranz 220 mg/die, Gewicht 21 kg

	Menge (g)	Phenylalanin (mg)	Eiweiß (g)	Fett (g)	Kohlenhydrate (g)	Energie (kcal)
Frühstück						
Flakes eiweißarm	40	5	0,2	–	36	148
Milch eiweißarm	250	24	1,0	5	13	99
Mittagessen						
Gemüse	150	36	1,4	–	4	26
Sojaöl	15	–	–	15	–	131
Pommes Frites	50	42	1,0	3	7	58
Abendessen						
Nudeln eiweißarm (Rohgewicht)	60	49	0,3	2	52	218
Tomatenketchup	25	13	0,5	–	6	28
Margarine	20	2	–	16	–	142
Energieriegel eiweißarm	25	9	0,2	6	14	116
Zwischenmahlzeiten						
Brot eiweißarm	100	25	0,4	3	55	251
Margarine	30	3	–	24	–	213
Honig	20	4	0,1	–	15	61
Marmelade	10	–	–	–	7	29
Aminosäuregemisch						
P-AM 2® (SHS) oder	30	–	23,2	–	–	93
PKU-2® (Milupa) oder	35	–	23,4	–	2,9	105
Phenyldon® (Nutricia)	43	–	23,0	–	9,2	128
Getränke						
Limonade	200	–	–	–	20	84
Fruchtsaft	100	8	0,3	–	11	49
Natürliches Mineralwasser	300	–	–	–	–	–
Summe (gesamt)		220	28,4–28,8	74	240–249	1746–1781
Summe (/kgKG)		10,5	1,4	3,5	11,4–11,9	83–85

fehlungen der APS zur Häufigkeit der Durchführung laborchemischer und klinischer Kontrolluntersuchungen sind in Tabelle 4 dargestellt [3]. Bei unbefriedigender Stoffwechseleinstellung oder bei Auftreten interkurrierender Erkrankungen werden die Blutwerte häufiger bestimmt. Die bevorzugte kapilläre Blutabnahme aus dem Finger erfolgt in der Regel durch die Eltern des Patienten bzw. bei älteren Kindern durch die Patienten selbst.

Unerwünschte Konzentrationserhöhungen von Phenylalanin im Blut sind unvermeidbar. Nicht immer liegen Diätfehler zugrunde. Jede katabole Stoffwechselsituation, z.B. bei Krankheit und Fieber, aber auch durch zu geringe Eiweiß- oder Energiezufuhr, kann zu einem Anstieg des Plasmaphenylalanins führen. Besonders wichtig ist hierbei, die Eltern und Patienten darüber aufzuklären, daß vereinzelte hohe Phenylalaninwerte nicht besorgniserregend sind, sondern daß die durchschnittliche Höhe des Plasmaphenylalanins über das Jahr gesehen für die kindliche Entwicklung entscheidend ist. Auf eine ausreichende Zufuhr von Energie, Aminosäuren und anderen Nährstoffen ist stets sorgfältig zu achten.

Unter der Vorstellung, daß die Hirnreifung mit etwa 6–8 Jahren weitgehend abgeschlossen ist, wurde die diätetische Therapie früher oft in diesem Alter beendet. Diese Strategie kann heute nicht mehr vertreten werden. Nach dem derzeitigen Kenntnisstand wird von der Mehrzahl der Behandlungszentren eine ▶ **lebensbegleitende phenylalaninarme Diät** empfohlen. Die Frage der optimalen Langzeittherapie wird jedoch weiterhin kontrovers diskutiert.

▶ **Argumente gegen die Beendigung der Diättherapie sind:**
▶ Bei einzelnen Erwachsenen entwickelte sich etwa 10 Jahre nach Beendigung der phenylalaninarmen Diät eine sehr schwere neurologische Symptomatik mit Te-

Tabelle 3

Empfehlungen der Arbeitsgemeinschaft für Pädiatrische Stoffwechsel-störungen (APS) zu Therapiezielen bei klassischer Phenylketonurie [3]

Alter	Angestrebte Plasmaphenylalaninkonzentration
1. bis 10. Lebensjahr	0,7 bis 4 mg/dl (42-240 µmol/l)
11. bis 16. Lebensjahr	0,7 bis 15 mg/dl (42-900 µmol/l)
16 Jahre und älter	<20 mg/dl (<1200 µmol/l)

PAH Phenylalaninhydroxylase

Tabelle 4

Empfehlungen der Arbeitsgemeinschaft für Pädiatrische Stoffwechsel-störungen (APS) zur Häufigkeit der Durchführung laborchemischer und klinischer Kontrolluntersuchungen [3]

Alter	Empfohlene Zeitintervalle	
	Laboruntersuchungen	Klinische Untersuchungen
<1 Jahr	1–2 Wochen	3 Monate
1–9 Jahre	2–4 Wochen	3–6 Monate
10–15 Jahre	4 Wochen	6 Monate
>15 Jahre	2–3 Monate	6–12 Monate

traspastik, Gangstörungen und Tremor. Die Symptomatik besserte sich durch Wiedereinführung einer streng phenylalaninarmen Diät.

▶ Bei hohen Plasmaphenylalaninkonzentrationen konnten signifikante Beein-trächtigungen neuropsychologischer (Informationsverarbeitung, Aufmerksam-keit) und neurophysiologischer (EEG) Testergebnisse nachgewiesen werden. Die Testergebnisse besserten sich unter niedrigen Phenylalaninkonzentrationen.

▶ Bei Jugendlichen und Erwachsenen mit hohem Plasmaphenylalanin können fast regelmäßig beeindruckende Veränderungen in der Kernspintomographie des Schädels nachgewiesen werden, die einer vermehrten Wassereinlagerung im Ge-hirn entsprechen (Abb. 6). Die Veränderungen sind unter Wiedereinführung der Diät rückläufig. Patienten mit sehr guter dauerhafter Einstellung des Plasma-phenylalanins weisen diese Veränderungen nicht auf.

▶ Bei hohen Plasmaphenylalaninkonzentrationen treten passagere Verhaltensstö-rungen und Teilleistungsschwächen auf (z.B. eingeschränkte Konzentrations-oder Rechenfähigkeit).

Diese und andere Daten veranlaßten die deutschen Stoffwechselzentren, zunächst eine Beibehaltung der phenylalaninarmen Diät zu empfehlen, auch wenn hiermit meistens eine gewisse Einbuße an Lebensqualität einhergeht. Häufig wurde wegen subjektiv empfundener Beeinträchtigung des Patienten die Diät mehrere Jahre nach Abbruch wieder eingeführt.

Prognose der frühbehandelten klassischen Phenylketonurie

Die Ergebnisse des Forschungsprojektes „Entwicklung von Kindern mit gestörtem Phenylalaninmetabolismus im Schul- und frühen Jugendalter (Deutsche PKU-Verbundstudie)" belegen, daß die körperliche und intellektuelle Entwicklung von Patienten mit klassischer Phenylketonurie unter frühzeitig begonnener und konse-quent eingehaltener Diät nahezu altersentsprechend verläuft [4].

Die Körperlänge der Patienten war bei Geburt normal, zeigte jedoch im zwei-ten Lebensjahr eine negative Abweichung, wobei in den folgenden Lebensjahren ein signifikantes Aufholwachstum zu verzeichnen war und die genetisch determi-nierte Körpergröße in den meisten Fällen erreicht wurde. Der Quotient Ge-

Körperliche und intellektuelle Entwicklung bei klassischer Phenylketonurie unter früh-zeitig begonnener und konsequent einge-haltener Diät nahezu altersentsprechend.

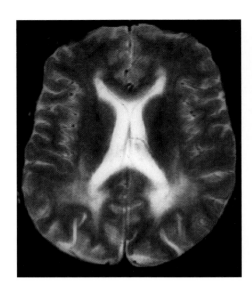

Abb. 6. ◄
Kernspintomographie des Schädels bei einem adoleszenten Patienten mit klassischer Phenylketonurie ohne diätetische Therapie, T2-gewichtete Aufnahme: Nachweis von periventrikulären Veränderungen der weißen Substanz hauptsächlich parieto-okzipital, beginnend auch frontal. (Wir danken Herrn PD Dr. Dr. Josef Weglage, Universitäts-Kinderklinik Münster, für die Überlassung der Abbildung)

wicht/Größe lag bei Geburt auf der 50. Perzentile und zeigte einen leichten, kontinuierlich ansteigenden Verlauf, d.h. die Kinder tendieren zur Entwicklung von Übergewicht. Das Knochenalter entwickelte sich für beide Geschlechter parallel zum chronologischen Alter. Die Pubertätsentwicklung verlief altersentsprechend.

Eine frühe und strenge diätetische Therapie mit Einhaltung der APS-Therapieempfehlungen führt zu einer nahezu normalen Intelligenzentwicklung. Die intellektuelle Leistungsfähigkeit ist primär durch die Qualität der metabolischen Einstellung während der ersten 6 Lebensjahre determiniert. In der späteren Kindheit verläuft die Intelligenzentwicklung auch bei höheren Plasmaphenylalaninkonzentrationen altersentsprechend. Die Schulkarriere ist bei frühzeitig begonnener und konsequent durchgeführter Therapie bis zur frühen Adoleszenz von der des Normalkollektivs nicht unterscheidbar.

Atypische Phenylketonurie

Definition

Unter atypischer Phenylketonurie versteht man Hyperphenylalaninämien, die durch einen ▶ **Mangel des Kofaktors der Phenylalaninhydroxylase, Tetrahydrobiopterin (BH_4),** bedingt sind.

Häufigkeit

1–2% aller Hyperphenylalaninämien werden durch einen Tetrahydrobiopterinmangel verursacht. Atypische Phenylketonurien treten damit mit einer Häufigkeit zwischen 1:500.000 und 1:1.000.000 auf.

Biochemie

Man unterscheidet ▶ **Synthesedefekte,** d.h. Enzymdefekte auf dem Weg der BH_4-Bildung aus GTP (z.B. Mangel der 6-Pyruvoyl-Tetrahydropterin-Synthase (PTS) oder Guanosintriphosphat-Cyclohydrolase (GTP-CH)) und den ▶ **Reduktasedefekt,** d.h einen Defekt des Enzyms, das die Regeneration von BH_4 aus BH_2 katalysiert (Dihydropteridinreduktase (DHPR)-Mangel) (Abb. 1). BH_4 ist Kofaktor der Phenylalanin-, Tyrosin- und Tryptophanhydroxylase. Ein BH_4-Mangel führt dadurch einerseits zu ▶ **Phenylalaninakkumulation,** andererseits zu einer ▶ **verminderten Synthese von Dopamin, Serotonin, Noradrenalin und Adrenalin.** Die verminderte BH_4-Konzentration und die erhöhte Phenylalaninkonzentration stimulieren die Guanosintriphosphat-Cyclohydrolase, wodurch es zu einer ▶ **Akkumulation abnormer Pterine** kommt.

Die intellektuelle Leistungsfähigkeit ist durch die Qualität der metabolischen Einstellung während der ersten 6 Lebensjahre determiniert.

▶ **BH_4-Mangel**

Inzidenz 1:500.000–1:1.000.000

▶ **Synthesedefekte**

▶ **Reduktasedefekt**

▶ **Phenylalaninakkumulation**
▶ **Verminderte Synthese von Dopamin, Serotonin, Noradrenalin, Adrenalin**
▶ **Akkumulation abnormer Pterine**

Klinische Symptomatik

Das klinische Bild einer atypischen Phenylketonurie wird hauptsächlich durch den ▶ **Neurotransmittermangel** geprägt und erinnert an die Symptome des M. Parkinson: Hypokinesie, Hypomimie, Stammhypotonie, Rigor der Extremitäten, Schluckbeschwerden, Hypersalivation, Hyperhidrose, okulogyre Krisen, Myoklonien, choreoathetotische Bewegungsstörung sind die Symptome des für diese Erkrankungsgruppe charakteristischen ▶ **infantilen Parkinsonismus**. Außerdem entsteht eine hochgradige Entwicklungsverzögerung und Debilität. Bei besonders schweren Verlaufsformen kann die Erkrankung bereits im Kindesalter tödlich sein. Weniger schwere Verlaufsformen mit geringgradiger psychomotorischer Retardierung, Bewegungsstörung und Epilepsie kommen vor. Asymptomatische Verlaufsformen oder solche, die lediglich im Rahmen kataboler Stoffwechselsituationen oder nach Phenylalaninexzessen symptomatisch werden, wurden ebenfalls beschrieben. Bei Patienten mit BH_4-Synthesedefekten ist das Geburtsgewicht in der Regel niedriger. Es gibt Hinweise, daß es bei diesen Defekten zu einer ▶ **pränatalen Schädigung** kommt, die zur Ausprägung des späteren neurologischen Krankheitsbildes beiträgt. Für den Dihydropteridinreduktase (DHPR)-Mangel bestehen zwar keine Anhaltspunkte für eine pränatale Schädigung, es kann jedoch eine progrediente Dysmyelinisierung oder Demyelinisierung mit Pyramidenbahnzeichen, Paraplegie, Bulbärparalyse und Verlust kortikaler Funktionen auftreten.

Diagnostik

Bei jedem Patienten mit Hyperphenylalaninämie muß ein Tetrahydrobiopterinmangel als Ursache der Phenylalaninakkumulation ausgeschlossen werden. Ein Tetrahydrobiopterinbelastungstest sollte vor Beginn einer diätetischen Therapie durchgeführt werden (siehe Abschnitt klassische Phenylketonurie). Zur sicheren Diagnosestellung eines Synthesedefektes werden die Pterine (Neopterin und Biopterin) im Urin bestimmt. Eine Störung in der Regeneration von BH_4 wird durch Bestimmung der Dihydropteridinreduktase-Aktivität in Erythrozyten diagnostiziert. Liegt ein Tetrahydrobiopterinmangel vor, ist die Bestimmung von ▶ **biogenen Aminen** (L-Dopa, Homovanillinsäure 5-Hydroxytryptophan, 5-Hydroxyindolessigsäure) und **Pterinen** (Biopterin, Neopterin) im Liquor erforderlich.

Therapie der atypischen Phenylketonurie

Eine phenylalaninarme Diät ist nur beim Reduktasemangel (DHPR-Mangel) notwendig, da hier zugeführtes BH_4 zu BH_2 oxidiert und wegen des vorliegenden Enzymdefektes nicht regeneriert werden kann. Bei Vorliegen eines Synthesedefektes wird das Plasmaphenylalanin durch Gabe von ▶ **BH_4** in einer Dosierung von z.B. 5 mg/kg p.o. gesenkt. Zur Überwindung der Blut-Hirn-Schranke sind sehr hohe BH_4-Dosen (20 mg/kg/die) erforderlich, die im klinischen Alltag nicht verabreicht werden können. Daher benötigen alle Patienten mit atypischer PKU die Substitution der Neurotransmittervorstufen ▶ **L-Dopa** in einer Dosierung von 10–12 mg/kg/die in Kombination mit einem Decarboxylasehemmer (Carbidopa) in einem Verhältnis von 1:4 bis 1:10 und ▶ **5-Hydroxytryptophan** in einer Dosierung von 8–10 mg/kg/die. Die Medikamente sollten niedrig dosiert eingeschlichen, sukzessive gesteigert und in mindestens 4 Einzeldosen verabreicht werden. Die Hauptnebenwirkung von L-Dopa bei jungen Kindern ist Erbrechen, Unruhezustände und Bewegungsstörungen können ebenfalls auftreten. „On/off"-Phänomene, wie aus der Parkinsontherapie bei Erwachsenen bekannt, können zwar vorkommen, sind aber selten.

Erfahrungsgemäß unterliegt der Neurotransmitterbedarf erheblichen interindividuellen Schwankungen. Zur Überprüfung des Therapieerfolges sind regelmäßige Kontrolluntersuchungen der biogenen Amine und Pterine im Liquor erforderlich. Nur so sind individuelle Dosisanpassungen möglich. Eine Metabolitenbestimmung im Urin ist nicht ausreichend, da die Befundkonstellation im Urin keinen Rückschluß auf die intrazerebrale Situation erlaubt.

Patienten mit Dihydropteridinreduktase (DHPR)-Mangel können eine ▶ **intrazerebrale Tetrahydrofolsäuredepletion** entwickeln. Sie benötigen daher eine

---

Randspalte:

▶ **Neurotransmittermangel**

▶ **Infantiler Parkinsonismus**

Asymptomatische oder oligosymptomatische Verlaufsformen kommen vor.

▶ **Pränatale Schädigung**

Tetrahydrobiopterinbelastungstest vor Beginn der diätetischen Therapie.

▶ **Biogene Amine und Pterine im Liquor**

Phenylalaninarme Diät nur beim Reduktasemangel notwendig.

▶ **BH_4**

▶ **L-Dopa**

▶ **5-Hydroxytryptophan**

Zur Überprüfung des Therapieerfolges sind regelmäßige Kontrolluntersuchungen der biogenen Amine und Pterine im Liquor erforderlich.

▶ **Intrazerebrale Tetrahydrofolsäuredepletion bei Reduktasemangel**

Substitution mit Tetrahydrofolsäure (Folinsäure), um die Konzentration im Liquor im oberen Normbereich zu halten, wodurch Demyelinisierungsprozesse aufgehalten werden können. Im Säuglings- und Kleinkindesalter ist bei guter Plasmaphenylalanineinstellung eine Dosierung von 15 mg täglich ausreichend, ältere Patienten und solche mit erhöhten Plasmaphenylalaninkonzentrationen benötigen höhere Dosen. Die Verabreichung von Folsäure anstelle von Tetrahydrofolsäure kann, wie bei Patienten mit Methotrexatintoxikation, zu einer akuten neurologischen Verschlechterung führen und sollte daher vermieden werden.

Prognose

Prognose der atypischen PKU weniger einheitlich als die der klassischen PKU.

Insgesamt ist die Prognose der atypischen Phenylketonurie weniger einheitlich zu bewerten als die der klassischen PKU. Bei frühzeitigem Therapiebeginn ist eine nahezu normale Entwicklung möglich. Dramatische Verbesserungen durch Einführung der Therapie wurden auch bei bereits schwer erkrankten Patienten beobachtet. Dennoch ist das Auftreten neurologischer Symptome trotz frühen Therapiebeginns möglich. Diese treten bei Patienten mit Synthesedefekten häufiger als bei Patienten mit DHPR-Defekt auf, insbesondere wenn hier eine intrazerebrale Normalisierung der Tetrahydrofolsäurekonzentration gelingt.

Maternale Phenylketonurie

Definition

► **Embryofetopathie**

Bei der maternalen Phenylketonurie handelt es sich um eine ► **Embryofetopathie** bei Phenylketonurie der Schwangeren. Die intrauterine Schädigung des genetisch stoffwechselgesunden Feten erfolgt durch hohe mütterliche Plasmaphenylalaninkonzentrationen. Aufgrund der Plazentagängigkeit der Aminosäure wird auch das ungeborene Kind exponiert.

Klinische Symptomatik

► **Klinische Symptome beim Neugeborenen**

Bei Kindern von PKU-Patientinnen mit Hyperphenylalaninämie in der Schwangerschaft treten folgende Symptome auf: ► **Niedriges Geburtsgewicht, Mikrozephalie, Dysmorphiezeichen und angeborene Herzfehler** [5]. Das Risiko des Auftretens dieser klinischen Symptome ist abhängig von der mütterlichen Plasmaphenylalaninkonzentration (Abb. 7). Weniger häufig assoziierte Fehlbildungen sind Ösophagusatresien, tracheoösophageale Fisteln, Darmmalrotationen, Blasenexstrophien, Urogenitalfehlbildungen, Kolobome, Katarakte und Lippen-Kiefer-Gaumenspalten. In der weiteren Entwicklung treten häufig eine Gedeihstörung sowie ein erheblicher psychomotorischer und intellektueller Entwicklungsrückstand auf.

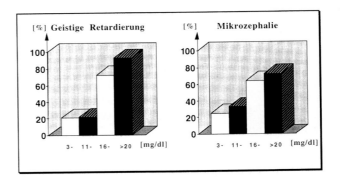

Abb. 7. ▲ **Abhängigkeit der kindlichen Symptome von der mütterlichen Plasmaphenylalaninkonzentration [5]**

Prophylaxe der maternalen Phenylketonurie

▶ Präkonzeptionell begonnene und konsequente phenylalaninarme Diät

▶ Therapieziele:
Phenylalanin 2–6 mg/dl
Tyrosin >0,8 mg/dl

Die Phenylalanintoleranz nimmt im Verlauf der Schwangerschaft zu.

Die Schädigung des ungeborenen Kindes kann nur durch eine bereits ▶ präkonzeptionell begonnene und über den gesamten Schwangerschaftsverlauf konsequent beibehaltene, strikt phenylalaninarme Diät verhindert werden. Das Therapieziel liegt in diesem Fall für ▶ Phenylalanin bei 2–6 mg/dl (120–360 µmol/l), wobei eine ▶ Tyrosinkonzentration über 0,8 mg/dl (45 µmol/l) angestrebt wird. Bei Patientinnen mit hochgradiger Funktionseinschränkung der Phenylalaninhydroxylase liegt die Phenylalanintoleranz unter 250 mg täglich. Da dies einer Zufuhr an natürlichem Protein von lediglich etwa 6 g entspricht, ist eine hochdosierte Substitution mit phenylalaninfreier Aminosäuremischung notwendig, um den Protein-, Vitamin- und Spurenelementbedarf zu decken. Die Phenylalanintoleranz nimmt, wahrscheinlich durch einen erhöhten Proteinbedarf durch fetales und uterines Wachstum sowie zunehmende Aktivität der Phenylalaninhydroxylase in der fetalen Leber, ab der 20. Schwangerschaftswoche kontinuierlich bis zu Proteintoleranzen von 30 g täglich zu. Ein beispielhafter Nahrungsplan für eine schwangere Patientin mit klassischer PKU im 1. Trimenon ist in Tabelle 5 dargestellt.

Auch unter diesem Aspekt ist bei weiblichen Patienten eine Weiterführung der phenylalaninarmen Diät mit Gabe eines Aminosäuresupplementes bis ins Erwachsenenalter äußerst wünschenswert, da die Wiedereinführung der Diät, zumal in so strenger Form, nach jahrelanger normal eiweißhaltiger Ernährung erhebliche

Tabelle 5

Nahrungsplan für eine schwangere Patientin mit klassischer PKU im 1. Trimenon, Phenylalanintoleranz 150 mg/die, Gewicht 65 kg

	Menge (g)	Phenylalanin (mg)	Eiweiß (g)	Fett (g)	Kohlenhydrate (g)	Energie (kcal)
Frühstück						
Brötchen, eiweißarm	50	10	0,2	2	28	126
Waffelbrot, eiweißarm	20	2	0,1	–	18	77
Margarine	20	2	–	16	–	142
Marmelade	25	1	–	–	18	72
Mittagessen						
Nudeln, eiweißarm (Rohgewicht)	50	41	0,2	2	44	182
Tomatenkonserve	100	16	0,6	–	2	11
Sojaöl	20	–	–	20	–	174
Kopfsalat	30	17	0,4	–	–	4
Obst, frisch	100	9	0,3	–	11	52
Abendessen						
Aglutella Reis eiweißarm	50	20	0,2	–	42	177
Gurke, frisch	40	6	0,2	–	1	5
Sojaöl	10	–	–	10	–	87
Mini-Baguette eiweißarm	50	10	0,2	2	28	126
Margarine	20	2	–	16	–	142
Zwischenmahlzeiten						
Süße Hörnchen eiweißarm	50	10	0,2	3	30	148
Margarine	15	1	–	12	–	106
Obst frisch	100	9	0,3	–	11	52
Aminosäuregemisch						
P-AM maternal® (SHS) oder	95	–	73,6	–	–	294
PKU-3® (Milupa)	110	–	74,8	–	4	317
Getränke						
Limonade	700	–	–	–	70	294
Zucker	50	–	–	–	50	202
Früchtetee	1000	–	–	–	2	10
Summe (gesamt)		156	76,5–77,9	83	355–359	2483–2506
Summe (/kgKG)		2,4	1,2	1,3	5,5	38

Schwierigkeiten bereitet. Ungewollte Schwangerschaften unter gelockerter oder nach abgebrochener Diät müssen unbedingt vermieden werden. Diesbezüglich sind intensive Schulungsmaßnahmen und eine eingehende psychosoziale Betreuung dringend notwendig. Zur Vorbereitung der jungen Frauen werden ► **Schulungs- und Trainingsprogramme** unter stationären Bedingungen angeboten.

Fazit für die Praxis

Die klassische Phenylketonurie ist eine angeborene Stoffwechselerkrankung, die unbehandelt zu einer schweren Beeinträchtigung der körperlichen und intellektuellen Entwicklung führt. Die Erkrankung kann durch das Neugeborenenscreening sicher erfasst und mit einer phenylalaninarmen Diät effektiv behandelt werden. Die Betreuung der Patienten erfordert Erfahrung und Spezialkenntnisse und sollte in enger Zusammenarbeit mit einem pädiatrischen Stoffwechselzentrum erfolgen. Eine lebensbegleitende phenylalaninarme Ernährung wird empfohlen. Obwohl die Störung bei frühzeitig begonnener und konsequent durchgeführter Therapie mit einer ausgezeichneten Prognose verknüpft ist, führt sie bei vielen Betroffenen, insbesondere im Jugend- und Adoleszentenalter, zu einer erheblichen Einschränkung der Lebensqualität. Eine besondere Herausforderung an Gynäkologen, Kinderärzte und Diätassistentinnen stellt die maternale Phenylketonurie dar, deren klinische Auswirkungen auf das Neugeborene durch eine intensive interdisziplinäre Zusammenarbeit im Rahmen der Schwangerschaftsplanung und -betreuung verhindert werden können.

Wir danken Frau Dr. oec. troph. Katharina Dokoupil für die Erstellung der Nahrungspläne.

Literatur

1. Fölling A (1934) **Über Ausscheidung von Phenylbrenztraubensäure in den Harn als Stoffwechselanomalie in Verbindung mit Imbezillität.** Zt Physiol Chem 227:169–176
2. Weglage J, Ullrich K, Pietsch M, Funders B, Güttler F, Harms E (1997) **Intellectual, neurologic, and neuropsychologic outcome in untreated subjects with nonphenylketonuria hyperphenylalaninemia. German Collaborative Study on Phenylketonuria.** Pediatr Res 42:378–384
3. Bremer HJ, Bührdel P, Burgard P, Clemens PC, Leupold D, Mönch E, Przyrembel H, Trefz FK, Ullrich K (1997) **Empfehlungen der Arbeitsgemeinschaft für Pädiatrische Stoffwechselstörungen (APS): Therapie von Patienten mit Phenylketonurie.** Monatsschr Kinderheilkd 145:961–962
4. Burgard P, Bremer JH, Bührdel P, Clemens PC, Mönch E, Przyrembel H, Trefz FK, Ullrich K (1999) **Rationale for the German recommendations for phenylalanine level control in phenylketonuria 1997.** Eur J Pediatr 158:46–54
5. Lenke RR, Levy HR (1980) **Maternal phenylketonuria and hyperphenylalaninemia. An international survey of the outcome of untreated and treated pregnancies.** N Engl J Med 303:1202–1208

Monatsschr Kinderheilkd
2001 · 149:307–314 © Springer-Verlag 2001

X. Rogiers[1] · D. C. Broering[1] · L. Müller[1] · R. Ganschow[2] · M. Burdelski[2]

[1] Abteilung für Hepatobiliäre Chirurgie, Chirurgische Klinik und Poliklinik, Universitätsklinikum Hamburg-Eppendorf
[2] Klinik und Poliklinik für Kinder- und Jugendmedizin, Universitätsklinikum Hamburg-Eppendorf

Aktuelle Entwicklungen auf dem Gebiet der Lebertransplantation im Kindesalter

Die Einführung der Splitlebertransplantation sowie der Leberlebendspende für Kinder führte in den letzen Jahren in erfahrenen Zentren zur Beseitigung des Organmangels. Die Ergebnisse dieser neuen Techniken wurden in den letzten Jahren ständig verbessert und sind derzeit gleichwertig oder sogar besser als die der herkömmlichen Techniken (größenreduzierte Organe, Vollorgane). In einem Zentrum vereint, ermöglichen sie in den meisten Fällen eine Transplantation zum richtigen Zeitpunkt, was sich positiv auf das Patientenüberleben auswirkt. Verbesserungen in der immunsuppressiven Therapie und dem Management chirurgischer und medizinischer Komplikationen begleiten diese Entwicklung. Insgesamt gesehen ist eine 1-Jahres-Überlebensrate von über 80% für Kinder derzeit international Standard. Als Folge wird sich die Transplantationsmedizin in den nächsten Jahren mehr auf die Bestimmung des richtigen Transplantationszeitpunktes und die Verbesserung der Langzeitimmunsuppression sowie der Lebensqualität konzentrieren.

Gesamtmortalität nach Lebertransplantation drastisch gesenkt

Konstant niedriger Spenderpool für kindliche Empfänger

▶ **Splitlebertransplantation**
▶ **Leberlebendspende**

▶ **Indikationsspektrum zur LTX**

Eine verspätete Transplantation kann zu einer gesteigerten postoperativen Morbidität und Mortalität führen

Durch die Verbesserung der immunsuppressiven Therapie, Verbesserungen im prä-, peri- und postoperativen Management und nicht zuletzt durch Verbesserungen der chirurgischen Techniken konnte die Gesamtmortalität nach Lebertransplantation (LTX) drastisch gesenkt werden [14, 29]. Aufgrund dieser Fortschritte nahm in den letzten Jahren aber auch die Nachfrage nach Spenderorganen sowohl für Erwachsene als auch für Kinder zu. Demgegenüber steht ein konstant niedriger Spenderpool für kindliche Empfänger, der zudem durch ein Größenmissverhältnis zwischen Spender und Empfänger gekennzeichnet ist. Aus dieser Situation resultierte eine anfängliche Mortalität auf der Warteliste von etwa 25% [9, 20]. Die Schwierigkeiten, gerade für Kinder in den ersten Lebensjahren ein größenkompatibles Spenderorgan zu beschaffen, führte zu einer schrittweisen Entwicklung innovativer Techniken wie der ▶Splitlebertransplantation und der ▶Leberlebendspende. Durch die konsequente Anwendung dieser Techniken konnte die Mortalität der Kinder auf der Warteliste auf unter 2% gesenkt werden. Die Verantwortung der rechtzeitigen Indikation zur Transplantation liegt daher heute in der Hand des behandelnden Kinderarztes.

Beim ▶**Indikationsspektrum zur LTX** im Kindesalter steht im Vordergrund die extrahepatische Gallengangsatresie, gefolgt von familiären Cholestasesyndromen, metabolischen Störungen, akutem Leberversagen und anderen Ursachen [1, 4, 5, 21] (Abb. 1). Eine nicht rechtzeitig vorgenommene Transplantation kann durch progre-

Prof. Dr. X. Rogiers
Chirurgische Klinik und Poliklinik, Abteilung für Hepatobiliäre Chirurgie, Universitätsklinikum Hamburg-Eppendorf, Martinistraße 52, 20246 Hamburg, E-Mail: rogiers@uke.uni-hamburg.de

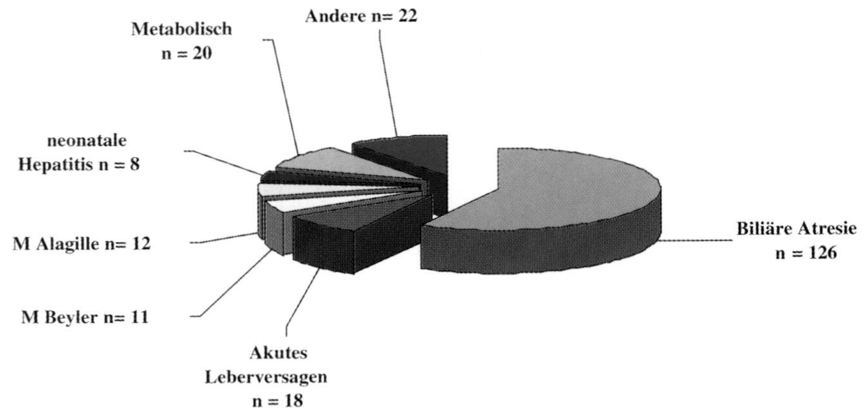

Abb. 1 ▲ **Indikationsspektrum zur primären Transplantation im Kinderlebertransplantations-programm Hamburg im Zeitraum von 1991–1999**

diente Verschlechterung des klinischen Zustandes des Kindes zu einer gesteigerten postoperativen Morbidität und Mortalität führen.

In diesem Übersichtsartikel sollen die wesentlichen Aspekte der innovativen chirurgischen Techniken eines spezialisierten Zentrums, in dem bislang 270 Kinderlebertransplantationen, davon 88 Splittransplantationen und 99 Leberlebendtransplantationen durchgeführt wurden, aufgezeigt werden. Darüber hinaus werden neue Entwicklungen in der ▶**immunsuppressiven Therapie** sowie der aktuelle Wissensstand zu prognostisch wichtigen Aspekten des postoperativen Verlaufs diskutiert.

Innovative chirurgische Techniken

Reduced-Size-Technik

Das Konzept der Leberlebendspende stellt gemeinsam mit der Splitlebertransplantation eine logische Entwicklung in dem Bestreben dar, Alternativen für das Problem der Organknappheit bei Kindern aufzuzeigen. Mit der Einführung der Reduced-Size-Techniken wurde die Möglichkeit geschaffen, Spenderlebern von Erwachsenen für kindliche Empfänger heranzuziehen [2, 3]. Hierzu wird nach der Explantation mit Hilfe einer ▶**Resektion die Spenderleber auf das erforderliche Volumen** hin verkleinert. Der resezierte Anteil wird dabei verworfen. Als Transplantat kann entweder der rechte Lappen, der linke Lappen oder lediglich die linkslateralen Lebersegmente II und III dienen. Während dieses Verfahren zu einem deutlichen Rückgang der Mortalität auf der Warteliste für Kinder geführt hat, interagiert es gleichzeitig mit dem Spenderpool für Erwachsene und führte hier zu einem Anstieg der Sterblichkeit auf der Warteliste.

Splitlebertransplantation

Die Einführung der Splitlebertransplantation durch R. Pichelmayr und H. Bismuth führte erstmals zu einer effektiven Ausweitung des Spenderpools, indem die Leber in 2 Transplantate geteilt wird. Hierbei dient der größere Teil, der aus der rechten Leber mit Segment IV besteht, als Transplantat für einen erwachsenen Empfänger, während die linkslateralen Segmente (II und III) für einen kindlichen Empfänger zur Verfügung stehen [26]. Bei sorgfältiger Auswahl der hierfür geeigneten Spender, können mit dieser Technik mit der Vollorgantransplantation oder der Transplantation von größenreduzierten Organen vergleichbare Ergebnisse erzielt werden.

Verbreitung der Leberlebendtransplantation

Die Übertragung eines Teiles der Leber von einem lebenden Spender wurde erstmals von Raia in Brasilien durchgeführt, allerdings starben die Empfänger wenig später an medizinischen Komplikationen [27]. Über die erste erfolgreiche Leberlebendtrans-

---

▶**Immunsuppressive Therapie**

Mit Reduced-size-Techniken können Spenderlebern von Erwachsenen für kindliche Empfänger herangezogen werden
▶ **Resektion der Spenderleber auf das erforderliche Volumen**

Bei der Splitlebertransplantation wird die Leber in 2 Transplantate geteilt

plantation konnte Strong berichten [33]. In der Zwischenzeit etablierten Christoph Broelsch und Mitarbeiter das erste Programm für Leberlebendtransplantation in Chicago [3]. Dabei wurden eingangs das potenzielle Risiko für den Spender, aber auch die Vorteile dieses Verfahrens für den Empfänger sowie ethische Betrachtungen intensiv vor einem öffentlichen und akademischen Forum diskutiert. Es resultierte ein Konzept, welches die Freiwilligkeit der Lebendspende unter den gegebenen potentiellen Risiken des Verfahrens als oberstes Gebot zugrunde legte [31]. Mit der nachfolgenden, prospektiven klinischen Serie von 20 Leberlebendtransplantationen konnte erstmals der Wert dieser Technik dokumentiert werden [3]. Die Leberlebendspende erwies sich hierbei als ein durchführbares und von den klinischen Ergebnissen her effektives Verfahren und eröffnete die Ausweitung der Lebertransplantation für Kinder insbesondere in solchen Ländern, in denen die Spende von Hirntoten mit unüberwindbaren religiösen Problemen vergesellschaftet ist. In Japan und anderen asiatischen Ländern wurden daraufhin große Leberlebendtransplantationsprogramme begonnen [19, 34]. Bis jetzt wurden weltweit mehr als 1500 Leberlebendtransplantationen durchgeführt, deren Ergebnisse durch fortlaufende technische und medizinische Verbesserungen weiter verbessert wurden [8, 34].

In einem Vergleich unserer Daten aus den letzten 5 Jahren hinsichtlich des Überlebens nach Leberlebendspende und Splittransplantation konnten wir feststellen, dass beide Verfahren generell als gleichwertig einzustufen sind. Bei der Leberlebendspende ist jedoch die kalte Ischämiezeit kürzer und das Transplantat somit von unübertroffener Qualität.

Technische Aspekte

80% der Kinder mit einer terminalen Leberinsuffizienz haben ein Körpergewicht von weniger als 18 kg und ein durchschnittliches Standardlebervolumen von weniger als 400 ml. Die linkslateralen Segmente eines erwachsenen Spenders ergeben daher in den meisten Fällen ein größenkompatibles Transplantat. Kinder mit einem Körpergewicht von mehr als 25 kg müssen mit dem linken oder rechten Leberlappen erwachsener Spender versorgt werden. Als untere Grenze des transplantierten Lebergewichts hat sich international 1% des Körpergewichts etabliert [13,35]. Werden deutlich weniger als das Standardlebervolumen (hypologes oder Small-for-size-Transplantat) transplantiert, so steigt die Rate des ▶primären Transplantatversagens und der ▶Gefäßkomplikationen signifikant an [15]. Als eine Ursache des häufigeren Transplantatversagens bei hypologen Transplantationen wird das ▶Hyperperfusionssyndrom diskutiert, dessen Pathophysiologie und Bedeutung jedoch noch nicht ausreichend untersucht ist. Durch die Transplantation von zu großen Transplantaten (hyperlog, large for size) resultieren mechanische Beeinträchtigungen der intraabdominalen und retroperitonealen Zirkulation (Cavakompressionssyndrom, abdominales Kompartmentsyndrom) sowie der Ventilation. Bei großzügigem Einsatz des ▶prolongierten Bauchdeckenverschlusses resultiert die Large-for-size-Situation nicht in einem schlechteren Patienten- und Transplantatüberleben. In den ersten Tagen nach der Transplantation kommt es gewöhnlich zu einer raschen Abschwellung und Hypotrophie des Transplantats, sodass nach wenigen Tagen der definitive Bauchverschluss erfolgen kann.

Die ▶Gefäßanastomosen sind oftmals dadurch gekennzeichnet, dass Längendefizite sowie erhebliche Kaliberunterschiede zwischen Transplantat und Empfänger bestehen. Durch maximale Ausnutzung der spender- und empfängerseitigen Gefäßlänge sowie Einsatz mikrochirurgischer Techniken ist heute die regelhafte Gefäßanastomosierung ohne Einsatz von Interponaten möglich. Durch die Verwendung mikrochirurgischer Techniken konnten insbesondere die arteriellen Gefäßkomplikationen deutlich reduziert werden. Es sind gerade die Aspekte der Größenkompatibilität und der Anastomosenverhältnisse, die für den Chirurgen eine große Herausforderung darstellen, viel Erfahrung und Können abverlangen und die Ergebnisse nach Transplantation maßgeblich bestimmen.

Die Einführung der regelhaften ▶intraoperativen Duplexsonographie nach Reperfusion und die ▶engmaschige postoperative sonographische Kontrolle durch einen erfahrenen Untersucher erlaubt dem Chirurgen eine optimale Einschätzung der lageabhängigen intraoperativen Transplantatperfusion sowie die rechtzeitige Indikation zur Reintervention.

Oberstes Gebot des Verfahrens ist die Freiwilligkeit der Lebendspende

Weltweit wurden bisher mehr als 1500 Leberlebendtransplantationen durchgeführt

Die Leberlebendspende und die Splittransplantation haben die gleiche Überlebensrate

Die untere Grenze des transplantierten Lebergewichts ist 1% des Körpergewichts
▶ **Primäres Transplantatversagen**
▶ **Gefäßkomplikationen**
▶ **Hyperperfusionssyndrom**

▶ **Prolongierter Bauchdeckenverschluss**

▶ **Gefäßanastomosen**

Die regelhafte Gefäßanastomosierung ist ohne Einsatz von Interponaten möglich

▶ **Intraoperative Duplexsonographie nach Reperfusion**
▶ **Engmaschige postoperative sonographische Kontrolle**

Abb. 2 ▲ 1-Jahres-Überlebenskurve der Kinder nach Leberlebendspende; der Vergleich der Ergebnisse nach Transplantation zwischen 1996–1998 mit den Ergebnissen im Zeitraum von 1991–1993 lässt einen Lerneffekt erkennen

Die Beherrschung der Technik, das perioperative Monitoring sowie die intensive Versorgung der Patienten nach Lebertransplantation setzen Erfahrung und ein exzellentes interdisziplinäres Zusammenarbeiten voraus. Abbildung 2 zeigt die Lernkurve im Transplantationsprogramm Hamburg. In dieser Kurve ist jeweils die Überlebensrate der Kinder im Verlauf von 12 Monaten nach der Transplantation dargestellt. Dabei wurden die Daten der ersten Jahre (1991–1993) mit den Ergebnissen von 1996–1998, als Leberlebendspende bereits routinemäßig angewendet wurde, verglichen.

Die Beherrschung der innovativen Transplantationstechniken mit 1-Jahres-Überlebensraten von über 80% bei niedriger Gefäßkomplikationsrate sind heute Minimalvoraussetzungen für ein erfolgreiches Transplantationszentrum.

Evaluation des Lebendspenders

Das neue Transplantationsgesetz definiert die Lebendspende als nachrangig gegenüber der Fremdspende (§8). Zudem muss durch eine unabhängige Kommission die Freiwilligkeit der Spende überprüft werden. Gewöhnlich soll die Zustimmung des Spenders in 2 Schritten erfolgen. Nach einem initialen Einverständnis in Bezug auf das Verfahren an sich folgt eine intensive medizinische und psychosoziale Evaluation. Wenn der potentielle Kandidat als geeignet erscheint, wird nach Abschluss der Untersuchungen die Zustimmung eines in diesen Belangen erfahrenen Internisten und das erneute schriftliche Einverständnis des potentiellen Spenders eingeholt. Danach sollte, wenn es der Zustand des Empfängers erlaubt, der potentielle Spender die Gelegenheit bekommen, über seine Zustimmung reiflich nachzudenken.

Im Detail erfordert die Spenderevaluation eine Reihe von soziopsychologischen, klinischen, laborchemischen und apparativen Untersuchungen [32]. Insbesondere muss das psychosoziale Umfeld des Spenders und die Beziehung des Spenders zur Familie und zum Empfänger genauestens untersucht werden. Ebenso muss sichergestellt sein, dass sich der Spender über Risiken und Nutzen des Verfahrens im Klaren ist. Zur Bestimmung der Größe der linkslateralen Lebersegmente ist eine ▶CT oder MR-Volumetrie erforderlich [16]. Die Anwendung einer präoperativen Angiographie der Leberarterien und des Pfortadersystems zur Identifizierung möglicher anatomischer Varianten wird nach wie vor kontrovers beurteilt. Bei Eltern, deren Kind am ▶Morbus Alagille leidet, ist eine ERC nötig, um eine eventuelle Hypoplasie der Gallenwege zu erkennen. Aus eigener Erfahrung empfehlen wir, die Indikation zur Lebendspende bei Autoimmunerkrankungen der Leber zurückhaltend zu stellen, da es potentiell zum Wiederauftreten der Erkrankung im haplotypidentischen Transplantat kommen kann.

Dem Risiko einer Fremdbluttransfusion kann in nahezu allen Fällen durch eine präoperative Eigenblutspende sowie durch den Einsatz des Cell-Savers, womit das intraoperativ abgesaugte Blut aufgereinigt und später reinfundiert wird, begegnet werden.

Splitlebertransplantation oder Leberlebendspende?

Die Frage bei welchem Kind eine Leberlebendspende und bei welchem eine Splitlebertransplantation durchgeführt werden sollte, ist derzeit eine der schwierigsten Fragen im Bereich der Kinderlebertransplantation. Durch die kurzen Wartezeiten auf ein Transplantat ist der Tod auf der Warteliste bei Verwendung beider Techniken die Ausnahme. Eine Untersuchung in unserem eigenen Patientenkollektiv zeigt, dass sich die Ergebnisse der Lebendspende und der Fremdspende hinsichtlich des Patienten- und Transplantatüberlebens nach 3 Jahren statistisch nicht signifikant unterscheiden. Jedoch ist nach Fremdspende häufiger eine primäre Nichtfunktion des Transplantats nachweisbar. Die Lebendspende sollte daher nur bei hoher Bereitschaft der Eltern und bei minimalem Risiko für den Spender erwogen werden. Der größte Vorteil der Leberlebendspende ist jedoch die genaue Planbarkeit des Eingriffes. So kann bspw. bei der rezidivierenden Cholangitis in der Zirrhoseleber die Transplantation im infektfreien Intervall durchgeführt werden.

Neue Entwicklungen in der Immunsuppression

Akute Abstoßung

Die akute zelluläre Abstoßung gehört, neben infektiösen Komplikationen, zu den häufigsten Problemen nach Lebertransplantation im Kindesalter. Die Inzidenz liegt in den ersten 6 Wochen nach LTX bei etwa 58% [10, 22, 36], wobei Empfänger mit einem Lebensalter unter 12 Monaten eine gewisse Immuntoleranz aufzuweisen scheinen. Dies liegt wahrscheinlich darin begründet, dass das Immunsystem dieser Kinder noch nicht voll ausgereift ist [11].

Medikation

Basis der immunsuppressiven Medikation stellen nach wie vor Ciclosporin oder Tacrolimus, jeweils in Kombination mit Kortikosteroiden, dar. Es wird üblicherweise mit einer hohen Induktionsdosis begonnen, die dann nach und nach auf eine Erhaltungsdosis reduziert wird. Ergänzt wird dieses Schema in einigen Zentren mit Azathioprin oder Mycophenolatmofetil. In unserem Zentrum wird ein Ausschleichen der Kortikosteroidmedikation bei Kindern nach etwa 6 Monaten angestrebt.

Zur rechtzeitigen Diagnose einer akuten Abstoßung erfolgen bei den Empfängern sehr engmaschige Laborkontrollen in der ersten Zeit nach der Transplantation. ▶Anzeichen einer akuten Abstoßung sind Fieber, Erhöhung von Serumbilirubin, alkalischer Phosphatase, Transaminasen und γ-Glutamyltranspeptidase. Besteht der Verdacht auf eine Abstoßung, so erfolgt gewöhnlich eine Leberstanzbiopsie mit histologischer Aufarbeitung. Als ▶Therapie wird eine 3-tägige Methylprednisolonbolusgabe durchgeführt (10 mg/kg Körpergewicht), die im Allgemeinen in über 90% der Fälle erfolgreich ist. Bei wiederholten Abstoßungsepisoden wird es zuweilen erforderlich, das Immunsuppressionsschema abzuwandeln, indem von Ciclosporin auf Tacrolimus umgestellt wird.

Nebenwirkungen

Die immunsuppressiven Therapieschemata beinhalten oftmals starke Nebenwirkungen: Ciclosporin und Tacrolimus sind neuro- und nephrotoxisch und begünstigen, ebenso wie Kortikoide, arteriellen Hypertonus, Hypercholesterinämie und eine diabetische Stoffwechsellage. Aus diesem Grund existieren Bestrebungen, durch die Kombination mit einem weiteren Präparat die unmittelbar nach der Transplantation erforderliche ▶Induktionsdosis zu reduzieren. Aktuell wird die Einführung eines selektiven Antikörpers gegen aktivierte T-Helferzellen multizentrisch evaluiert: Anti-Interleukin-2-Rezeptor Antikörper wie ▶Basiliximab (Simulect, Novartis Pharmaceutical Corporation, Hanover, NJ, USA) oder ▶Daclizumab (Zenapax, Hoffman-La Roche, Grenzach-Wyhlen, Deutschland) stellen relative neue Entwicklungen in dem Ansatz dar, die zellvermittelte zytotoxische Abwehrreaktion mittels Antikörper, die gegen Zellmembranrezeptoren von Immunzellen gerichtet sind, zu inhibieren.

Nach Fremdspende ist häufiger eine primäre Nichtfunktion des Transplantats nachweisbar

Der größte Vorteil der Leberlebendspende ist die genaue Planbarkeit des Eingriffes

Empfänger unter 12 Monaten weisen eine gewisse Immuntoleranz auf

Eine immunsuppressive Medikation erfolgt mit Ciclosporin oder Tacrolimus, jeweils in Kombination mit Kortikosteroiden

▶**Anzeichen einer akuten Abstoßung**

Bei Verdacht auf eine Abstoßung erfolgt eine Leberstanzbiopsie mit histologischer Aufarbeitung

▶**Therapie**

Ciclosporin, Tacrolimus und Kortikoide begünstigen arteriellen Hypertonus, Hypercholesterinämie und eine diabetische Stoffwechsellage

▶**Reduktion der Induktionsdosis**

▶**Basiliximab**

▶**Daclizumab**

141

Basiliximab wirkt durch Blockade des IL-2-Rezeptors

Das früher häufig verwandte OKT3 (anti-CD3 mAB) führt zu einer nahezu kompletten Blockade aller T-Zell-Subpopulationen, wodurch Infektanfälligkeit und die Inzidenz von lymphoproliferativen Erkrankungen signifikant erhöht wurde. **Basiliximab wirkt durch Blockade des IL-2-Rezeptors** spezifischer und scheint nach ersten Ergebnissen keine Erhöhung infektiöser oder neoplastischer Nebenwirkungen nach sich zu ziehen [12, 17, 23]. Zudem sind die selektiven IL-2-Rezeptor-Antikörper sehr gut verträglich. Aus unserer Erfahrung mit bislang 26 Patienten, die Basiliximab erhalten haben, geht im Vergleich zu einer gleichgroßen Kontrollgruppe eine signifikante Reduktion von akuten Abstoßungsepisoden bei gleich bleibender Inzidenz infektiöser Komplikationen hervor.

Entwicklungen in der Festlegung des Transplantationszeitpunkts

Die derzeitigen kurzen Wartezeiten geben den behandelnden Kinderärzten oftmals die Möglichkeit, den Zeitpunkt der Transplantation genauer zu bestimmen. Dies gilt nur, solange das Kind klein genug ist, um von einer der oben beschriebenen Techniken zu profitieren. Bei Kindern über 35 kg verlängern sich die Wartezeiten entsprechend, woraus eine erhöhte präoperative Mortalität resultiert. Daher sollte der Kinderarzt diese Grenze bei seiner Entscheidungsfindung berücksichtigen. Die Indikation zur Lebertransplantation ist gegeben bei:

Bei Kindern über 35 kg verlängern sich die Wartezeiten, woraus eine erhöhte präoperative Mortalität resultiert

▶ Gedeihstörung der Kinder,
▶ zunehmender Einschränkung der Syntheseleistung,
▶ klinischer Beeinträchtigung (Juckreiz).

Nach sicherer Diagnosestellung sollte die Lebertransplantation bei progredienten klinischen und laborchemischen Veränderungen rasch angestrebt werden, bevor es zu einer ▶**dekompensierten Leberzirrhose** gekommen ist.

Als prognostischer Indikator während der Wartezeit hat sich der ▶**MEGX-Bildungstest** nach Lidocaininjektion bewährt. Hierbei wird die Serumkonzentration eines hepatischen Abbauprodukt des Lidocains, das *Monoethylglycinxylidid* (MEGX), vor, 15 und 30 min nach Injektion mit 1 mg/kg KG Lidocainhydrochlorid ermittelt und daraus ein Rückschluss auf die Entgiftungsleistung der Leber gezogen.

▶ Dekompensierte Leberzirrhose
▶ MEGX-Bildungstest (Monoethylglycinxylidid)

Die für den Patienten wichtige Frage nach der Überlebenschance nach der Transplantation wird von weiteren Indikatoren prognostiziert. Hierzu zählen neben dem MEGX-Test noch die Serumcholinesterase und das Serumbilirubin.

Probleme nach der Transplantation

Die postoperative Überlebensrate nach Lebertransplantation bei Kindern wird statistisch gesehen in erster Linie durch frühe, d. h. in den ersten 4 Wochen auftretende Komplikationen, beeinträchtigt. ▶**Chirurgische Komplikationen**, wie beispielsweise Leberarterienthrombose, Pfortaderthrombose, Galleleck und Nachblutung traten in unserem Zentrum bislang in einer Häufigkeit zwischen 10 und 20% auf, wurden jedoch meistens rechtzeitig erkannt und führten somit selten zum Verlust von Transplantat oder zum Tod des Patienten. Hierzu ist bedeutsam, dass die transplantierten Kinder sehr engmaschig dopplersonographisch untersucht werden, sodass vaskuläre Komplikationen früh erkannt und operativ korrigiert werden können. Bemerkenswert ist die Tatsache, dass sich aus chirurgischer Sicht in fast allen Zentren ein „Lerneffekt" registrieren lässt, der dazu führt, dass die Rate chirurgisch-technischer Komplikationen mit der Zeit, in der ein Kinder-LTX Programm besteht, abnimmt [30] (Abb. 2).

▶ Chirurgische Komplikationen

Durch engmaschige dopplersonographische Untersuchungen können vaskuläre Komplikationen früh erkannt und operativ korrigiert werden

Die Inzidenz von akuten ▶**Abstoßungen** war seit Beginn des Lebertransplantationsprogramms für Kinder 1980 gleich hoch, während die Zahl chronischer Abstoßungen in den letzten 10 Jahren abnahm [7]. Die Ergänzung der Basisimmunsuppression mit neuen Anti-IL2-Rezeptor-Antikörpern führte erstmals zu einer deutlichen Reduktion akuter Abstoßungsreaktionen.

▶ Abstoßungen

Infektionen, insbesondere virale und fungale, sind aufgrund der Immunsuppressionsbehandlung nach Lebertransplantation von hoher klinischer und prognostischer Relevanz. Mit der Verbesserung und Erweiterung der Diagnostik, insbeson-

Von hoher klinischer und prognostischer Relevanz sind virale und fungale Infektionen

re durch neue, sensitive Methoden wie der PCR und dem ELISA können diese Komplikationen immer schneller diagnostiziert werden und einer ständig aktualisierten, effektiven antiviralen und antifungalen Therapie zugeführt werden [24].

Für die Überlebensrate nach Lebertransplantation ist in entscheidendem Maße die Vorerkrankung sowie der präoperative Allgemeinzustand der Kinder maßgeblich. Beste Ergebnisse werden bei günstigem UNOS-Status und fehlenden Voroperationen erzielt, während die Transplantation aufgrund eines akuten Leberversagen bei Kindern ein Mortalitätsrisiko von bis zu 50% aufweist [4, 18]. In der letzten Zeit konnte jedoch auch hier eine deutliche Besserung durch die Nutzung der Leberlebendspende auch in dringlichen Fällen und die Verbreitung der Splittechniken erzielt werden.

Die Transplantation aufgrund eines akuten Leberversagen weist bei Kindern ein Mortalitätsrisiko von bis zu 50% auf

Durch die Perfektionierung der chirurgischen Techniken rückt die Lebensqualität und die postoperative Entwicklung der Kinder nach erfolgter Lebertransplantation immer mehr in den Mittelpunkt gegenwärtiger Forschungen und stellt die behandelnden Ärzte vor komplexe Fragestellungen.

Kinder, die an chronischen Lebererkrankungen leiden, sind meistens in Bezug auf Längenwachstum, Knochenreife, neurologische und psychologisch-intellektuelle Entwicklung retardiert. Komplexe genetisch bedingte Erkrankungen, wie sie beim ►**familiären progressiven Cholestasesyndrom (Morbus Byler)** und beim ►**Alagille-Syndrom** vorkommen, sind auch nach der Transplantation entscheidende Determinanten der weiteren Entwicklung. Insbesondere beim Alagille-Syndrom werden oftmals wegen eines defekten Differenzierungsproteins weitere Fehlbildungen am Herzen, der Wirbelsäule, am Auge oder an den Gefäßen gefunden.

► **Familiäres progressives Cholestasesyndrom (Morbus Byler)**
► **Alagille-Syndrom**

Aufgrund der zum großen Teil vorbestehenden Störungen ist es letztlich auch schwierig, neurologische Störungen und insuffizientes Längenwachstum nach der Transplantation den Nebenwirkungen der immunsuppressiven Medikamente zuzuordnen. Es ist allerdings akzeptiert und durch Vergleichsstudien belegt, dass sich Kortikosteroide negativ auf das Längenwachstum nach der Transplantation auswirken können [6, 28]. Für die Entwicklung des Längenwachstums nach der Transplantation spielt auch die Transplantatfunktion eine Rolle [25]. Insgesamt gesehen stellt die Optimierung der Lebensqualität eine der großen Herausforderungen der Zukunft auf dem Gebiet der Kinderlebertransplantation dar, wobei über Langzeitnebenwirkungen der immunsuppressiven Therapie noch keine gesicherten Daten vorliegen.

Kortikosteroide können sich negativ auf das Längenwachstum nach der Transplantation auswirken

Schlussfolgerungen

Mit der Einführung der Leberlebendspende und der Splitlebertransplantation ist ein entscheidender Durchbruch in der Lebertransplantation im Kindesalter gelungen. Durch die Möglichkeit, den Zeitpunkt der Transplantation besser zu planen und eine größere Anzahl größenkompatibler Organe zu generieren, ist die Mortalität auf der Warteliste praktisch zu vernachlässigen. Die technischen Probleme nach Lebertransplantation sind in erfahrenen Zentren durch die Einführung mikrochirurgischer Techniken fast vollständig gelöst. Mit modernen medizinischen Methoden wird versucht, eine optimale immunsuppressive Therapie anzuwenden um den Kindern eine möglichst gute postoperative Lebensqualität zu ermöglichen.

Danksagung. Die Lebertransplantation bei Kindern verdankt den Erfolg der Zusammenarbeit vieler Menschen. Die Autoren danken dem Pflegepersonal und den Transplantkoordinatoren des Universitätsklinikums Hamburg-Eppendorf sowie den ärztlichen Mitarbeitern verschiedener Disziplinen, die diese Zusammenarbeit möglich gemacht haben. Unser Dank gilt auch den Spendern und deren Familien, ohne deren Großzügigkeit die Organtransplantation nicht möglich wäre

Literatur

Kann beim Autor angefordert werden.

Monatsschr Kinderheilkd
2001 · 149:511–514 © Springer-Verlag 2001

R. Behrens · Universitätsklinik für Kinder und Jugendliche, Erlangen

Meteorismus

Unter Meteorismus versteht man eine verstärkte Gasansammlung im Gastrointestinaltrakt. Hiervon abzugrenzen ist die Flatulenz, bei der es sich um vermehrtes Abgehen von Darmgasen über den Anus handelt. Die Gasansammlung befindet sich vorwiegend im Magen und Kolon, während sie im Dünndarm zwar in zum Teil beträchtlichem Ausmaß vorhanden sein kann, aber rasch und üblicherweise vollständig resorbiert wird. Die Darmgase bestehen aus Stickstoff, Sauerstoff, Methan, Kohlendioxyd und Wasserstoff. Zu unterscheiden sind akuter und chronischer Meteorismus. Während Ersterer ein meist einmaliges Ereignis vor allem als Folge blähender Speisen ist, kann der chronische Meteorismus ständig oder rezidivierend zu ausgeprägtem Unwohlsein bis hin zum Krankheitsgefühl führen.

Auf diese Form beziehen sich die nachfolgenden Überlegungen, ohne die in Betracht kommenden Grunderkrankungen im Einzelnen darstellen zu wollen. In erster Linie werden die Erfahrungen des Autors widergespiegelt, da das Thema „Meteorismus" auch in der internationalen einschlägigen Fachliteratur fast keine Erwähnung findet.

Ätiologie und Pathogenese

Hauptsächlich entsteht Meteorismus durch vermehrtes Luftschlucken (Aerophagie) oder verstärkte Gasbildung (Tabelle 1). ▶**Aerophagie** findet sich vorwiegend bei Säuglingen und kann hier ein den Patienten und die ganze Familie sehr belastendes Problem darstellen (Stichwort: 3-Monats- oder Nabelkoliken). Ursächlich kommen falsche Fütterungstechniken, aber auch Banales wie z. B. ein zu enges Saugerloch in Betracht. Später ist die Aerophagie eher Folge einer zentralen Koordinationsstörung beim Schluckakt (behinderte Kinder) oder zu hastigen Essens.

▶**Verstärkte Gasbildung** entsteht durch bakterielle Vergärung von unverdauten Kohlenhydraten, in geringerem Umfang auch von unverdauten Proteinen im Kolon. Hier kommen zahlreiche unterschiedliche Ursachen in Betracht. Einerseits führt eine ▶**Motilitätsstörung des Gastrointestinaltrakts** zu einer vermehrten Bakterienzahl im Kolon. Die akute oder chronische Obstipation ist wohl die häufigste Ursache einer verzögerten Darmpassage. Aber auch Stenosen können einen u. U. ganz erheblichen Meteorismus hervorrufen, seien sie postoperativ, Folge einer chronisch-entzündlichen Darmerkrankung oder – bei jungen Säuglingen – angeboren im Sinne einer Analstenose oder einer Aganglionose (Morbus Hirschsprung). Die Passage wird ebenfalls verlängert bei exokriner Pankreasinsuffizienz und Immobilisation. Gleiches gilt für Patienten mit neurogener Darmparese bei Myelomeningozele.

Eine weitere wichtige Ursache des chronischen Meteorismus ist die ▶**Kohlenhydratmalabsorption.** Hier gelangt unverdautes Substrat in das Kolon und wird von den dort vorhandenen Bakterien unter Bildung von Methan und Wasserstoff vergo-

Schlagwörter (Marginalien)

▶**Aerophagie**

▶**Verstärkte Gasbildung**

▶**Motilitätsstörung des Gastrointestinaltrakts**

▶**Kohlenhydratmalabsorption**

Prof. Dr. R. Behrens
Pädiatrische Gastroenterologie, Hepatologie und Endoskopie, Universitätsklinik für Kinder und Jugendliche, Loschgestraße 15, 91054 Erlangen

Tabelle 1
Ursachen des Meteorismus

Aerophagie		
Vermehrte Gasbildung	Motilitätsstörung	
	Malabsorption	
		Laktose
		Fruktose
		Protein
	Falsche Ernährung	
Portale Hypertension		
Fehlbesiedlung		
Colon irritabile		

▶Kurzdarmsyndrom

▶Einseitige Ernährung

▶Portale Hypertension

▶Bakterielle Fehlbesiedlung

▶Irritables Darmsyndrom

Beschwerden variieren individuell erheblich und sind meist mit den Mahlzeiten assoziiert

▶Stenose

ren. Meist handelt es sich bei dem Kohlenhydrat um Milchzucker infolge eines Mangels an Laktase. Dies betrifft ca. 20% unserer Bevölkerung und wird irrtümlich häufig als Milchunverträglichkeit bezeichnet und damit auf den gleichen Rang wie die u. U. bedrohliche Kuhmilchproteinallergie gestellt. Nicht nur bei Enzymdefizienz, sondern auch bei beschleunigter Darmpassage z. B. im Rahmen eines ▶Kurzdarmsyndroms können vermehrt Kohlenhydrate im Kolon auftreten und über eine entsprechende Vergärung zu Meteorismus führen. Ebenso kann Fruktose nur begrenzt resorbiert werden, sodass relativ rasch ein Überangebot von Fruchtzucker im Kolon entsteht. Ähnliches gilt für Sorbit, das nicht nur als Zuckeraustauschstoff verwandt wird, sondern in manchen Obst- und Gemüsesorten angereichert ist (Pflaumen, Bohnen, Erbsen, Linsen).

Bei ▶einseitiger Ernährung mit Kohlenhydraten und Überschreiten der Resorptionskapazität gelangen unverdaute Kohlenhydrate in das Kolon und werden dort verstärkt vergoren. Darüber hinaus führen zahlreiche Gemüsesorten (Lauch, Sellerie, Zwiebeln, Kohl u. v. a. m.) und Rohfasern zu Meteorismus. Ebenso spielt der Luftgehalt einzelner Lebensmittel eine Rolle. So enthält ein Apfel 20% und Eischnee sogar 80% Luft. Aus 170 ml Cola werden bei raschem Trinken 500 ml CO_2 freigesetzt.

Bei ▶portaler Hypertension ist der Gasaustausch, der üblicherweise zwischen Darm- und Gefäßlumen per diffusionem in Richtung Splanchnikusgefäße erfolgt, durch den erhöhten intravasalen Druck erschwert und konsekutiv der Gasgehalt im Darm erhöht. Schließlich kann eine ▶bakterielle Fehlbesiedlung, z. B. durch eine antibiotische Therapie, Infektionen des Gastrointestinaltrakts mit Änderung des pH-Wertes im Kolon oder vorausgegangene Operationen am Gastrointestinaltrakt zu einer verstärkten Gasbildung führen.

Das ▶irritable Darmsyndrom (Reizdarmsyndrom) nimmt eine Sonderstellung ein. Es kommt einerseits zu einer ausgeprägten Motilitätsstörung mit wechselnd verzögerter und beschleunigter Darmpassage, andererseits aber auch zu einer Fehlbesiedlung mit Veränderung des pH-Wertes und verstärktem Meteorismus.

Symptomatik

Die Beschwerden variieren individuell erheblich und korrelieren nicht mit der Menge des endoluminalen Gasgehaltes. Während der eine Patient lediglich Völlegefühl als belästigend schildert, leidet der andere unter erheblichen Koliken und deutlicher Beeinträchtigung des Allgemeinbefindens. Die Beschwerden sind außer bei portaler Hypertension und Fehlbesiedlung meist mit den Mahlzeiten assoziiert. Bei Flatulenz lässt besonders übler Geruch auf das Vorliegen einer ▶Stenose, einer ausgeprägten chronischen Obstipation oder einer exokrinen Pankreasinsuffizienz schließen.

Tabelle 2
Laktosegehalt verschiedener Nahrungsmittel (g/100 g)

Nahrungsmittel	g/100 g
Nougat	25,0
Kondensmilch	12,8[a]
Milchschokolade	10,0
Milchspeiseeis	6,5
Kuhmilch	5,0
Joghurt	5,0[a]
Sahne	3,5[a]
Quark	3,5[a]
Käse	3,5[a]
Verschiedene Wurstwaren	1–4

[a] Gemittelte Werte bei verschiedenen Darreichungsformen

Tabelle 3

Fruktosegehalt verschiedener Obstsorten (g/100 g)[a]

Obstsorte	g/100 g	
Honig	39,0	
Kunsthonig	36,1	
Rosinen	31,6	
Heidelbeeren	9,0	
Sauerkirsche	8,4	
Weintrauben	7,3	
Apfel	5,9	
Süßkirsche	5,5	
Mirabelle	4,3	
Stachelbeere	4,1	
Banane	3,8	
Reineclaude	3,7	
Schwarze Johannisbeere	3,6	
Wassermelone	3,5	1,8
Birne	2,5	2,3
Aprikose	0,9	1,7
Pflaume	2,1	2,7

[a] *Neben hohen Fruktosewerten ist die Kombination von mittlerem oder niedrigem Fruktose- und niedrigem Glukosegehalt besonders ungünstig*

Diagnostik

Meteorismus ist objektiv nicht messbar. Selbst der radiologische Nachweis von vermehrter Gasansammlung im Gastrointestinaltrakt unterliegt einer mindestens 20%-igen Fehlerbreite und ist zudem nur ausnahmsweise ethisch vertretbar. Entgegen der zahlreichen möglichen Ursachen des Meteorismus kann auf eine apparative Diagnostik meist verzichtet werden.

Eine absolute Schlüsselstellung in der Diagnostik nimmt die sorgfältige Anamnese zur Erfassung organischer Erkrankungen und vorausgegangener Operationen am Gastrointestinaltrakt ein, ergänzt durch eine penible Ernährungsanamnese. Diese lässt sich erfahrungsgemäß am leichtesten mittels eines Ernährungsprotokolls über eine Woche mit gleichzeitiger Symptomaufzeichnung durchführen. So können Zusammenhänge von Nahrungsart und Meteorismus leichter erkannt werden. Für die Beurteilung einer Kohlenhydratmalabsorption ist besonders auf diejenigen Nahrungsmittel zu achten, die einen hohen Laktose- und Fruktosegehalt aufweisen (Tabelle 2, 3). Zusätzlich sind natürlich weitere Beschwerden wie Durchfall oder Erbrechen nach Genuss der in Betracht kommenden Nahrungsmittel zu erfragen.

Bei der körperlichen Untersuchung imponieren ausladendes oder vorgewölbtes Abdomen und tympanitischer Klopfschall, bei chronischer Obstipation oder chronisch-entzündlicher Darmerkrankung dagegen eher Resistenzen vorwiegend im linken bzw. rechten Mittel- und Unterbauch. Eine portale Hypertension fällt klinisch durch eine Splenomegalie auf. Die obligate rektale Untersuchung lässt eine eventuelle Obstipation oder – bei jungen Säuglingen oft übersehen – eine Analstenose bzw. einen verlängerten und engen Analkanal bei Aganglionose erkennen (hier ist selbstverständlich die weitere Diagnostik – Manometrie, Saugbiopsie – indiziert). Eine verstärkte Peristaltik weist auf eine Stenose im Gastrointestinaltrakt hin. In diesem Fall kann eine Röntgenaufnahme des Abdomens in aufrechter Position Aufschluss über das ▶**Luftverteilungsmuster** und die ungefähre Lokalisation einer möglichen Stenose geben. Zur Diagnostik der exokrinen ▶**Pankreasinsuffizienz** bieten sich bei isolierter Organerkrankung die Bestimmung von Chymotrypsin oder Elastase-1 im Stuhl und bei Verdacht auf das Vorliegen einer Zöliakie die Bestimmung der Gliadin- und Endomysiumantikörper an. Bei Malabsorption und Fehlbesiedlung hat sich der ▶**H$_2$-Atemtest** auch bei nicht kooperativen Patienten gut etabliert. Die Testung erfolgt je nach Anamnese entweder mit Laktose oder Fruktose (Malabsorption) bzw. Laktulose oder Glukose (Fehlbesiedlung).

Therapie

Die symptomatische Therapie mit entblähenden Suspensionen ist in der Regel wirkungslos. Auch die Effizienz anderer, häufig verwandter Präparate (Karminativa) konnte nicht belegt werden.

Die Behandlung hat sich in erster Linie an der zugrunde liegenden Ursache auszurichten. So müssen falsche Ernährungsgewohnheiten umgestellt und eine Obstipation konsequent zusätzlich mit abführenden Maßnahmen per os und rektal angegangen werden. Andere Medikamente sind wegen fehlendem Wirknachweis oder zu be-

fürchtender Nebenwirkungen meist nicht indiziert. Lediglich bei nachgewiesener Fehlbesiedlung ist eine Darmdekontamination mit nicht resorbierbaren Präparaten für 3 Tage sinnvoll. Hierzu liegen verschiedene Empfehlungen vor. Bei uns hat sich in einzelnen ausgewählten Fällen mit bakterieller Fehlbesiedlung die Kombination von Amphotericin B 400 mg/d, Gernebcin 40 mg/d und Polymyxin B 10 mg/kgD in jeweils vier Einzeldosen bewährt. Der Effekt lässt sich mittels H_2-Atemtest leicht kontrollieren. Der vor allem bei Jugendlichen oft bestehende Bewegungsmangel sollte – so weit möglich – vermieden werden.

Literatur beim Verfasser

Monatsschr Kinderheilkd
2000 · 148: 387-397 © Springer-Verlag 2000

Andrea Kosch[1] · Rüdiger von Kries[2] · Ulrike Nowak-Göttl[1]
[1]Universitäts-Kinderklinik Münster
[2]Institut für Soziale Pädiatrie und Jugendmedizin der Universität München

Thrombosen im Kindesalter

Risikofaktoren für eine Thromboseentstehung

Eine ► **Thrombose** ist definiert als völliger oder partieller Verschluß eines Blutgefäßes durch ein Gerinnsel; eine ► **Thromboembolie** als Obstruktion eines Gefäßes durch Thrombusanteile, die sich an anderer Stelle im Organismus gebildet haben und von dort disloziert sind. Venöse und arterielle Gefäßverschlüsse im Kindesalter sind seltene Ereignisse und treten spontan hauptsächlich innerhalb der Neugeborenenperiode auf, mit einer weiteren Häufung zu Beginn der Pubertät. Die ► **Inzidenz** für Thrombosen in der Neugeborenenperiode wurde in Deutschland mit 5,1/100.000 Lebendgeburten geschätzt, bis zum 16. Geburtstag beträgt die Lebenszeit-Inzidenz <1:5000.

Bereits 1862 beschrieb Rudolf Virchow (1821–1902) die im wesentlichen noch heute gültigen ► **pathogenetischen Faktoren** für eine Thromboseentstehung: Gefäßwandschädigung, erhöhte Gerinnungsneigung und erniedrigte Strömungsgeschwindigkeit des Blutes. Gefäßwandschädigung und erniedrigte Strömungsgeschwindigkeit begünstigen durch eine lokale Gerinnungsaktivierung Thromboseentstehung und -wachstum. Diese Mechanismen können durch ► **exogene und endogene Trigger** ausgelöst werden wie z.B. peripartale Asphyxie oder maternaler Diabetes, medizinische Interventionen wie die Anlage zentralvenöser Katheter, chirurgische Eingriffe, Immobilisierung oder Gipsverbände, Trauma, Dehydrierung, Sepsis und Erkrankungen aus dem onkologischen, renalen und rheumatischen Formenkreis und die Einnahme oraler Kontrazeptiva bei jungen Mädchen in der Pubertät. (Tabelle 1).

Wesentliche Fortschritte wurden in den letzten 20 Jahren im Verständnis der Ursachen einer erhöhten Gerinnungsneigung durch die Identifikation einer Vielzahl von ► **humoralen Risikofaktoren** für Thrombophilie erreicht. Einen Mangel an antithrombotischen Schutzfaktoren bzw. andere Risikofaktoren für Thrombosen findet man in unterschiedlicher Häufigkeit auch in der Normalbevölkerung. Sehr viel häufiger werden solche Störungen aber bei Patienten mit manifesten Thrombosen gefunden. Die Odds-Ratio ist ein Indikator dafür, um wieviel das Vorhandensein eines solchen Risikofaktors die Wahrscheinlichkeit erhöht, dass das betroffene Kind an einer Thrombose erkranken wird. Diese humoralen Risikofaktoren für Thrombophilie werden bei venösen Thrombosen und zerebralen Insulten mit unterschiedlicher Häufigkeit gefunden [4, 8, 9]. Tabelle 2 fasst die Daten für venöse Thrombosen und spontane Hirninfarkte im Kindesalter zusammen.

Die Liste dieser Risikofaktoren beinhaltet einerseits quantitative und qualitative Störungen von antithrombotischen Eiweißstoffen (Antithrombin, Protein S,

Prof. Dr. U. Nowak-Göttl
Universitäts-Kinderklinik, Pädiatrische Hämatologie und Onkologie, Albert-Schweitzer-Straße 33,
D-48149 Münster
e-mail: leagottl@uni-muenster.de

Tabelle 1
Erworbene Risikofaktoren für Thrombophilie

Perinatale Erkrankungen	Asphyxie, maternaler Diabetes
Medizinische Interventionen	Gefäßkatheter, chirurgische Eingriffe, Immobilisierung, Gipsverbände
Akute Erkrankungen	Trauma, Sepsis, Dehydrierung
Chronische Erkrankungen	Onkologische, renale, kardiale oder rheumatische Erkrankungen

Tabelle 2
Humorale Risikofaktoren für Thrombophilie
Prävalenz von hereditären Risikofaktoren bei Kindern mit venösen Thrombosen [4, 8]

Risikofaktoren	Kontrollen (n=370)	Patienten (n=261)	Odds ratio (95% CI)	p
Protein C-Mangel	3 (0,8%)	24 (9,2%)	12,4 (3,7–41,6)	<0,0001
Protein S-Mangel	3 (0,8%)	15 (5,7%)	7,5 (2,1–26,0)	0,0003
FV 1691GA/AA	15 (4,1%)	83 (31,8%)	11,0 (6,2–19,7)	<0,0001*
• 1691GA	14 (3,8%)	77 (29,5%)	10,6 (5,9–19,3)	<0,0001*
• 1691AA	1 (0,3%)	6 (2,3%)	8,7 (1,0–72,6)	0,0220
Prothrombin 20210GA	4 (1,1%)	11 (4,2%)	4,1 (1,3–12,8)	0,0152
Antithrombin-Mangel	0	9 (3,4%)	...	0,0003
Lp (a) >30 mg/dl	19 (10,3%) (n=186)	78 (42,0%) (n=186)	7,2 (3,7–14,5)	

χ2-Test, sonstige mit Fisher's exact test

Prävalenz von hereditären Risikofaktoren bei Kindern mit thromboembolischem ischämischen Insult [9]

Risikofaktoren	Kontrollen (n=296)	Patienten (n=148)	Odds ratio (95% CI)	p
Protein C-Mangel	2 (0,7%)	9 (6,1%)	9,5 (2–44,6)	0,001
FV 1691GA	12 (4,1%)	30 (20,2%)	6 (2,97–12,1)	<0,0001*
Prothrombin 20210GA	4 (1,3%)	9 (6,1%)	4,7 (1,4–15,6)	0,01
MTHFR 677TT	31 (10,4%)	35 (23,6%)	2,6 (1,5–4,5)	<0,0001*
Lp (a) >30 mg/dl	14 (4,7%)	39 (26,4%)	7,2 (3,8–13,8)	<0,0001*

χ2-Test, sonstige mit Fisher's exact test

Protein C), Mutationen an Gerinnungsfaktoren wie z.B. Faktor V (G1691A) und Gerinnungsfaktor II (Prothrombin (G20210A)), andererseits Stoffwechselstörungen (neben der klassischen Homozystinurie auch moderat erhöhte Werte für Homocystein durch die thermolabile Mutation im Gen für Methylenetetrahydrofolatreduktase (MTHFR)) sowie erhöhte Plasmaspiegel für Lipoprotein (a).

Manifestation und Lokalisation von Thrombosen im Kindesalter

Während bei Erwachsenen venöse Thrombosen überwiegend in den oberflächlichen und tiefen Beinvenen beobachtet werden – 90% der Thrombosen sind in der unteren Körperhälfte lokalisiert – zeigt sich dieses Verteilungsmuster im Kindesalter erst ab der Pubertät. In der Neonatalperiode gehören die ▶ **Nierenvenenthrombosen** neben ▶ **zerebralen thromboembolischen Insulten** zu den häufigsten thrombotischen Manifestationen (Abb. 1) [2]. Weitere frühe Thrombosemanifestationen treten bei Neugeborenen, Säuglingen und Kindern mit zentralvenösen Ka-

▶ **Nierenvenenthrombosen, zerebrale thromboembolische Insulte**

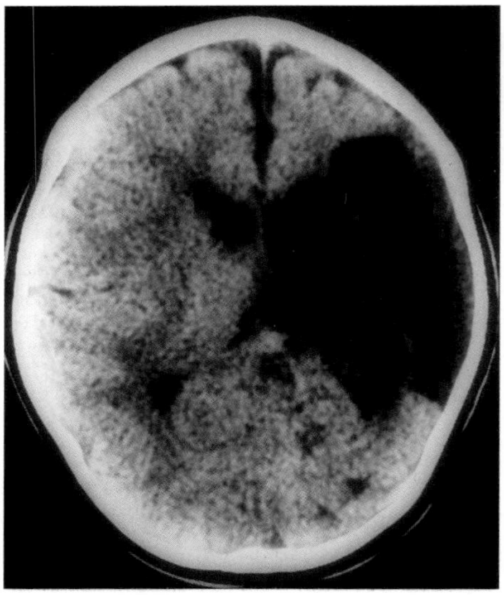

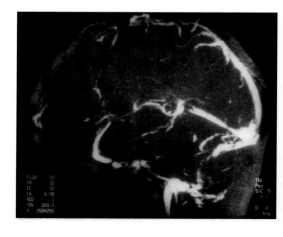

Abb. 1.◄
Ausbildung einer „porenzephalen Zyste"
3 Monate nach peripartalem Mediainfarkt
links (Genetischer Doppeldefekt: heterozy-
gote Faktor V G1691A-Mutation und
familiär erhöhte Werte für Lipoprotein [a])

**► Symptomatische katheter-
assoziierte Thrombosen**

thetern auf. Diese ► symptomatischen katheterassoziierten Thrombosen mit Verschluss des betroffenen Gefäßes sind sehr viel seltener als die häufigen Katheterver-
schlüsse oder Thrombosen nur an der Katheterspitze. Symptomatische katheterassoziierte Thrombosen haben ihren Ursprung in der Nähe der Implantationsstelle
des Katheters und werden durch humorale prothrombotische Risikofaktoren begünstigt. Am häufigsten sind die V. axillaris, V. jugularis, V. subclavia, V. cava superior und inferior und die V. femoralis betroffen. Weitere Thrombosemanifestationen
im Kindesalter sind neben zerebral-venösen Gefäßen (Abb. 2) das Pfortader- und
Mesenterialvenensystem. Tabelle 3 zeigt die häufigsten Lokalisationen venöser
Thrombosen im Kindesalter. Arterielle Thrombosen treten gehäuft katheterasso-
ziiert im Bereich der Aorta, der A. femoralis und A. subclavia auf.

Klinik von kindlichen Thrombosen bei Erstmanifestation

► Stasezeichen
► Nierenvenenthrombose

Bei ausgedehnten bzw. proximalen tiefen Bein-/Beckenvenenthrombosen dominieren die ► Stasezeichen Zyanose, Schwellung und Schmerz. Typische klinische
Symptome einer ► Nierenvenenthrombose sind abdominelle Schwellung, eine
Hämaturie und Thrombozytopenie. Katheterassoziierte Thrombosen präsentieren
sich häufig mit Blockade des Katheters, Stasezeichen der betroffenen Extremität
sowie Ausbildung eines Kollateralkreislaufs (Abb. 3). Progrediente Dyspnoe, Ta-

► Lungenembolien
► Akute Durchblutungsstörung
**► Hemiparesen, Krampfanfälle oder
Koma**

chypnoe und Lungeninfiltrate wechselnder Lokalisation können auch ohne sonstige Thrombosezeichen ein Hinweis auf rezidivierende ► Lungenembolien sein. Arterielle Thromboembolien präsentieren sich mit ► akuter Durchblutungsstörung,
d.h. kühlen, blassen Extremitäten mit fehlendem bzw. abgeschwächtem Puls. ► He-

Abb. 2.►
Ausgedehnter Verschluss des Si-
nus sagittalis superior bei einem
10 Jahre alten Jungen mit akuter
lymphoblastischer Leukämie bei
familiär erhöhten Werten für
Lipoprotein (a)

Tabelle 3
Thromboselokalisationen im Kindesalter (geordnet nach Häufigkeit)

Neugeborene	Ältere Kinder
Nierenvenenthrombosen	Unterschenkelvenenthrombosen
Thromboembolischer Schlaganfall	Bein-Beckenvenenthrombosen
Cava-Thrombosen	Sinusvenenthrombosen
Intrakardiale Thrombosen	Isolierte Lungenembolie
Sinusvenenthrombosen	Armvenenthrombosen
Mesenterialvenenthrombosen	Intrakardiale Thrombosen
Pfortaderthrombosen	Milzvenenthrombosen

miparesen, Krampfanfälle oder Koma sind Leitsymptome für ein vaskuläres Geschehen im Bereich des zentralen Nervensystems.

Bildgebende diagnostische Verfahren

Duplex-Sonographie, Venographie, Computertomographie und Magnetresonanztomographie sind geeignete und gängige Verfahren zur Diagnosestellung einer Thrombose im Kindesalter. Bei Verdacht auf eine Thrombose der Extremitäten oder des oberen venösen Einflußtraktes (V. axillaris, V. subclavia und V. cava superior) ist die Venographie die Untersuchungsmethode der Wahl. Bei Verdacht auf thromboembolische zentrale ischämische Ereignisse sind die MR-Tomographie (Abb. 4) und MR-Angiographie die empfohlenen Methoden zur Diagnosesicherung. Zur Diagnostik einer Lungenembolie bei Kindern ist entweder eine Ventilations-/Perfusionsszintigraphie oder eine MR-Angiographie geeignet [1].

Rationale Labordiagnostik: Welche Diagnostik ist sinnvoll?

Bei der Untersuchung auf humorale Risikofaktoren ist zwischen der Untersuchung von Patienten und ihren Angehörigen und einem generellen Screening in der Gesamtbevölkerung zu unterscheiden. Hierbei ist nicht nur eine ▶ **ursächliche Klärung** der zu Grunde liegenden Erkrankung zu erwägen, sondern es sind auch ▶ **ethische Aspekte** zu berücksichtigen. Ziel der Diagnostik ist es, die humoralen Risikofaktoren, die der Thrombose bei dem betreffenden Kind zu Grunde liegen, zu identifizieren. Dies ist notwendig, um das ▶ **Risiko für weitere Thrombosen** abschätzen zu können.

Neuere Daten aus pädiatrischen Thrombosekollektiven legen nahe, daß in mehr als 60% mindestens ein genetischer Risikofaktor als Mitauslöser des vaskulären Ereignisses in Frage kommt, 20% der Betroffenen haben mindestens zwei genetische Risikofaktoren. Letzteres trifft insbesondere für spontane Thrombosen im Kindesalter zu. Bei Patienten mit einem Doppeldefekt (Kombination aus zwei heterozygoten Einzeldefekten) haben Geschwister in 50% der Fälle einen heterozygoten Einzeldefekt und in 25% der Fälle ebenfalls einen Doppeldefekt. Eine Familienuntersuchung ist deshalb für die Beratung der übrigen Familienmitglieder sinnvoll.

Unter Abwägung zwischen Nutzen und Risiko spricht für eine ▶ **Thrombophiliediagnostik bei Familienangehörigen** insbesondere, dass es heute Möglichkeiten zur Durchführung einer wirksamen Thromboseprophylaxe gibt. Empfoh-

▶ **Ursächliche Klärung**

▶ **Ethische Aspekte**

▶ **Risiko für weitere Thrombosen**

Ein genetischer Risikofaktor bei mehr als 60%, bei 20% zwei Faktoren.

▶ **Thrombophiliediagnostik bei Familienangehörigen**

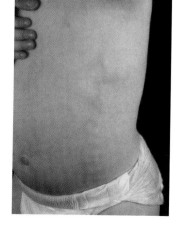

Abb. 3. ▲ **Umgehungskreislauf nach spontanem kompletten Verschluss der Vena cava inferior bei einem 2,5 Jahre alten Mädchen**

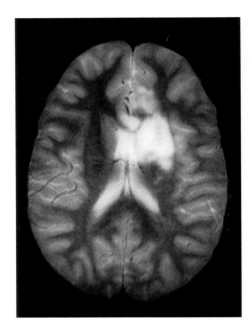

Abb. 4. ◄
Thrombembolischer teritorialer Hirninfarkt links bei einem 9 Jahre alte Mädchen mit homozygoter Faktor V-G1691A-Mutation

len wird die Untersuchung der erstgradigen Verwandten eines symptomatischen Kindes (vorzugsweise Eltern, Geschwister). Ein primäres Screening der Gesamtbevölkerung, vergleichbar etwa mit dem neonatalen Stoffwechselscreening ist auf Grund der bisherigen Datenlage nicht zu empfehlen: Die Inzidenz von Thrombosen im Kindesalter ist zu gering, eine Therapie der Erkrankung „Thrombose" ist durchführbar, und die Kosten für ein generelles Screening sind zu hoch.

Für eine rationale Labordiagnostik stehen Untersuchungen auf Proteinebene und molekularbiologische Methoden zur Verfügung [5]. ► **Assays auf Proteinebene** werden in erster Linie zur Bestimmung von APC-Resistenz (APC-R), Protein C-Aktivität, freiem Protein S-Antigen, Antithrombin-Aktivität, Nüchtern-Homocystein-Serumkonzentrationen und Lipoprotein (a)-Konzentrationen durchgeführt. Bei der Untersuchung auf APC-R ist eine Vorverdünnung mit Faktor V-Mangelplasma 1:5 bzw. 1:11 nötig, um altersabhängige Besonderheiten und präanalytische Fehlerquellen auszuschalten. Weiterhin ist neben den oben genannten Untersuchungen das Screening aller symptomatischen Kinder mit Thrombosen auf das Vorhandensein von Lupusantikoagulanzien, Antiphospholipid- oder Antikardiolipin-Antikörper sinnvoll.

► **Molekulargenetische Testverfahren** werden zur Bestimmung des Trägerstatus der Faktor V-G1691A-Mutation, Prothrombin G20210A-Variante und des MTHFR C677T-Genotyps eingesetzt. Die Diagnostik für sehr seltene prothrombotische Defekte wie Dysfibrinogenämie, Hypo-/Dysplasminogenämie, Heparin-Kofaktor II-Mangel, erhöhte Konzentrationen histidinreicher Glykoproteine oder sonstige genetische Polymorphismen ist Speziallabors vorbehalten. In Tabelle 4 sind die wichtigsten Screeningparameter aufgeführt.

Zeitpunkt der Abklärung

Um eine Interaktion zwischen Reaktionen auf die akute Thrombose und/oder einer antikoagulatorischen Therapie in den Assays auf Proteinbasis zu vermeiden, sollten die Blutproben zur Abklärung einer Thromboseneigung mindestens 3 bis 6 Monate nach dem vaskulären Ereignis und mindestens 14 bis 30 Tage nach Absetzen der oralen Antikoagulation entnommen werden. Im Gegensatz dazu werden molekulargenetische Untersuchungen nicht durch ein akutes thrombotisches Ereignis beeinflußt, sodass genetische Mutationen/Polymorphismen unmittelbar nach Erkrankungsbeginn untersucht werden können [5].

Alle auf Proteinebene durchgeführten Untersuchungen sollten aus frisch gewonnenen Blutproben (peripher gestochen – keine Entnahme aus heparinisierten Zugängen oder Kathetern) durchgeführt werden. Da einige Gerinnungsproteine

► **Assays auf Proteinebene**

► **Molekulargenetische Testverfahren**

Untersuchungen auf Proteinebene aus frisch gewonnenem Blut durchführen.

Tabelle 4
Screeningparameter auf Protein- und DNA-Ebene

Proteinebene	DNA-Ebene
APC-R (APC-Resistenz)	Faktor V G1691A
Protein C-Aktivität	Prothrombin G20210A
Freies Protein S-Antigen	MTHFR C677T
Antithrombin-Aktivität	
Fibrinogen	
Plasminogen	
Lipoprotein (a)	
Nüchtern Homocystein	
Antiphospholipid-Antikörper	

▶ **Blutentnahme nüchtern morgens zwischen 8 und 9 Uhr**

▶ **Sofortiges Abzentrifugieren**

Maximal einmal auftauen.

Tests auf Proteinebene: zweimaliger pathologischer Befund zur Diagnosestellung.

▶ **Altersabhängige Normalwerte**

einen zirkadianen Rhythmus haben und abhängig von der Nahrungsaufnahme sind, sollten diese Blutentnahmen standardisiert ▶ **nüchtern morgens zwischen 8 und 9 Uhr** abgenommen werden. Um artifiziell zu niedrige Werte bei Aktivitätsbestimmungen zu vermeiden, ist ein ▶ **sofortiges Abzentrifugieren** des Citratplasmas bei 4°C erforderlich. Die Bestimmung z.B. mit chromogenen Substraten sollte sofort danach erfolgen. Wenn dies nicht möglich ist, kann das Material aliquotiert eingefroren werden (–70°C) und maximal einmal aufgetaut werden.

Interpretation der Laborergebnisse

Bei allen diagnostischen Testverfahren, die Gerinnungsproteine im Plasma bestimmen, sollten pathologische Befunde in mindestens zwei verschiedenen Proben jenseits der Akutphase nachgewiesen werden, bevor die Diagnose eines Gerinnungsdefektes gestellt werden kann. Kriterium für die Heredität eines hämostaseologischen Defektes ist sein Vorkommen bei mindestens einem erst- oder zweitgradig Verwandten und/oder die Identifikation einer ursächlichen Genmutation.

Zur Beurteilung dienen ▶ **altersabhängige Normalwerte** (Tabelle 5). Hierbei ist zu beachten, daß insbesondere die Vitamin K-abhängigen Gerinnungsinhibitoren Protein C und S in der Neugeborenenperiode physiologischerweise sehr niedrig liegen können [3]: Eine eindeutige Einteilung in Protein C- oder Protein S-Mangel ist häufig in dieser Altersperiode nur durch die Mituntersuchung beider Eltern und damit durch die Identifikation des Überträgers möglich.

Ein Typ I-Proteinmangel liegt vor, wenn funktionell die Plasmaaktivität und die immunologische Antigenkonzentration eines Proteins unter 50% der entsprechenden Altersnorm liegt; ein Typ II-Mangel besteht, wenn wiederholt bei normaler Antigenkonzentration eine niedrige Aktivität gemessen wird.

Therapie

Kontrollierte Studien zur Behandlung von Thrombosen im Kindesalter gibt es bisher nicht. Weltweit werden pädiatrische Patienten nach adaptierten Therapieempfeh-

Tabelle 5
Altersabhängige Normalwerte (Median, Spanne); Kollektiv (n=385): gesunde Säuglinge und Kinder [3]

Parameter Anzahl (n)	0-3 Monate (n=55)	3-6 Monate (n=50)	6-12 Monate (n=60)	1–5 Jahre (n=60)	6–9 Jahre (n=58)	10–18 Jahre (n=52)
Protein C-Akt. %	35 (14–55)	55 (25–82)	60 (38–95)	75 (45–102)	84 (64–125)	88 (62–128)
Protein C-Ag. %	30 (12–50)	50 (22–75)	55 (40–100)	70 (45–98)	80 (55–120)	82 (55–120)
Fr. Prot. S-Ag. %	38 (15–55)	55 (35–92)	77 (45–115)	78 (62–120)	80 (62–130)	85 (60–140)
Tot. Prot. S-Ag. %	35 (14–55)	58 (35–90)	75 (50–110)	85 (60–120)	82 (59–118)	80 (60–115)
Antithrombin %	52 (30–85)	90 (55–120)	98 (65–126)	101 (85–140)	100 (85–136)	98 (84–139)
Plasminogen %	50 (35–70)	68 (45–95)	87 (65–100)	98 (63–123)	95 (68–120)	90 (70–115)
Lp (a) mg/dl			4,4 (0–125)			
kringle 4 repeats			>28			

lungen für Erwachsene behandelt. Eine gesonderte Zulassung antithrombotischer Medikamente (Heparine, Vitamin K-Antagonisten) gibt es bisher für Kinder nicht.

Therapie der akuten Thrombose

Ziel der Therapie bei Thrombosen ist eine Revaskularisation des betroffenen Gefäßes, zumindest aber die Verhinderung eines weiteren Thrombuswachstums. Zur Therapie einer akuten Thrombose im Kindesalter kommen Heparine und Thrombolytika zum Einsatz [1, 7]. Bei allen eingesetzten Therapieformen in der Akutphase kann es zu ausgedehnten Blutungen und zum Abreißen des Primärthrombus kommen mit der Folge einer ► **Lungenembolie** oder eines ► **ischämischen Hirninfarktes** beim Neugeborenen (offenes Foramen ovale). Sowohl für Fibrinolytika als auch für Heparin ist die Dosis bei Leber- und/oder Niereninsuffizienz zu reduzieren.

Bei ► **vitaler Gefährdung oder drohendem Organverlust** und bei jüngeren Kindern sollte primär eine Fibrinolyse versucht werden, im Gegensatz hierzu ist bei älteren Kindern und Jugendlichen mit ► **ausgeprägten Bein- und Beckenvenenthrombosen** die therapeutische Heparinisierung in Anlehnung an die derzeitig gängige Praxis bei Erwachsenen die Therapie der Wahl.

Heparine

Ähnlich wie im Erwachsenenalter bietet sich zum einen die Möglichkeit einer Therapie mit unfraktioniertem Heparin (UFH: Tabelle 6a) und zum anderen mit einem niedermolekularen Heparin (LMWH, Tabelle 6b). UFH wird über die APTT oder

---

Tabelle 6
Systemische Heparingabe und Einstellung bei Kindern (Dosierung pro kg KG)
a. Dosisempfehlung für unfraktioniertes Heparin (UFH); Cave HIT Typ II; Dosisreduktion bei Leber- und Niereninsuffizienz (modifiziert nach [1])

I.	**Initialdosis:**	50–100 E/kg Heparin i.v. über 10 Minuten	
II.	**Erhaltungsdosis:**	20–30 E/kg/h Heparin bei Kindern <1 Jahr	
		20–25 E/kg/h Heparin bei Kindern >1 Jahr	
III.	**Dosisanpassung:**	Ziel-APTT von 60–85 s (entspr. Anti Xa: 0,3–0,7)	

APTT (s)	Bolus (E/kg)	Pause (min)	Dosisänderung (%)	APTT-Kontrolle
<50	50	0	+10%	4 h
50–59	0	0	+10%	4 h
60–85	0	0	0	nächster Tag
86–95	0	0	−10%	4 h
96–120	0	30	−10%	4 h
>120	0	60	−15%	4 h

IV.	**Optimale APTT-Kontrolle:**	4 h nach initialer Gabe und 4 h nach Änderung der 1. Infusionsrate, ansonsten 2–3× täglich
V.	**Blutbildkontrolle:**	täglich

b. Dosisempfehlung für niedermolekulares Heparin (tägliche s.c.-Gaben Enoxaparin (Clexane®), modifiziert nach [6]

	Kinder <1 Jahr	Kinder >1 Jahr	Anti Xa-Spiegel (4 h nach Gabe)
Prophylaxe	1×1,5 mg/kg/d	1×1 mg/kg/d	0,2–0,4 E/ml (Monitoring nach Dosisfindung nicht unbedingt notwendig)
Therapie	2×1,5 mg/kg/d	2×1 mg/kg/d	0,4–0,8 E/ml (Monitoring erforderlich)

Enoxaparin (Clexane®) hat 110 anti Faktor Xa-Einheiten/mg; die maximale Dosis wird mit 2,0 mg/kg pro Dosis angegeben

▶ Vorteile von LMWH

Anti-Xa-Aktivität gesteuert, LMWH kann nur über die Anti-Xa-Aktivität gesteuert werden.

Im Vergleich zu UFH liegen die ▶ **Vorteile von LMWH** in der Möglichkeit der subkutanen Injektion sowie der bei vielen LMWH höheren fibrinolytischen Aktivität. Für Kinder liegen für die LMW-Heparine Enoxaparin (Clexane®) und Dalteparin (Fragmin®) erste Dosisfindungsstudien vor [6]. Eine Dosierungsempfehlung zur Therapie einer akuten Thrombose mit Enoxaparin sind in Tabelle 6b angegeben. Die Steuerung der Therapie sollte nach Anti-Xa-Aktivität durchgeführt werden.

▶ Heparin-induzierte Thrombozytopenie Typ II

Als Nebenwirkung kann auch im Kindesalter eine ▶ **Heparin-induzierte Thrombozytopenie Typ II** auftreten, wobei das Risiko bei Verwendung von UFH sehr viel größer als bei LMWH ist. An eine Heparin-induzierte Thrombopenie Typ II muß bei einer deutlichen Abnahme der Thrombozytenzahlen – häufig auf weniger als 30 000/µl – gedacht werden. Gleichzeitig wird häufig eine Verringerung des Therapieeffektes hinsichtlich der Thrombose, mitunter sogar eine Progression, beobachtet. Die Therapie der Wahl ist das sofortige Absetzen von Heparin und Umsetzen auf ein Heparinoid (Orgaran®) oder einen reinen Thrombinantagonisten (recombinantes Hirudin: Refludan®). Für den Einsatz von Orgaran® und Refludan® im Kindesalter liegen derzeit nur Einzelfallberichte vor. Für Orgaran® beträgt der initiale Bolus 30 E/kg und die Erhaltungsdosis 1,0–2,0 E/kg/h. Die Kontrolle erfolgt über die spezifische Anti-Xa-Aktivität (0,4–0,8 E/ml). Für Refludan® beträgt der Bolus 0,4 mg/kg, gefolgt von einer Infusionsrate von 0,15 mg/kg/h als Erhaltungsdosis. Die Steuerung sollte über die APTT (1,5–3fache des Ausgangswertes) oder über die Ecarin-Gerinnungszeit erfolgen. Für beide letztgenannten Präparate ist ebenfalls eine Dosisreduktion bei Leber- und/oder Niereninsuffizienz durchzuführen.

Therapie der Wahl:
Umsetzen auf ein Heparinoid oder einen
reinen Thrombinantagonisten.

Antidot für Heparin bei Überheparinisierung ist Protaminchlorid (Protamin-Roche®: 1 ml einer 1%-Lösung neutralisiert etwa 1000 E Heparin). LMWH läßt sich schlechter durch Protaminchlorid inaktivieren als UFH. Diese Therapie sollte nur durch den hämostaseologisch erfahrenen Kollegen/Intensivmediziner durchgeführt werden (*cave: nur die Heparinmenge der letzten 2 h neutralisieren, überschüssiges Protamin wirkt selber antikoagulatorisch*).

Thrombolytika

Bei einer frischen Thrombose kann auch eine Thrombolysetherapie durchgeführt werden. Kontrollierte Studien im Kindesalter fehlen [7]. Eingesetzt werden vorzugsweise Urokinase und rekombinant gewonnener Gewebeplasminogen-Aktivator (rt-PA: Actilyse®, Reteplas®). Streptokinase wird nur sehr selten im Kindesalter eingesetzt. In der Effektivität der einzelnen Thrombolytika bei frischen Thrombosen im 1. Lebensjahr scheint es keinen Unterschied zu geben. Tabelle 7 gibt derzeit gängige Dosierungen für Urokinase, Streptokinase und rt-PA an. Die ▶ **begleitende Heparinisierung** sollte niedrig dosiert durchgeführt werden (100–150 IE/kg/Tag), um das Blutungsrisiko zu verringern. Monitoring über APTT, TPZ, Antithrombin, (Plasminogen im 1. Lebensjahr) und D-Dimer. Hierbei ist zu berücksichtigen, daß die Fibrinogenbestimmung nach Clauss durch das Ansteigen der D-Dimer-Konzentrationen bei erfolgreicher Lyse durch eine Polymerisationsstörung falsch zu niedrig sein kann. Eine ▶ **Reduktion der Dosis des Thrombolytikums** ist erforderlich, falls die Gobalteste TPZ und APTT bei niedrig dosierter Heparinisierung deutlich pathologisch verlängert sind oder der Patient anfängt, diffus zu bluten. Niedrige Plasmi-

▶ Begleitende Heparini-
sierung

▶ Reduktion der Dosis des
Thrombolytikums

Tabelle 7
Dosisempfehlung für die systemische Thrombolysetherapie [1,7]

	Urokinase	Streptokinase	rt-PA
Bolus	4400 E/kg über 10–20 min	3500–4000 E/kg über 30 min	0,1–0,2 mg/kg über 10 min
Dauerinfusion	4400 E/kg/h	1000–1500 E/kg/h	*0,8–2,4 mg/kg/24 h
Dauer	12–24 h	12–72 h	max. über 6 Tage

Vorsicht wegen Blutungsrisiko bei Dosen >2,5 mg/kg/24 h; auch hier Dosisreduktion bei Leber- und Niereninsuffizienz

► Kontraindikationen

► Blutung

► Purpura fulminans
► Meningokokkensepsis

► Rezidivrate einer spontanen
venösen Thrombose

Antikoagulatorische Sekundärprophylaxe
mit LMWH oder Vitamin K-Antagonisten.

► Vitamin K-Antagonisten

Kontrolle der Warfarin-Einstellung über
Internationale normierte Ratio (INR).

nogenkonzentrationen (*cave: Normalwerte bei Neugeborenen*) können eine Thrombolyse ineffektiv werden lassen (eventuell Substitution mit Fresh-Frozen-Plasma bis zu 30 ml/kg/Tag).

► **Kontraindikationen** für eine Lysetherapie sind eine hämorrhagische Diathese, Hirnblutung, massive Blutungen aus dem Magen-Darm-Trakt sowie ZNS-Verletzungen und Asphyxie des Neugeborenen, die weniger als 6 Monate zurückliegen. Eine relative Kontraindikation stellen operative Eingriff (<7 Tage) dar.

Im Fall einer klinisch lokalisierbaren relevanten ► **Blutung** oder bei einem signifikanten Hb-Abfall unklarer Ursache unter Thrombolysetherapie muß die Therapie beendet werden. Dies ist meist ausreichend, da die Halbwertszeit von Urokinase bzw. rt-PA nur wenige Minuten beträgt. Bei bedrohlichen Blutungen sollte zusätzlich Fresh-Frozen-Plasma (bis zu 30 ml/kg/KG) gegeben werden. Nach Abbruch der Lysetherapie ist eine therapeutische Heparinisierung erforderlich.

Sonderformen

Sonderformen der akuten Thrombose stellen die ► **Purpura fulminans** und die ► **Meningokokkensepsis** (Mikrothrombosierung der Endstrombahn) dar. Die akute Purpura fulminans ist bei Protein C- und Protein S-Mangel beschrieben und kann auch bei Trägern einer Faktor V-Mutation auftreten. Therapie der Wahl ist neben kreislaufsupportiven Maßnahmen und spezifischer Therapie der Grunderkrankung die Gabe von Fresh-Frozen-Plasma oder – wenn verfügbar – aktiviertem Protein C-Konzentrat; auch der Einsatz von rt-PA wird von manchen Autoren beschrieben.

Sekundärprophylaxe

Bei jeder Therapieentscheidung muß abgewogen werden, ob der Nutzen der Thromboseprophylaxe durch die Langzeitantikoagulation die möglichen Nebenwirkungen (Blutungsrisiko), Kosten und Belastungen (durch regelmäßige Medikamenteneinnahme, Blutabnahmen) für die Kinder rechtfertigt.

Über Studien zur Sekundärprophylaxe bei Kindern mit venösen Thrombosen wird nur vereinzelt berichtet. Symptomatische Kinder mit homozygotem Protein C-, Protein S- oder Antithrombinmangel würde man wie Erwachsene dauerhaft oral antikoagulieren. Pädiatrische Patienten mit einem gesicherten heterozygoten prothrombotischen Risikofaktor sollten nach einem akuten thromboembolischen Ereignis für die Dauer von 3–6 (–12) Monaten eine Sekundärprophylaxe erhalten [1].

Eine elektive erneute Thromboseprophylaxe für Situationen, die mit einem erhöhten Thromboserisiko assoziiert sind (Operationen oder Immobilisierung), z.B. mit LMWH, ist auf individueller Basis ebenfalls in die Überlegungen mit einzubeziehen.

Die ► **Rezidivrate einer spontanen venösen Thrombose**, d.h. einer Thrombose ohne weiteren erworbenen Risikofaktor bei einem Kind mit homozygoter Faktor V-Mutation oder mindestens 2 kombinierten Einzeldefekten nach Absetzen einer 6 Monate dauernden Sekundärprophylaxe, beträgt 31,5% innerhalb der ersten 12 Monate. Aus diesem Grunde ist bei diesen Patienten eine längere Antikoagulation für 12 Monate oder eventuell lebenslang zu diskutieren [5, 10].

Die antikoagulatorische Sekundärprophylaxe kann entweder mit LMWH in prophylaktischer Dosierung oder mit Vitamin K-Antagonisten durchgeführt werden [1]. Die antikoagulatorische Prophylaxe mit LMWH wird altersabhängig z.B. mit Enoxaparin durchgeführt: Kinder <12 Monate 1,5 mg/kg täglich subkutan und Kinder >1 Jahr 1 mg/kg einmal täglich.

Als ► **Vitamin K-Antagonisten** stehen in Deutschland das Phenprocoumon (Tabletten à 3 mg: Marcumar®) mit eine Halbwertszeit von ca. 72 h und das Warfarin (Tabletten à 5 mg: Coumadin®) mit einer Halbwertszeit von nur 24 h zur Verfügung. Größere Studien für Kinder liegen derzeit nur für Warfarin vor [11]. Aus diesem Grunde werden die Dosisempfehlungen hier für Warfarin angegeben (Tabelle 8).

Eine Kontrolle der prophylaktischen Antikoagulantieneinstellung erfolgt für Warfarin standardisiert über die Angabe der Internationalen normierten Ratio (INR) und nicht mehr, wie früher üblich, über den Quick-Wert. Für Patienten mit

Tabelle 8
Orale Antikoagulation mit Warfarin® [1, 11]. Ziel-INR von 2,0 bis 3,0–(3,5) bei Kindern

I. Initiale Dosis an Tag 1:	Ausgangs-INR von 1,0 bis 1,3: 0,2 mg/kg Warfarin® oral (Ausnahme: Leberfunktionsstörungen, Fontan-OP: 0,1 mg/kg)

II. Aufsättigungsdosis Tag 2–4:

INR	Dosis
1,1–1,3	Initiale Dosis wiederholen
1,4–1,9	50% der initialen Dosis
2,0–3,0	50% der initialen Dosis
3,1–3,5	25% der initialen Dosis
>3,5	Pause bis INR <3,5, dann Dosis um 50% reduzieren (Dosis vom Tag zuvor)

III. Orale Erhaltungsdosis

INR	Dosis
1,1–1,4	Dosis um 20% erhöhen
1,5–1,9	Dosis um 20% erhöhen
2,0–3,0	Dosis unverändert beibehalten
3,1–3,5	Dosis um 10% erniedrigen
>3,5	Pause bis INR <3,5, dann Dosis um 20% reduzieren (Dosis vom Tag zuvor)

dauerhafter Antikoagulation mit Vitamin K-Antagonisten besteht heute zunehmend die Möglichkeit eines Heimmonitorings nach Schulung (Eltern bzw. Patient) in einem Spezialzentrum.

Antidot für Vitamin K-Antagonisten in Abhängigkeit von Klinik und (Über-)Dosierung ist Vitamin K in Form von Vitamin K oral oder i.v., Fresh-Frozen-Plasma oder Faktorenkonzentraten mit den Faktoren II, VII, IX und X (*cave: teilaktiviert, kann disseminierte intravasale Gerinnungsstörungen auslösen*). Warfarin hat insbesondere hier einen großen Vorteil auf Grund der kürzeren Halbwertszeit: Sowohl Antagonisierung und Wiedereinstellung nach einer Therapieunterbrechung sind im Vergleich zu Phenprocoumon bedeutend einfacher durchzuführen. Bei arteriellen Thrombosen kann eine Sekundärprophylaxe mit ASS diskutiert werden: 3–5 mg/kg/Tag.

Fazit

Thrombosen im Kindesalter sind ein seltenes Ereignis und bedürfen einer adäquaten Abklärung und Therapie. Neben humoralen Risikofaktoren tragen erworbene exogene und endogene Faktoren zur multifaktoriellen Ätiologie bei. Die Therapie muß für jeden pädiatrischen Patienten nach Abwägung des individuellen Nutzens durchgeführt werden.

Wir bedanken uns bei den folgenden Kollegen für die kritische Durchsicht des Manuskripts: Ralf Junker (Institut für Klinische Chemie und Laboratoriumsmedizin, Universitätsklinik Münster), Karin Kurnik (Universitäts-Kinderklinik München), Nicole Münchow (Universitäts-Kinderklinik Hamburg-Eppendorf), Rosemarie Schobess (Universitäts-Kinderklinik Halle), Karl-Walter Sykora (Universitäts-Kinderklinik Hannover).

Des weiteren bedanken wir uns bei Ulrich Göbel (Universitäts-Kinderklinik Düsseldorf), Christine Heller und Wolfhart Kreuz (Universitäts-Kinderklinik Frankfurt am Main), Cornelia Wermes (Universitäts-Kinderklinik Hannover), Martin Sauer (Universitäts-Kinderklinik Jena), Sven Gutsche (Universitäts-Kinderklinik Lübeck), Natascha Nohe (Universitäts-Kinderklinik München), Hartmut Pollmann, Ronald Sträter (Universitäts-Kinderklinik Münster) und Heinrich Vielhaber (Kinderklinik Lachnerstraße München) für die konstruktive Zusammenarbeit.

Literatur

1. Andrew M, Michelson AD, Bovill E, Leaker M, Massicotte MP (1998) **Guidelines for antithrombic therapy in pediatric patients.** J Pediatr 132: 576–588
2. Bökenkamp A, von Kries R, Nowak-Göttl U, Göbel U, Hoyer PF (2000) **Neonatal renal venous thrombosis in Germany between 1992 and 1994: epidemiology, treatment and outcome.** Eur J Pediatr 159: 44–48
3. Ehrenforth S, Junker R, Koch HG, Kreuz W, Münchow N, Scharrer I, Nowak-Göttl U (1999) **Multicentre evaluation of combined prothrombotic defects associated with thrombophilia in childhood.** Eur J Pediatr 158: S97–S104
4. Junker R, Koch HG, Auberger K, Münchow N, Ehrenforth S, Nowak-Göttl U (1999) **Prothrombin G20210A gene mutation and further prothrombotic risk factors in childhood thrombophilia.** Arterioscler Thromb Vasc Biol 19: 2568–2572
5. Lane DA, Manucci PM, Bauer KA, Bertina RM, Bochkov NP, Boulyjenkov V, Chandy M, Dahlbäck B, Ginter EK, Miletich JP, Rosendaal FR, Seligsohn U (1996) **Inherited thrombophilia: Part 2.** Thromb Haemost 76: 824–834
6. Massicotte MP, Adams M, Marzinotto V, Brooker LA, Andrew M (1999) **Low-molecular-weight heparin in pediatric patients with thrombotic disease: A dose finding study.** J Pediatr 128: 313–318
7. Nowak-Göttl U, Auberger K, Halimeh S, Junker R, Klinge J, Kreuz WD, Ries M, Schlegel N (1999) **Thrombolysis in newborns and infants.** Thromb Haemost 82 [Suppl 1]: 112–116
8. Nowak-Göttl U, Junker R, Hartmeier M, Koch HG, Münchow N, Assmann G, von Eckardstein A (1999) **Increased lipoprotein (a) is an important risk factor for venous thromboembolism in childhood.** Circulation 100: 743–748
9. Nowak-Göttl U, Sträter R, Heinecke A, Junker R, Koch HG, Schuierer G, Eckardstein A (1999) **Lipoprotein (a) and genetic polymorphisms of clotting factor V, prothrombin, and methylenetetrahydrofolate reductase are risk factors of spontaneous ischemic stroke.** Blood 94: 3678–3682
10. Stefano de V, Martinelli I, Mannucci PM, Paciaroni K, Chiusolo P, Casorelli I, Rossi E, Leone G (1999) **The risk of recurrent deep venous thrombosis among heterozygous carriers of both factor V Leiden and the G20210A prothrombin mutation.** N Engl J Med 341: 801–806
11. Streif W, Andrew M, Marzinotto V, Massicotte P, Chan AKC, Julian JA, Mitchell L (1999) **Analysis of warfarin therapy in pediatric patients: a prospective cohort study of 319 patients.** Blood 94: 3007–3014

Monatsschr Kinderheilkd
2001 · 149:165–172 © Springer-Verlag 2001

H.-C. Steinhausen
Zentrum für Kinder- und Jugendpsychiatrie (ZKJP), Universität Zürich

Psychopathologie bei geistiger Behinderung

Klinik, Diagnostik und Therapie

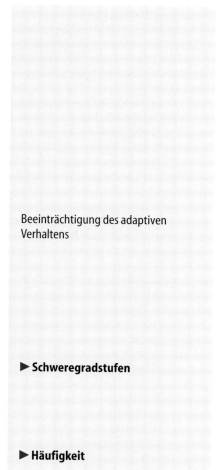

Mit der Feststellung einer geistigen Behinderung wird im psychiatrischen Sinn zunächst nur die Intelligenzminderung sowie die Beeinträchtigung des adaptiven Verhaltens bezeichnet. Über diese Grundstörung hinaus sind jedoch bei geistig Behinderten auch weitere psychopathologische Symptome zu beobachten. Tatsächlich ist das Risiko für eine zusätzliche psychische Störung bei ihnen deutlich erhöht. Im Folgenden werden Formen und Prävalenz der jeweiligen psychologischen Symptome sowie deren Diagnostik und Therapie unter Berücksichtigung der speziellen Situation bei geistig Behinderten beschrieben.

Definition der geistigen Behinderung

International wird die geistige Behinderung gemäß einer Definition der Weltgesundheitsorganisation (WHO) durch eine unterdurchschnittliche allgemeine Intelligenz gekennzeichnet, die während der Entwicklungsperiode, d. h. während der Kindheit und Jugend entsteht und mit einer Beeinträchtigung des adaptiven Verhaltens einhergeht. Unter diesen Beeinträchtigungen des adaptiven Verhaltens werden eingeschränkte Fertigkeiten der

Beeinträchtigung des adaptiven Verhaltens

▶ Kommunikation,
▶ Selbstversorgung,
▶ Arbeitsfähigkeit und
▶ sozialen Orientierung,

d. h. die Beeinträchtigung der selbständigen Lebensbewältigung verstanden. Die Klassifikation der geistigen Behinderung in 4 ▶ **Schweregradstufen** orientiert sich am Intelligenzquotienten und ist in Tabelle 1 wiedergegeben. Die 3 Klassen der mittelgradigen, schweren und schwersten geistigen Behinderung werden häufig auch zu einer einzigen Klasse der schweren geistigen Behinderung zusammengefasst. Oberhalb der geistigen Behinderung ist der Bereich der Lernbehinderung mit einem Intelligenzquotienten zwischen 70 und 84 angesiedelt.

Gemäß der Normalverteilung muss in der Bevölkerung mit einer ▶ **Häufigkeit** von 2–3% geistig behinderter Menschen gerechnet werden. Mit zunehmendem Schweregrad der geistigen Behinderung nimmt die Häufigkeit ab. Angesichts der höheren biologischen Vulnerabilität ist das männliche Geschlecht häufiger als das weibliche betroffen. Dies gilt ganz besonders für den leichten Grad der geistigen Behinderung.

▶ Schweregradstufen

▶ Häufigkeit

Das männliche Geschlecht ist häufiger betroffen

Prof. Dr. Dr. H.-C. Steinhausen
Zentrum für Kinder- und Jugendpsychiatrie (ZKJP), Universität Zürich, Neumünsterallee 9, Postfach,
CH-8032 Zürich, Schweiz, E-Mail: steinh@kjpd.unizh.ch

Tabelle 1

Einteilung der geistigen Behinderung nach dem Kriterium der Intelligenz

Geistige Behinderung	ICD-10	IQ	Anteile [%]
Leichte	F 70	70–50	80
Mittelgradige	F 71	49–35	12
Schwere	F 72	34–20	7
Schwerste	F 73	19–0	< 1

Zusammenhang zwischen Psychopathologie und Schweregrad der geistigen Behinderung
▶ **Leicht geistig Behinderte**

▶ **Schwere Manifestation**

▶ **Frühkindlicher Autismus**

▶ **Psychosen**

▶ **Stereotypien**
▶ **Automutilation**

▶ **Ausscheidungsstörungen**
▶ **Essstörungen**

Große Variabilität der Prävalenz psychischer Störungen bei geistiger Behinderung

▶ **Subsyndromale Verhaltensauffälligkeiten**

Verhaltensphänotypen sind durch charakteristische Verhaltensmerkmale bei jeweiligem Genotyp gekennzeichnet

Psychopathologie der geistigen Behinderung

Das Spektrum psychischer Störungen zeigt deutliche Zusammenhänge mit dem Grad der geistigen Behinderung. Bei ▶ **leicht geistig Behinderten** finden sich weniger Unterschiede zu normal intelligenten Kindern und Jugendlichen: im Vordergrund stehen emotionale Störungen in Form von Angst- und Verstimmungszuständen sowie Störungen des Sozialverhaltens, die sich vornehmlich in regelverletzendem Verhalten und Aggressivität äußern. Sehr viel charakteristischer ist das Spektrum der psychischen Störungen im Zusammenhang mit einer ▶ **schweren Manifestation** der geistigen Behinderung. Hier stehen organische Psychosyndrome (Symptome einer Hirnschädigung), hyperkinetische Störungen und Stereotypien (z. B. rhythmische Schaukelbewegungen) im Vordergrund. Besonders charakteristisch ist auch die Verbindung zum ▶ **frühkindlichen Autismus**, zumal 2/3 aller Kinder mit Autismus geistig behindert sind und umgekehrt viele geistig Behinderte autistische Züge im Sinn einer abgeschwächten Form des Autismussyndroms zeigen.

Ferner können verschiedene Formen von ▶ **Psychosen** beobachtet werden, zu denen neben den affektiven und schizophrenen auch die sehr seltenen desintegrativen Formen des frühen Kindesalters gehören. Diese desintegrativen Psychosen sind regelhaft mit einer Intelligenzminderung bzw. einem Intelligenzabbau verbunden und haben in der Regel als Substrat eine degenerative Hirnerkrankung. Den ▶ **Stereotypien** verwandt ist die ▶ **Automutilation** (Selbstverletzung), die beide ebenfalls eher bei der schweren Form der geistigen Behinderung beobachtet werden können. Sie ist z. B. charakteristisch für das Lesch-Nyhan-Syndrom, eine Störung des Purinstoffwechsels. Auf allen Stufen der geistigen Behinderung sind die ▶ **Ausscheidungsstörungen** der Enuresis und Enkopresis häufig, während verschiedene ▶ **Essstörungen** wie Pica (Aufnahme von nicht essbaren Substanzen), Rumination, Polyphagie und Polydipsie eher selten zu beobachten sind.

Häufigkeitsangaben zur Prävalenz psychischer Störungen bei geistiger Behinderung variieren beträchtlich. Sie reichen für hyperkinetische Störungen von 7–21%, für Autismus von 2–41% und für Depression von 4–10%. Die Gründe für diese Variabilität sind zahlreich. Zunächst kann der Grad der Intelligenzminderung bedeutsam sein. Darüber hinaus können unterschiedliche Merkmale der untersuchten Stichproben, die ausgeprägte ätiologische Heterogenität, die unterschiedlichen Erhebungsmethoden für die Psychopathologie, verschiedene Klassifikationskriterien und unterschiedliche Falldefinitionen bedeutsam sein.

Zusätzlich zu den oben aufgeführten psychischen Störungen zeigen viele geistig Behinderte aber eher ▶ **subsyndromale Verhaltensauffälligkeiten** im Sinn von Veränderungen des psychomotorischen Ausdrucks, der Stimmungen, der Affekte und Triebe, ohne dass jeweils das Vollbild einer bestimmten psychiatrischen Diagnose vorliegen muss. Einige dieser Verhaltensmerkmale zeigen im Sinn eines Verhaltensphänotyps eine relativ charakteristische Bindung an bestimmte Ätiologien, speziell verschiedene Genotypen bzw. Syndromformen der geistigen Behinderung. Dieser Zusammenhang ist angesichts der rasch voranschreitenden Aufklärung genetischer Ursachen der geistigen Behinderung in der jüngsten Vergangenheit verstärkt untersucht worden. Im Hinblick auf Verhaltensphänotypen sind eine Reihe von bekannten Syndromen dahingehend untersucht worden, in wieweit charakteristische Verhaltensmerkmale gehäuft zu beobachten sind. In Tabelle 2 sind einige dieser Zusammenhänge dargestellt.

Tabelle 2
Beispiele für Verhaltensphänotypen

Syndrom	Genetische Ursache	Verhaltensmerkmale
Down-Syndrom	Trisomie 21/Translokation von Chromosom 21/Mosaike	Ungehorsam, stur, unaufmerksam, widersprechend, zurückgezogen, antriebsschwach, im Erwachsenenalter Depression und Demenz
Fragiles X-Syndrom	Konstriktion am langen Arm des X-Chromosoms/Genmutation (FMR 1)	Sozial ängstlich, scheu, Blickvermeidung, Perservation, Autismus, unaufmerksam, hyperaktiv, depressiv (speziell beim weiblichen Geschlecht)
Katzenschreisyndrom	Deletion am Chromosom 5	Katzenähnliches Schreien beim Neugeborenen und Säugling, hyperaktiv, unaufmerksam, Stereotypien, Selbstverletzungen, sozial und kommunikativ
Prader-Willi-Syndrom	Paternale Deletion am Chromosom 15, maternale uniparentale Disomie	Hyperphagie, Zwangsstörungen, Hautzupfen, Wutausbrüche, Stimmungslabilität; Perservation, Antriebsschwäche
Williams-Beuren-Syndrom	Mikrodeletion am Chromosom 7	Ängste und Phobien, unaufmerksam, hyperaktiv, sozial enthemmt, distanzlos, oberflächlich freundlich, sensibel

Die jeweils beschriebenen Verhaltensphänotypen dürfen nicht im Sinn einer Stereotypisierung des Ausdrucksverhaltens von geistig Behinderten missverstanden werden. Vielmehr wird unter den Verhaltensphänotypen die erhöhte Wahrscheinlichkeit verstanden, dass Menschen mit einem jeweiligen Syndrom entsprechende charakteristische Verhaltensweisen zeigen. Das jeweilige Verhalten variiert nicht nur individuell innerhalb einer jeweiligen Syndromgruppe, sondern zeigt auch deutliche Überschneidungen mit anderen Syndromen. So sind z. B. die Kernmerkmale der hyperkinetischen Störungen, nämlich Überaktivität und Unaufmerksamkeit, ebenso beim Fragilen-X-Syndrom wie auch beim Williams-Beuren-Syndrom zu beobachten.

Verhaltensphänotypen kennzeichnen wahrscheinliche, aber nicht regelhaft auftretende Verhaltensmerkmale

Psychiatrische Diagnostik

Kinder und Jugendliche mit Verdacht auf eine geistige Behinderung benötigen eine sorgfältige Anamneseerhebung sowie Untersuchungen auf mehreren diagnostischen Ebenen. Eine Übersicht der Anamnese ist in Tabelle 3 vorgenommen. In der Anamnese werden vornehmlich Informationen von den Eltern bzw. Bezugspersonen aus betreuenden Einrichtungen wie Sonderkindergärten oder Sonderschulen eingeholt. Da zahlreiche Syndrome mit geistiger Behinderung familiär gehäuft sind, muss der ▶ **Familienanamnese** besondere Aufmerksamkeit geschenkt werden. Bei den häufig ätiologisch unspezifischen leichten Formen der geistigen Behinderung kommen diskrete Intelligenzminderungen auch bei anderen Familienmitgliedern vor, während die Familienmitglieder von Kinder- und Jugendlichen mit schwerer geistiger Behinderung in der Regel normal intelligent sind. Die ▶ **Eigenanamnese** jedes betroffenen Kinds muss speziell Riskiofaktoren während Schwangerschaft, Geburt und in der Neonatalperiode und weitere Beeinträchtigungen der Entwicklung erfassen. Die ergänzende Krankheitsanamnese muss besondere Schwerpunkte bei möglichen Beeinträchtigungen der Hirnentwicklung setzen.

Unter den verschiedenen Untersuchungen muss zunächst die ▶ **psychologische Testdiagnostik** durchgeführt werden, um die Diagnose der geistigen Behinderung zu sichern und das Projekt verschiedener Fertigkeiten im Sinn von relativen Schwächen und Statistiken kognitiver Leistungen zu erfassen. Diese Aufgabe gehört in die

Die psychiatrische Diagnostik ist mehrdimensional

▶**Familienanamnese**

▶**Eigenanamnese**

▶**Psychologische Testdiagnostik**

▶ Intelligenztests

Die psychologische Testdiagnostik muss dem Leistungsniveau angepasst sein

▶ Testbatterien für geistig Behinderte

▶ Entwicklungstests

▶ Neuropsychologische Tests

▶ Verhaltensfragebögen

Verhaltensfragebögen erfassen die speziellen Verhaltensauffälligkeiten

---

Tabelle 3
Anamnese bei geistiger Behinderung

Familienanamnese (Eltern, Geschwister, Großeltern)

Spontane Aborte
Gestationsalter
Totgeburten
Tod im frühen Erwachsenenalter
Inzestverhältnisse
Vorkommen geistiger Behinderung
Fehlbildungen
Neurologische Krankheiten

Schwangerschaft, Geburt und Neonatalperiode

Mütterliche Risikofaktoren
Unfälle
Narkose
Krankheiten
EPH-Gestose
Pharmaka
Alkohol
Nikotin
Medikamente
Röntgenstrahlen
Gewichtszuwachs in der Schwangerschaft
Fetale Bewegungen
Blutungen
Geburtsverlauf und -gewicht
Apgar-Befund

Meilensteine der Entwicklung

Motorische Entwicklung
Sprachentwicklung
Sauberkeitsentwicklung
Kindergarten- und Schulbesuch

Verlauf der frühkindlichen Entwicklung (Geschwistervergleich)

Progressiver Abbau
Entwicklungsstillstand
Teilbereiche vs. Gesamtentwicklung

Krankheitsanamnese

Traumen
Infektionen des ZNS
Konvulsionen
Operationen
Medikamente
Impfungen

Hand des speziell ausgebildeten und in der Untersuchung entwicklungsverzögerter und behinderter Kinder erfahrenen Testpsychologen. Es liegen eine Vielzahl von Intelligenz- und Entwicklungstests vor, die jeweils für verschiedene Altersbereiche standardisiert sind. Viele der gebräuchlichen ▶ Intelligenztests sind jedoch niveauunangemessen, weil sie für den Bereich der Normalintelligenz konstruiert worden sind. Derartige Tests – wie z. B. der Hamburg-Wechsler-Intelligenztest (HAWIK-III) oder die Kaufmann-Assessment Battery of Children (K-ABC) differenzieren nicht mehr hinlänglich zwischen den verschiedenen Graden der geistigen Behinderung, weil ihre Aufgaben für diese Kinder und Jugendlichen zu schwer sind.

Daher sollten eher spezielle ▶ Testbatterien für geistig Behinderte eingesetzt werden, wie die Testbatterie für geistig Behinderte (TGBG), die neben der Intelligenz auch die Funktion des passiven Wortschatzes, der Fein- und Grobmotorik und des Kurzzeitgedächtnisses erfasst. Auch die Snijders-Oomen Nicht-verbale Intelligenztestreihe (SON bzw. SON-R) ist eher für die Diagnostik behinderter Kinder und Jugendlicher geeignet. Dennoch kann aufgrund der schweren Beeinträchtigung und der mangelnden Kooperationsfähigkeit oder des noch jungen Alters eine differenzierte Intelligenzdiagnostik bei vielen Kindern nicht möglich sein. Hier muss man auf eine ausführliche Entwicklungsdiagnostik – nach Möglichkeit mit standardisierten ▶ Entwicklungstests wie z. B. der Münchner Funktionellen Entwicklungsdiagnostik – übergehen. Ferner können Arbeitsproben Beobachtungen beim Malen und Spielen sowie Erfassungen der Alltagsfertigkeiten aufnehmen. Derartige Arbeitsproben sind allerdings nicht standardisiert und liefern in der Regel eher ergänzende Informationen zur standardisierten Testdiagnostik.

Über die Erfassung der allgemeinen Intelligenz und des Entwicklungsstandes hinaus können spezifische ▶ neuropsychologische Tests jeweils spezielle Funktionen standardisiert untersuchen. Derartige Tests erfassen z. B. die Sprachentwicklung oder die motorische Koordination. Neuropsychologische Funktionsüberprüfungen sind allerdings eher bei leicht geistig Behinderten als bei schwer Behinderten realisierbar. Schließlich kann das Verhalten sowohl hinsichtlich der Anpassungsfähigkeit wie auch hinsichtlich Verhaltensauffälligkeiten über verschiedene ▶ Verhaltensfragebögen beurteilt werden. Derartige Verhaltensfragebögen müssen die speziellen Verhaltensauffälligkeiten geistig Behinderter erfassen, die in Verhaltensfragebögen für normal entwickelte Kinder nicht

Tabelle 4

Ausschnitt aus dem Verhaltensfragebogen für Kinder mit Entwicklungs-störungen

Name und Vorname des Kindes

Heutiges Datum: _____

Geburtsdatum: _____

Es folgt eine Liste von Verhaltensmerkmalen von entwicklungsverzögerten Kindern. Viele der folgenden Verhaltensmerkmale treffen möglicherweise auf das Kind in ihrer Betreuung nicht zu. Für jedes Merkmal, welches das Kind in ihrer Betreuung jetzt oder innerhalb der letzten 6 Monate beschreibt, kreuzen Sie die 2 an, wenn dieses Merkmal genau oder häufig zutrifft. Kreuzen Sie die 1 an, wenn das Merkmal etwas oder manchmal zutrifft. Wenn das Merkmal nicht zutrifft, dann kreuzen Sie die 0 an. Dies gilt auch für Merkmale, die auf ihr Kind gar nicht zutreffen können (z. B. „spricht zu viel" bei einem stummen Kind).

Bitte beantworten Sie alle Merkmale so gut Sie können, auch wenn ihnen einige vielleicht ungeeignet erscheinen. *Unterstreichen Sie die Verhaltensweisen, die ihnen Sorgen bereiten.*

	stimmt nicht (soweit ihnen bekannt)	stimmt etwas oder manchmal	stimmt genau oder häufig
Das Kind			
1. Wirkt verstimmt, niedergedrückt oder unglücklich	0	1	2
2. Vermeidet Blickkontakt, schaut ihnen nicht direkt in die Augen	0	1	2
3. Ist unnahbar, in seiner eigenen Welt	0	1	2
4. Ist beleidigend, beschimpft andere	0	1	2
5. Arrangiert Objekte oder Abläufe in einer strengen Ordnung Bitte beschreiben: _____	0	1	2
6. Schlägt mit dem Kopf	0	1	2
7. Wird zu aufgeregt	0	1	2
8. Beißt andere	0	1	2
9. Kann keine Aktivität über eine bestimmte Zeit ausführen, schlechte Konzentration	0	1	2
10. Nimmt Objekte oder Körperteile in den Mund oder kaut darauf	0	1	2

genügend erfasst werden. Die in Australien entwickelte Developmental Behavior Checklist (DBC) ist besonders für diese Beurteilung von Verhaltensauffälligkeiten bei geistig Behinderten, entwickelt worden. Sie liegt in einer vom Verfasser bearbeiteten deutschen Übersetzung als Verhaltensfragebogen für Kinder mit Entwicklungsstörungen vor. Sie wird gegenwärtig in einer umfangreichen Standardisierungserhebung mit Normen für den deutschsprachigen Bereich versehen und wird dann allgemein verfügbar sein. Ein Ausschnitt ist in Tabelle 4 wiedergegeben.

Schließlich verlangt der ▶ **psychopathologische Befund** ein strukturiertes Vorgehen. Dabei müssen neben den allgemeinen Befunden, die bei jeder kinder- und jugendpsychiatrischen Untersuchung erhoben werden, eine Reihe spezifischer Befunde erfragt werden, die sich speziell auf die Klientel geistig behinderter Kinder und Jugendlicher bezieht. Eine Zusammenstellung der verschiedenen Befundebenen der Psychopathologie kann Tabelle 5 entnommen werden. Unter den spezifischen Befunden müssen die Entwicklung von Sprache und Motorik sowie verschiedene Merkmale der sozialen Anpassungsfähigkeit beurteilt werden. Andere Befunde beziehen sich auf die oben aufgeführten spezifischen psychopathologischen Syndrome und Störungen, die bei einer geistigen Behinderung gehäuft beobachtet werden können. Die Befunderhebung selbst kann sich nur zum Teil auf die Exploration bzw. Beobachtung des behinderten Kinds oder Jugendlichen stützen. Ergänzend müssen Fremdbeurteilungen von Eltern, Erziehern oder anderen bedeutsamen Bezugspersonen eingeholt werden.

▶ **Psychopathologischer Befund**

Die Befunderhebung stützt sich neben der eigenen Beobachtung auf Fremdbeurteilung von Bezugspersonen

Therapie und Rehabilitation

Die psychiatrische Behandlung des geistig behinderten Kindes und Jugendlichen muss in ein komplexes, öffentlich und privat organisiertes ▶ **Versorgungssystem** eingebettet sein, das langfristig für Therapie und Rehabilitation der Betroffenen Sorge trägt. Die Versorgung sollte in der Regel in der Familie erfolgen und nur bei unzureichenden oder überforderten Ressourcen vollumfänglich in speziell auf die Bedürfnisse behinderter Kinder ausgerichteten Institutionen in Form von Heimen oder Spezialabteilungen erfolgen. In Ergänzung zur familiären Betreuung kommen zahlreiche ▶ **ambulante Behandlungsmaßnahmen** durch Psychologen, Sozialpädagogen, familienentlastende Dienste oder Spezialtherapeuten (wie z. B. Logopäden, Physiotherapeuten) zum Einsatz. Dieser im Rahmen der Frühförderung bereits einsetzende Prozess der integrativen Versorgung schließt im besonderen Maße die ▶ **sonderpädagogische Förderung** mit Frühfördermaßnahmen, Sonderkindergärten und Sonderschulen sowie später Werkstätten für geistig Behinderte ein. Mit zunehmendem Alter können pädagogisch betreute Wohnformen außerhalb der Familie erforderlich werden. Die in der Vergangenheit noch häufig praktizierte Dauerunterbringung in psychiatrischen Kliniken sollte weitgehend vermieden werden. Die psychiatrische Hospitalisation dient ausschließlich der Krisenintervention sowie der vorübergehenden Behandlung psychischer Störungen.

Die spezielle psychiatrische Versorgung erstreckt sich im Wesentlichen auf die Psychotherapie und die Pharmakotherapie. Die ▶ **Psychotherapie** in Form von Einzel-, Gruppen- und Familientherapie kann auch bei geistig Behinderten bezogen auf die komorbiden psychischen Störungen eingesetzt werden. In der Praxis wird sie allerdings dieser Gruppe Betroffener viel zu oft vorenthalten. Für die Durchführung von Psychotherapien bei geistig Behinderten gilt allerdings die Voraussetzung, dass diese genügend kommunikativ sein müssen, um einen sprachlichen oder auch nonverbalen Austausch mit den Therapeuten möglich zu machen. Ferner sollten Psychotherapien immer in einen übergeordneten ▶ **Behandlungsplan** für den geistig Behinderten integriert sein. Das Vorgehen in der Psychotherapie mit geistig Behinderten muss stärker auf die kommunikativen und kognitiven Fertigkeiten des Behinderten ausgerichtet sein. Daher muss die Kommunikation sehr klar und konkret sein und erfordert einen eher direktiv und stärker strukturiert arbeitenden Therapeuten. Die ▶ **Gruppentherapie** kann für die Vermittlung von sozialen Fertigkeiten bei Jugendlichen und jungen Erwachsenen mit geistiger Behinderung mit relativ guten verbalen Fertigkeiten eingesetzt werden. In der ▶ **Familientherapie** sollten die Stärken des Patienten, die Vermeidung von Schuldgefühlen und Überprotektivität durch Familienmitglieder, die Unterstützung der Unabhängigkeitsentwicklung des Kinds oder ein vertieftes Verständnis für seine Behinderung angestrebt werden.

Einen besonderen Schwerpunkt in der therapeutischen Versorgung geistig behinderter Menschen nehmen verschiedene Formen der ▶ **Verhaltenstherapie** ein. Sie werden sowohl von Psychologen wie auch von Ärzten mit spezieller Ausbildung eingesetzt und vermitteln z. B. in speziellen Übungen lebenspraktische Fertigkeiten

---

Tabelle 5
Psychopathologischer Befund

Allgemeine Befunde

1. Äußeres Erscheinungsbild
2. Kontaktverhalten und Kooperation
3. Psychomotorik
4. Wachheitsstörungen
5. Orientierung
6. Denken
7. Stimmung und Affekte
8. Auffassung
9. Konzentration
10. Antriebslage
11. Gedächtnis und Merkfähigkeit
12. Wahrnehmung
13. Ich-Störungen
14. Zwänge und Phobien

Spezifische Befunde

1. Sprachlicher Entwicklungsstand
2. Motorischer Entwicklungsstand
3. Körper- und/oder Sinnesbehinderung
4. Selbstversorgungsfertigkeiten
5. Sauberkeitsverhalten
6. Essverhalten
7. Sozialfertigkeiten
8. Kulturtechniken und Alltagsfertigkeiten
9. Schlafverhalten
10. Stereotypien
11. Automutilation

▶ Versorgungssystem

Die Versorgung sollte in der Regel in der Familie erfolgen

▶ Ambulante Behandlungsmaßnahmen

▶ Sonderpädagogische Förderung

Eine Dauerunterbringung in psychiatrischen Kliniken sollte vermieden werden

▶ Psychotherapie

Psychotherapien können mit leicht geistig Behinderten durchgeführt werden und sind oft indiziert

▶ Behandlungsplan

▶ Gruppentherapie

▶ Familientherapie

▶ Verhaltenstherapie

Mit Trainingsprogrammen wird situationsübergreifend eine Stabilisierung des Verhaltens erreicht

▶ **Psychopharmaka**
Psychopharmaka dürfen nur indikationsbezogen und mit spezieller Erfahrung eingesetzt werden

▶ **Neuroleptika**

▶ **Stimulanzien**
▶ **Antidepressiva**

Die Psychopharmakatherapie bei geistig Behinderten muss intensiver erfasst und klinisch sehr sorgfältig durchgeführt werden

wie angemessenes Toilettenverhalten, Körperpflege, Essverhalten, Sozialfertigkeiten und Problemlösefertigkeiten. Derartige Trainingsprogramme werden häufig mit Eltern oder anderen sozialpädagogischen Bezugspersonen durchgeführt, um situationsübergreifend eine Stabilisierung des Verhaltens zu erreichen. Verhaltenstherapeutische Methoden sind sehr hilfreich, um die Lebensbewältigung geistig behinderter Menschen zu fördern und bestehendes Problemverhalten abzubauen.

Wenngleich die Wirkmechanismen der ▶ Psychopharmaka bei geistig Behinderten im Prinzip nicht anders sind als bei Normalintelligenten, verlangt der Einsatz einzelner Substanzen doch sehr spezifische Erfahrungen und sollte daher in der Regel dem Kundigen bzw. Facharzt vorbehalten sein. Generell spielt die Psychopharmakotherapie nur im Rahmen spezieller Indikationen, d. h. bei einer zusätzlich bestehenden psychischen Störung eine Rolle. ▶ Neuroleptika sollten daher außer bei schizophrenen Psychosen nur vorübergehend im Rahmen von Kriseninterventionen Verwendung finden und nicht zu einer generellen Ruhigstellung eingesetzt werden. Mit diesen Substanzen lassen sich neben den zentralen Symptomen schizophrener Psychosen auch andere Zielsymptome wie akute motorische Unruhe, Affektdurchbrüche, Erregungszustände sowie schwer beeinflussbare autistische und stereotype Verhaltensweisen mit selbstbeschädigendem Charakter behandeln.

Hyperkinetische Störungen sind im Kontext einer geistigen Behinderung weniger günstig mit ▶ Stimulanzien (speziell Ritalin) beeinflussbar. Hingegen können ▶ Antidepressiva und dabei speziell die modernen Serotoninwiederaufnahmehemmer bei entsprechender Indikation auch bei geistig Behinderten eingesetzt werden. Die Benzodiazepine, die in der Behandlung von Angststörungen Verwendung finden, sind mit dem Risiko belastet, dass geistig Behinderte besonders mit kognitiven Nebenwirkungen reagieren. Lithium wird bei bipolaren Psychosen kognitiv von geistig Behinderten schlechter toleriert als die ebenfalls verwendeten Antiepileptika, die zusätzlich bei den häufig zu beobachtenden Epilepsien Einsatz finden.

Insgesamt beruhen die Erkenntnisse zur Pharmakotherapie bei geistig Behinderten leider sehr viel mehr auf klinischem Erfahrungswissen als auf sorgfältig kontrollierten Studien. Für jede Pharmakotherapie muss daher gefordert werden, dass neben dem unverzichtbaren spezifischen Bezug zur Indikation die spezifischen Nebenwirkungen bei geistig Behinderten sorgfältig kontrolliert, die Medikation in einen übergeordneten Behandlungsplan integriert und der mögliche Missbrauch der Medikation als Ersatz für notwendige Versorgungsmaßnahmen verhindert wird.

Literatur

1. Hässler F, Fegert F (Hrsg) (2000) Moderne Behandlungskonzepte für Menschen mit geistiger Behinderung. Schattauer, Stuttgart New York
2. Neuhäuser G, Steinhausen H-C (Hrsg) (1999) Geistige Behinderung, 2. erweiterte und überarbeitete Aufl. Kohlhammer, Stuttgart
3. Steinhausen H-C (2000) Psychische Störungen bei Kindern und Jugendlichen, 4. erweiterte und überarbeitete Aufl. Urban & Fischer, München
4. Steinhausen H-C (2000) Verhaltenstherapie und Verhaltensmedizin bei Kindern und Jugendlichen, 2. erweiterte und überarbeitete Aufl. Beltz Psychologie Verlagsunion, Weinheim
5. Steinhausen H-C, Lugt H, Aster M von (2000) Intelligenzminderung (F7) und grenzwertige Intelligenz. In: Deutsche Gesellschaft für Kinder- und Jugendpsychiatrie und Psychotherapie, Bundesarbeitsgemeinschaft leitender Klinikärzte für Kinder- und Jugendpsychiatrie und Psychotherapie und Berufsverband der Ärzte für Kinder- und Jugendpsychiatrie und Psychotherapie (Hrsg) Leitlinien zu Diagnostik und Therapie von psychischen Störungen im Säuglings-, Kindes- und Jugendalter. Deutscher Ärzteverlag, Köln

Monatsschr Kinderheilkd
2001 · 149:956–967 © Springer-Verlag 2001

E. Roth · A. Warnke
Klinik und Poliklinik für Kinder- und Jugendpsychiatrie und Psychotherapie der Universität Würzburg

Diagnose und Therapie der Lese-Rechtschreibstörung

Lesen und Schreiben zählen zu den wichtigsten Kulturtechniken der industrialisierten Welt. Es ist kaum vorstellbar, ohne Schriftkenntnis am alltäglichen Leben teilzunehmen. Schätzungen zufolge erfordern 90% aller Arbeitsplätze den Umgang mit schriftlichem Material [6]. Insbesondere das schulische und berufliche Weiterkommen verlangt die Bewältigung von schriftlichen Aufgaben. Angesichts der Relevanz der Schriftsprache in unserer Gesellschaft ist deren Nichtbeherrschen mit weitreichenden persönlichen und psychosozialen Problemen verbunden. Angststörungen (z. B. in Prüfungssituationen), Selbstzweifel, Depression etc. können sich als sekundäre Folgen der Lernstörung entwickeln. Um Kindern mit Schwierigkeiten beim Erwerb der Schriftsprache adäquate schulische und berufliche Zukunftschancen zu ermöglichen und deren persönliche, psychosoziale Entwicklung nicht zu gefährden, ist es von höchster Notwendigkeit, Leistungsstörungen frühzeitig zu erkennen und zu diagnostizieren, um entsprechende Therapiemaßnahmen einleiten zu können.

Diagnostische Kriterien der umschriebenen Lese-Rechtschreibstörung

Allgemeingültige Kriterien für die Diagnose einer Lese-Rechtschreibstörung legt das ▶Internationale Klassifikationssystem für psychische Störungen der Weltgesundheitsorganisation (ICD 10) fest. Als charakteristisches Merkmal einer umschriebenen Lese-Rechtschreibstörung (Legasthenie) gilt, dass die Leistungen im Lesen und Rechtschreiben unter dem Niveau liegen, das aufgrund des Alters, der allgemeinen Intelligenz und der Beschulung zu erwarten ist.

Es liegt eine Entwicklungsstörung (kein Verlustsyndrom) vor, deren Genese im engen Zusammenhang mit der biologischen Reifung des zentralen Nervensystems gesehen wird. Die Störung ist „umschrieben" im Sinne einer Teilleistungsstörung, die sich auf eine diagnostisch isolierbare Beeinträchtigung beim Erlernen der Schriftsprache bezieht.

Die diagnostischen Leitlinien nach ICD-10 (F81.0, F81.1) umfassen folgende Kriterien [15]:

❭ Die Lese-/Rechtschreibstörung schlägt sich vor allem im schulischen Bereich im Fach Deutsch nieder. Die Diktatnote ist mangelhaft oder ungenügend.

▶ **Internationales Klassifikationssystem**

Bei Legasthenie liegen die Leistungen im Lesen und Rechtschreiben unter dem Niveau, das aufgrund des Alters, der allgemeinen Intelligenz und der Beschulung zu erwarten ist.

Dr. phil. Ellen Roth
Klinik und Poliklinik für Kinder- und Jugendpsychiatrie und Psychotherapie der Universität Würzburg,
Füchsleinstr. 15, 97080 Würzburg, E-mail: ellen.roth@nervenklinik.uni-wuerzburg.de

- Anamnestisch sind meist Entwicklungsstörungen im Bereich des Sprechens oder der Sprache, seltener der Motorik und Visuomotorik eruierbar.
- Es besteht eine hohe Komorbidität mit anderen Störungen des Kindesalters (Aufmerksamkeitsstörung, hyperaktive Störung und emotionale Störung).
- Durch vermehrte schulische und familiäre Förderung werden nicht unbedingt Leistungsverbesserungen erzielt.
- Das Lese-Rechtschreibvermögen befindet sich signifikant unter dem Leistungsniveau, das aufgrund der Intelligenz zu erwarten wäre.
- Die Lese-Rechtschreibstörung ist spätestens zum 5. Schuljahr sichtbar geworden.
- Sie ist nicht auf mangelnde Lerngelegenheiten (z. B. Schulversäumnis) zurückführbar.
- Seh- oder Hörstörungen oder andere neurologische Erkrankungen (z. B. Zerebralparese) und primäre psychische Störungen sind als Ursachen ebenfalls auszuschließen.

Symptomatik der Lesestörung

Eine Lesestörung kann sich im frühen Entwicklungsstadium des Schriftspracherwerbs darin äußern, dass Schwierigkeiten bestehen, das Alphabet aufzusagen, die Buchstaben korrekt zu benennen, einfache Wortreime zu bilden oder Laute (Phoneme) zu erkennen (z. B. die Laute „o" und „u" unterschiedlich wahrzunehmen). Im späteren Lernprozess ist ein ▶verlangsamtes Lesetempo kennzeichnend, da Wörter immer wieder Buchstabe für Buchstabe „erlesen" werden müssen. Nicht selten ist das Sinnverständnis für das Gelesene eingeschränkt.

▶ Verlangsamtes Lesetempo

Symptome der Lesestörung:
- Auslassen, Ersetzen, Verdrehen oder Hinzufügen von Worten oder Wortteilen,
- niedrige Lesegeschwindigkeit,
- Startschwierigkeiten beim Vorlesen, langes Zögern oder Verlieren der Zeile im Text,
- Vertauschen von Wörtern im Satz oder von Buchstaben in Wörtern.

Defizite im Leseverständnis:
- Unfähigkeit, das Gelesene wiederzugeben bzw. aus dem Gelesenen Schlußfolgerungen zu ziehen oder Zusammenhänge zu erkennen,
- Verwendung allgemeinen Wissens als Hintergrundinformation anstelle von Information aus einer besonderen Geschichte, wenn zu dieser besonderen Geschichte Fragen gestellt werden.

Bei ausgeprägter Symptomatik gelingt es dem betroffenen Kind oftmals nicht, den Lesefehler trotz Hinweis zu erkennen und zu korrigieren. Ein zunächst richtig gelesenes Wort kann bei seinem nächsten Erscheinen falsch gelesen werden, dann wieder richtig oder in anderer Form fehlerhaft, als ob gelesene Wörter offensichtlich nicht korrekt wiedererkannt werden können [16].

Symptomatik der Rechtschreibstörung

Kennzeichnend für eine Rechtschreibstörung sind im frühen Lernprozess Fehler in der phonetischen Genauigkeit und später die unzureichende Anwendung orthographischer Regeln und Gesetzmäßigkeiten. Eine „legastheniespezifische" Fehlertypologie existiert nicht. Die Vielfalt unterschiedlicher Fehler findet sich auch bei Lese-Rechtschreibstörungen anderer Ursache, so z. B. bei Analphabetismus oder Intelligenzminderung. Die große Fehlerzahl und Therapieresistenz sind jedoch die diagnostische Voraussetzung der umschriebenen Rechtschreibstörung.

Eine „legastheniespezifische" Fehlertypologie existiert nicht

Symptome der Rechtschreibstörung:
- Verdrehungen von Buchstaben im Wort (b-d, p-q, u-n),
- Reihenfolgefehler: Umstellungen von Buchstaben im Wort („dei" anstatt „die"),
- Auslassungen von Buchstaben („ach" anstatt „auch"),
- Einfügen falscher Buchstaben („Artzt" anstatt „Arzt"),

WRT 6+

01	Reife	_5R Stocheter_ Stachelbeeren	schmecken am besten.	☐
02	Kaufe ein,	_Tefor_ bevor	du kommst.	☐
03	Die	_Atsion_ Apfelsine	ist heute besonders süß.	☐
04	Thomas muß	_Fortkeren_ fortwährend	an Susi denken.	☐
05	Ich komme	_Sertech_ selbstverständlich	heute abend.	☐
06	Geschwister sind miteinander	_Enhort_ verwandt		☐
07	Eine Bitte kann man	_Üflich_ höflich	äußern.	☐
08	Wir leben in einer	_Imokl_ Demokratie		☐
09	Wir wollen Sandra	_Blonen_ belohnen		☐
10	Die Sendung wird	_Mitors_ mittags	wiederholt.	☐
11	Jochen schneidet sich	_Teiktohot schelen_ beim Kartoffelschälen	.	☐
12	Jörg und Lutz	_Stutinon_ studieren	die Landkarte.	☐
13	Am liebsten trinkt Dorit	_TRneseTen_ chinesischen Tee	.	☐
14	Ute sucht ein	_Feneisti_ Zehnpfennigstück	.	☐
15	Der	_Troviniduk_ Trainingsanzug	ist zu weit geworden.	☐
16	Der	_Bchriter_ Schiedsrichter	zeigt die gelbe Karte.	☐
17	Klaus legt Wert auf gutes	_Tnemen_ Benehmen		☐
18	Unsere	_Vomilie_ Familie	ist sehr groß.	☐
19	Wütend	_Zereg_ zerreißt	Dorle den Brief.	☐
20	Die Katze nascht aus dem	_Vefot_ Fetttopf		☐

☐ ⬅ **Rohwert 1. Hälfte**

Abb. 1 ▲ **Rechtschreibleistung eines Schülers der 6. Klassenstufe (mit knapp durchschnittlicher Intelligenz, weit unterdurchschnittlicher Prozentrang von 0 im Rechtschreibtest WRT 6+), der wegen schwerer Legasthenie sonderschulbedürftig ist**

▶ Wahrnehmungsfehler (Verwechslung von d-t, g-k),
▶ Regelfehler (Groß- und Kleinschreibung, Dehnungs-h, wie z. B. „hol" anstatt „hohl"),
▶ Fehlerinkonstanz, d. h. ein und dasselbe Wort wird immer wieder unterschiedlich geschrieben.

Häufig gelingt es den Kindern auch bei Hinweis nicht, den Rechtschreibfehler zu erkennen und zu verbessern. Rechtschreibprobleme persistieren meist bis in die späte

Kindheit und auch bis in das Erwachsenenalter, während Schwierigkeiten im Lesen zurückgehen. Besonders intelligente Kinder können durch rasches Auswendiglernen die Lese- und Rechtschreibstörung in den ersten Grundschuljahren kompensieren, so dass erst in der 3. Klasse, wenn ungeübte Diktate und Aufsätze zu schreiben sind, das Versagen erkennbar wird [16], (Abb. 1).

Epidemiologie

Gemäß epidemiologischer Studien sind Prävalenzwerte für die Lese-Rechtschreibstörung zwischen 4–7% anzunehmen. Bei Inanspruchnahme von Beratungsstellen weisen 8–12% der Patienten im Alter von 6–18 Jahren umschriebene Entwicklungsstörungen im Lesen und Rechtschreiben auf. Am häufigsten wird die Diagnose bei 9- bis 12-jährigen Patienten gestellt. Eine familiäre Häufung der Lese-Rechtschreibstörungen ist zu beobachten insbesondere durch Geschwister und Eltern. Wie bei den meisten Entwicklungsstörungen sind Jungen häufiger betroffen. Die Legasthenie kommt grundsätzlich in allen sozialen Schichten vor, allerdings wirkt sich ein mangelndes familiäres Angebot an schriftsprachlicher Förderung bei einer Veranlagung zur Legasthenie besonders nachteilig aus [15].

Erklärungsansätze

Neueste Forschungsergebnisse zur Genetik und zur Hirnfunktion bei Legasthenie weisen auf stark biologisch determinierte Besonderheiten zerebraler Funktionen hin, die sich in Störungen der kognitiven Informationsverarbeitung manifestieren, welche wiederum als Lese-Rechtschreibstörung Ausdruck finden. Im Wesentlichen sind die Verarbeitung lautsprachlicher (phonologischer) und – wahrscheinlich seltener – visueller Informationen beeinträchtigt. Der lautsprachlichen Informationsverarbeitung wird eine erstrangige Erklärungsrelevanz zugesprochen. Unter lautsprachlicher Informationsverarbeitung wird die Fähigkeit verstanden, Informationen über die Lautstruktur der gesprochenen bzw. geschriebenen Sprache zu nutzen. Eine bedeutende Rolle spielt die sog. ▶phonologische Bewusstheit. Damit ist die Fähigkeit gemeint, phonologische Strukturen zu erkennen, d. h. sprachliche Einheiten wie Wörter, Reime, Silben und Phoneme in der gesprochenen Sprache analysieren zu können bzw. bewusst zu machen. Neben der phonologischen Bewusstheit ist bei lese-rechtschreibgestörten Kindern auch die Verarbeitung und Speicherung lautsprachlicher Informationen im Kurz- und Langzeitgedächtnis eingeschränkt [16].

Besonderheiten der visuellen Informationsverarbeitung wurden bereits von den Erstbeschreibern der Legasthenie angenommen, so dass sie zunächst die Bezeichnung „Wortblindheit" wählten. Damit sollte ausgesagt werden, dass nicht eine Störung des peripheren Sehens, sondern eine Besonderheit der zentralnervösen visuellen Wahrnehmung ursächlich sein müsste. Die Untersuchungen zur visuellen Informationsverarbeitung richten sich auf Funktionen des Auges (Augenbewegung, Sehschärfe, Trennschärfe des Sehens) und auf Besonderheiten der Wahrnehmung, also der Informationsverarbeitung auf dem Weg von Auge, Sehbahn und Sehrinde. Unter anderem erscheinen einfache visuelle Reaktionszeit und visuell evozierte Potenziale bei Schülern mit Legasthenie verlangsamt. Verlangsamung und Fehlerrate bei Unterscheidungsaufgaben werden umso deutlicher, je mehr die durch das Auge eingegebenen Informationen der Schriftsprache ähnlich werden.

Mit den modernen bildgebenden Verfahren (z. B. EEG-Techniken, Computertomogramm, funktionellem Magnetresonanztomogramm, Positronenemissionstomogramm) sowie anatomischen und histologischen Studien konnten hirnstrukturelle und lokalisierbare hirnfunktionelle Korrelate der neuropsychologischen sprachlichen und visuellen Komponenten von der Lese-Rechtschreibstörungen nachgewiesen werden [13]. Die Befunde verweisen insbesondere auf linkshemisphärische Areale, die für die Verarbeitung sprachlicher und visueller Informationen wichtig sind (Abb. 2). Eine Diagnose lässt sich jedoch bildgebend nicht stellen!

Genetische Untersuchungen bestätigen die neurobiologischen Erklärungsansätze der Legasthenie. Für eine genetische Verursachung der Lese-Rechtschreibstörung sprechen Stammbaumanalysen, Zwillingsstudien und inzwischen eine Anzahl molekulargenetischer Studien. Ist ein Kind in der Familie betroffen, so sind bis zu 62%

Rechtschreibprobleme persistieren bis in das Erwachsenenalter, während Schwierigkeiten im Lesen zurückgehen

Am häufigsten wird die Diagnose bei 9- bis 12-jährigen Patienten gestellt

Die Legasthenie kommt grundsätzlich in allen sozialen Schichten vor

▶ Phonologische Bewusstheit

Visuelle Reaktionszeit und visuell evozierte Potenziale sind bei Schülern mit Legasthenie verlangsamt

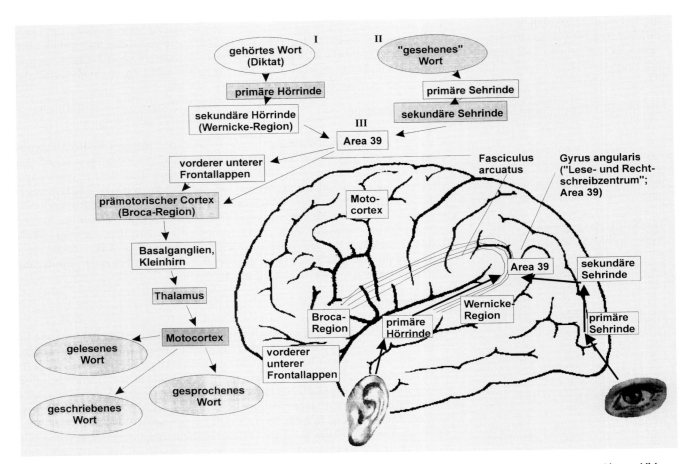

Abb. 2 ▲ **Modell zur Informationsverarbeitung beim Lesen und Schreiben eines Wortes. Die sprachliche Information wird über das Ohr, primäre und sekundäre Hörrinde in die Area 39 (gyrus marginalis, gyrus supramarginalis, dem „Lese- und Rechtschreibzentrum") geleitet (I). Über das Auge wird andererseits das schriftsprachliche Bild über primäre und sekundäre Sehrinde ebenfalls in das „Lese-und Rechtschreibzentrum" der Area 39 geleitet (II). Das laute Lesen und das Rechtschreiben vollziehen sich über die Einschaltung verschiedener Hirnregionen unter Einschluss des Motocortex. Die Lese-Rechtschreibstörung kann grundsätzlich durch Dysfunktionen aller zerebraler Stationen der Informationsverarbeitung, die in den Lese- und Rechtschreibvorgang einbezogen sind, erklärt sein. Ein Erklärungsansatz geht davon aus, dass der „Übersetzungsvorgang" zwischen visuellem und akustisch-sprachlichem System, wie er sich in Area 39 vollzieht, bei einem Teil der Personen mit Legasthenie beeinträchtigt sein könnte (III; [13], S. 345)**

► Autosomal-dominanter Erbgang

der Geschwister und ähnlich häufig auch ein Elternteil betroffen. Stammbaumanalysen lassen auf Lese-Rechtschreibstörungen mit einem ►autosomal-dominanten Erbgang schließen. Genorte, die im Zusammenhang mit sprachlichen und visuellen Voraussetzungen des Lesens und Rechtschreibens stehen (wie z. B. das Erkennen des Lautcharakters einer Sprachäußerung) sind nach den bisherigen Ergebnissen sehr wahrscheinlich auf den Chromosomen 6, 15 und auch 2 gelegen. Wenn nun die Legasthenie eine genetische Begründung hat, so bedeutet dies nicht, dass nicht auch Unterrichtseinflüsse mitentscheidend für das Lesenlernen sind und eine Förderung keinen Zweck habe. Das Gegenteil ist richtig. Je mehr eine biologisch begründete Vulnerabilität Grund für eine Lernstörung ist, desto bedeutsamer werden spezifische pädagogische und auch therapeutische Hilfestellungen für das Erlernen der beeinträchtigten Funktion.

Diagnostik

Da die ärztliche Diagnose einer Legasthenie in manchen Bundesländern Voraussetzung einer schulischen Stellungnahme zum Nachteilsausgleich ist und bundesweit zur Grundlage einer gutachterlichen Empfehlung zur Eingliederungshilfe werden kann, empfiehlt es sich dringend, nach Maßgabe der ►„**multiaxialen Diagnostik**", wie sie in den Leitlinien zu den psychischen Störungen [1] beschrieben ist, vorzugehen. Die „mutiaxiale Diagnostik" beinhaltet die Untersuchung folgender Fragenbereiche:

▶ Achse 1: Liegt ein klinisch-psychiatrisches Syndrom vor (z. B. Schulangst, Hyperkinetisches Syndrom)?
▶ Achse 2: Liegt eine Entwicklungsstörung der Motorik, der Sprache, des Lesens, Rechtschreibens oder Rechnens vor?
▶ Achse 3: Welches Intelligenzniveau liegt vor?
▶ Achse 4: Liegt eine körperliche Erkrankung vor?
▶ Achse 5: Liegen abnorme psychosoziale Umstände vor?
▶ Achse 6: Inwieweit ist die psychosoziale Anpassung beeinträchtigt (Schweregrad der Störung)?

Die Diagnostik der Lese-Rechtschreibstörung umfasst somit ärztliche und psychometrische Untersuchungen. Die ►**lebensgeschichtliche Befragung** konzentriert sich auf die Entwicklung im Erlernen des Lesens und Rechtschreibens. Die Beobachtungen der Eltern und des Lehrers in der frühen Grundschulzeit weisen meist bereits auf Schwierigkeiten des Kindes beim Erwerb der Schriftsprache hin. Eine hohe Fehlerzahl in Nachschriften und später in Diktaten ist kennzeichnend. Diagnostisch entscheidend dabei ist, dass das Kind beim Lesen und Rechtschreiben des Wortes versagt. Im Zusammenhang mit dem Lese-Rechtschreibproblem können sich sehr rasch Hausaufgabenkonflikte, schulische Konzentrations- und Disziplinschwierigkeiten ausbilden. Symptome der ►**Schulangst** können auftreten, die gekennzeichnet sind durch Schulverweigerungstendenzen, körperliche Beschwerden wie Kopf- und Bauchschmerzen bis hin zum Erbrechen. Eine depressive Entwicklung ist nicht selten eine Sekundärfolge des Problems. In der pädiatrischen Praxis sind folgende Merkmale, die rasch erfragt werden können, ein Hinweis darauf, dass eine Legasthenie vorliegen könnte:

▶ Bis zur Einschulung weitestgehend unauffällige psychische Entwicklung; jedoch häufiger vorschulisch bereits sprachliche oder motorische Schwierigkeiten oder Symptome eines Hyperkinetischen Syndroms (motorische Unruhe, Aufmerksamkeitsstörung, Impulsivität).
▶ Somatische Beschwerden im Zusammenhang mit schulischen Lernanforderungen.
▶ Vor und in der Schule „krank" (Kopfschmerzen, Bauchschmerzen, Übelkeit = Symptome von Schulangst), beim Arzt „gesund".
▶ Nach Schulschluss am Freitag und in den Schulferien verschwinden die Beschwerden, am Sonntagabend und mit Schulbeginn Wiederauftreten der Beschwerden.
▶ Noten im Diktat mangelhaft und ungenügend; deutlich bessere Leistungen in anderen Schulfächern.

Die internistische und neurologische Untersuchung sollten eine EEG-Ableitung beinhalten (Ausschluss von Epilepsie). Die neurologische Untersuchung ist unverzichtbar (z. B. feinmotorisches Ungeschick, Zerebralparese, Sinnesstörung). Liegen Anhaltspunkte für eine Sprachentwicklungsstörung vor, so ist eine pädaudiologische Hörprüfung angezeigt. Stets sollte eine augenärztliche Überprüfung der Sehfunktion vorgenommen werden.

Zur psychologischen Diagnostik der Lese-Rechtschreibstörung werden ►**standardisierte Lese-Rechtschreibtests** eingesetzt. Hierzu stehen insbesondere für das Grundschulalter ausreichende Testverfahren zur Verfügung [4]. Der Weingartener Grundwortschatz Rechtschreibtest (WRT 1–3, GRT 4), der Diagnostische Rechtschreibtest (DRT 1–4), der Salzburger Lese-Rechtschreibtest (SLRT) und der Westermann Rechtschreibtest (WRT 4/5, WRT 6) liegen für die einzelnen Jahrgangsstufen in Form von Lückendiktaten vor. Die Leseleistung kann mittels des Salzburger Lese-Rechtschreibtests (SLRT) oder mittels der Würzburger Leisen Leseprobe (WLLP), die das Wortlesetempo misst, erfasst werden.

Die Bestimmung des Intelligenzniveaus ist unerlässlich. Geeignet sind hierzu ausführliche Testverfahren, wie der Hamburg-Wechsler Intelligenztest (HAWIK-III), das Adaptive Intelligenzdiagnostikum (AID) oder die Kaufman-Assessment Battery for Children (K-ABC). Erreicht der Schüler im standardisierten Lese- oder Rechtschreibverfahren einen Prozentrang ≤10, so ist davon auszugehen, dass 90% seiner Altersstufe eine bessere Leistung erbringen und er in den schriftsprachlichen Leistungen nicht über mangelhafte Noten hinaus kommt. Ist die Lese- oder Rechtschreibleistung signifikant schlechter als die allgemeine Intelligenzbegabung es erwarten lässt (dies ist z. B. der Fall, wenn die Diskrepanz zwischen Rechtschreib- oder Lesetestwert zum Intelligenzquotienten ≥12 T-Wertpunkte beträgt), so ist eine umschriebene Lese-Rechtschreibstörung (Legasthenie) sehr wahrscheinlich.

Differenzialdiagnostisch ist auszuschließen, dass keine andere psychiatrische Erkrankung, keine Sinnesbehinderung (Seh- oder Hörstörung) oder andere neurologische Erkrankung (z. B. Epilepsie, Zerebralparese) das Lese-Rechtschreibversagen erklären. Die umschriebene Lese-Rechtschreibstörung wird unterschieden von dem durch Hirnschädigung verursachten Verlust einer bereits erworbenen Lesefähigkeit (Dyslexie ICD-10: R 48.0) oder Rechtschreibfähigkeit (Dysgraphie ICD-10: R 48.8). Eine unzureichende Unterrichtung (z. B. durch schulische Fehlzeiten, Schulwechsel, bislang nur fremdsprachliche Unterrichtung) oder eine Intelligenzminderung dürfen nicht ursächlich für die Lernstörung sein.

Prävention und Therapie

Eine vorschulische Risikoabschätzung ist mittels des Bielefelder Screenings zur Früherkennung von Lese-Rechtschreibschwierigkeiten möglich [5]. Als präventiv wirksam sind vorschulische Übungen zur phonologischen Bewusstheit [7]. Das Training der phonologischen Bewusstheit hat zum Ziel, den Vorschulkindern die Einsicht in die Lautstruktur der gesprochenen Sprache zu vermitteln. Im Kindergarten haben sich tägliche 15-minütige phonologische Übungen und Spiele, die über 20 Wochen von den Erzieherinnen durchgeführt wurden, als effizient erwiesen. Das Förderprogramm besteht aus sechs Übungseinheiten, die inhaltlich aufeinander aufbauen [7, 10]. In Lauschspielen werden zunächst die Sinne der Kinder für Geräusche und ihre Identifikation geschärft. Im nächsten Schritt geht es darum, Reime zu erkennen und selbst zu bilden. Die dritte Übungseinheit beschäftigt sich mit dem Erkennen von Wörtern in Sätzen. Die vierte Trainingssequenz beinhaltet die Identifikation von Silben in Wörtern. Die beiden letzten Übungsphasen befassen sich ausführlich mit der Identifikation von einzelnen Phonemen in Wörtern. Als nach dem Training die schriftsprachliche Entwicklung in der Schule überprüft wurde, zeigte sich, dass die geförderten Kinder im Vergleich zu nicht-geförderten Kontrollkindern auch langfristig signifikant bessere Lese-Rechtschreibleistungen erbrachten. Die frühzeitige Förderung der phonologischen Bewusstheit erleichterte also den Kindern den späteren Schriftspracherwerb. Die letzten Übungssequenzen (Silben und Phoneme) des Programms lassen sich auch sehr gut im Erstleseunterricht einsetzen.

Das Training der phonologischen
Bewusstheit vermittelt Vorschulkindern
die Einsicht in die Lautstruktur der
gesprochenen Sprache

Die frühzeitige Förderung der
phonologischen Bewusstheit
erleichtert Kindern den späteren
Schriftspracherwerb

Einer Prävention und Förderung im Schulalter dient grundsätzlich ein qualifizierter Lese- und Rechtschreibunterricht. Ein unspezifischer Förderunterricht ist nicht wirksam. Eine Legastheniebehandlung als Einzeltherapie empfiehlt sich bei schwergradiger Symptomatik. Für den Grundschulbereich existieren spezifische Trainingsprogramme zur Behandlung von Lese-Rechtschreibstörungen bei Kindern. Exemplarisch sei hier der ▶**Kieler Lese- und Rechtschreibaufbau** [2, 3] genannt, der sich in der Praxis bewährt hat. Es handelt sich hierbei um ein systematisch aufgebautes Übungsprogramm, in dem das lautierende Lesen und das lautierende Schreiben die Basis für weitergehende Lernschritte bilden. Übungen mit kurzen Silben aus Konsonant-Vokal-Verbindungen folgen Wortschatzübungen, die nach Schwierigkeit gestaffelt sind. Für manche Kinder stellt der Einsatz von sog. ▶**Lautgebärden** eine wichtige Erleichterung für den Erwerb der Buchstaben-Laut-Beziehungen dar.

Gegen Mitte der Grundschulzeit bis zum Übertritt in die Hauptschule empfiehlt sich die lautgetreue Rechtschreibförderung [9], die für den schulischen Förderunterricht konzipiert wurde. Auf der Basis einer qualitativen Fehleranalyse werden Lese-Rechtschreibkompetenzen prozessorientiert gefördert. Die qualitative Fehleranalyse dient zur Diagnose und Therapie. Es werden 4 Fehlertypen differenziert (s. Tabelle 1).

Tabelle 1
Beschreibung der Fehlertypen. (Nach [10])

Fehlertypen	Beschreibung
1. Phonemfehler	Verstöße gegen lautgetreue Schreibung (z. B. Ketreide, Nse)
2. Regelfehler	Verstöße gegen die regelhaften Abweichungen (z. B. Schtall, Forsicht)
3. Speicherfehler	Verstöße gegen die Abweichungen vom Regelhaften (z. B. wegseln, Fahbrik)
4. Restfehler	Verstöße gegen Rechtschreibregeln, die einen höheren Abstraktionsgrad erfordern

► **Morphemmethode**

Ein neues Rechtschreibprogramm bezieht Eltern systematisch mit ein

Probleme auf Phonemebene werden durch den Aufbau des lautgetreuen Schreibens behandelt (Tabelle 2). Begleitend zum Lernprozess werden die Wörter beim Sprechen durch Klatschen und Schreiten in Silben gegliedert bzw. lautierend gesprochen. Dem mehrstufig aufgebauten Konzept des lautgetreuen Schreibens liegen die Prinzipien vom Leichten zum Schweren und vom Häufigen zum Seltenen zugrunde. Bei Regel- und Speicherfehlern wird die ►Morphemmethode angewandt, die den Übergang vom lautgetreuen Schreiben zu regelhaften Abweichungen der Orthographie gewährleistet, indem die Wörter in Morpheme gegliedert werden. Die Effektivität des Programms wurde in kontrollierten Studien nachgewiesen.

In jüngster Zeit wurde ein Rechtschreibprogramm entwickelt und überprüft, das eine systematische Einbeziehung der Eltern vorsieht. Das Marburger Eltern-Kind-Rechtschreibtraining [11] leitet Eltern an, ihrem lese-rechtschreibschwachen Kind spezifisches Regelwissen (Groß- und Kleinschreibung, Dehnung und Schärfung, morphologische Eigenschaften etc.) zu vermitteln. Die verschiedenen Übungsbereiche sind in Tabelle 3 aufgeführt.

Tabelle 2
Stufenaufbau des lautgetreuen Schreibens. (Nach [10])

Stufen	Inhalt
Stufe 1: Das Wortmaterial beim Sprechen, Lesen und Schreiben ist lautgetreu	Alle Vokale und Dauerlaute: l, m, n, f, r, w, s, sch
Stufe 2: Das Wortmaterial wird erweitert durch Verschlusslaute und schwierige Laute	Verschlusslaute: b, d, g, k, p, t; schwierige Laute: h, z, ch, j
Stufe 3: Das Wortmaterial wird erweitert durch Konsonantenhäufungen innerhalb der Silbe	Konsonantenpaare: fr, fl, schl, schm, schn, schr, schw, zw, wr
Stufe 4: Das Wortmaterial wird erweitert durch Konsonantenhäufungen mit einem Verschlusslaut	Lautverbindungen: bl, br, pl, pr, dr, tr, gl, gr, kl, kr, kn
Stufe 5: Das Wortmaterial wird erweitert durch /i:/ verschriftet als ie	Wortbeispiele: kriechen, Wiegenlieder, etc., aber nicht: Liter
Stufe 6: Das Wortmaterial wird erweitert durch Wörter mit ß	Wortbeispiele: Ostergrüße, Außenseiter etc.

Das Programm besteht aus sehr anschaulichen Materialien, die die Motivation der Kinder erhöhen. Die Rechtschreibregeln werden in Merksätzen, die in Reimform präsentiert sind, formuliert, damit sich die Kinder die orthographischen Regeln besser einprägen und aus dem Gedächtnis abrufen können. In einer Langzeitstudie ließ sich nach zweijähriger Trainingszeit eine deutliche Reduktion der Fehlerquote im Rechtschreiben nachweisen. Der Prozentsatz der Rechtschreibfehler verringerte sich von 40 auf 15%, und die Diktatnote verbesserte sich im Mittel von 4.6 auf 3.8. Als zusätzlicher positiver Effekt wurde das gesteigerte Selbstwertgefühl der Kinder beurteilt.

Die Behandlung von Begleitstörungen

Eine medikamentöse Therapie der Legasthenie gibt es nicht

Schulangst bedarf der verhaltenstherapeutischen Führung

Die Übungsbehandlung des Lesens und Rechtschreibens bedarf ergänzender psychotherapeutischer Maßnahmen, wenn psychische Störungen von Krankheitswert bestehen. Eine medikamentöse Therapie der Legasthenie gibt es nicht. Besteht komorbid ein Hyperkinetisches Syndrom, so kann eine Stimulantienmedikation die verhaltenstherapeutische Intervention entscheidend unterstützen. Eine Tagesdosis von bis zu 30 mg Methylphenidat ist in aller Regel ausreichend. Die Wirksamkeit antidepressiver Medikation ist bei kindlicher Depression, die sich sekundär bei Legasthenie ausbilden kann, nicht erwiesen. Schulangst mit Schulverweigerung bedarf der verhaltenstherapeutischen Führung und dem Ziel einer möglichst umgehenden schulischen Wiedereingliederung. Die beliebten „Mutter-Kind-Kuren" sind bei Schulangst und Schulphobie kontraindiziert!

Tabelle 3
Übersicht über die Lern- und Übungsbereiche des Marburger Eltern-Kind-Trainingsprogramms. (Nach [12])

Lern- und Übungsbereich	Beispiel
Erkennen von Wortstamm, Vor- und Endsilben	Glück, glücklich, glücken, verunglücken
Wortarten erkennen	Hauptwort, Tuwort, Eigenschaftswort
Erkennen des kurz gesprochenen Selbstlautes und Schreibung nach kurzem Selbstlaut	„Katze" – Ist der Selbstlaut kurz oder lang gesprochen?
Erkennen des lang gesprochenen Selbstlautes und Schreibung nach langem Selbstlaut	„Hose" – Ist der Selbstlaut kurz oder lang gesprochen?
Die Schreibung des stummen -h	Lehm, Bühne, ernähren
Schreiben von Verben, Grundformbildung	Er bringt (bringen); sie schreibt (schreiben)
Schreibung von gleichklingendem „Sch" und „S"	„Schrank" – „Stein"
Ableitregeln zur Schreibung der Endsilben	Wand (Wände), Berg (Berge)
Ableitregeln zur Schreibung gleichklingender Laute	Zähne (Zahn), Zelte (Zelt), Bäume (Baum)
Groß- und Kleinschreibung	Das Haus, groß, bringen

Wenn entsprechende Defizite im Bereich von Sprache und Graphomotorik vorliegen, so können im Einzelfall sprachliche und motorische Übungen im Zusammenhang mit Lese- und Rechtschreibübungen angezeigt sein. Von Lesen und Rechtschreiben losgelöste Übungen, z. B. zu Motorik, „Wahrnehmung" oder Konzentration haben keinen nachgewiesenen Effekt auf Fortschritte in der Schriftsprache.

Die Elternberatung ist, wie auch die längerfristige Begleitung der Hilfsmaßnahmen, wesentlich. Wichtig ist die Erklärung der Prognose für Kind und Eltern. Aber auch für den Lehrer sind Kenntnisse über schulrechtliche Verhältnisse, Möglichkeiten und Kriterien der Eingliederungshilfe und Informationen über die Orts-, Landes- oder Bundesverband Legasthenie ausschlaggebend.

Schulische Hilfen und Nachteilsausgleich

▶ Schulischer Nachteilsausgleich

Die Kultusministerien verschiedener Bundesländer (z. B. Bayern, Baden-Württemberg, Hessen, Mecklenburg-Vorpommern, Schleswig-Holstein) haben in „Legasthenie-Erlassen" festgelegt, dass bei Vorliegen einer Lese-Rechtschreibstörung schulische Hilfen und ein ▶Nachteilsausgleich möglich werden. Die Hilfen werden z. B. in Form von Förderkursen oder Zeitzuschlägen bei schriftlichen Arbeiten gewährt, Nachteilsausgleich durch Nichtbeurteilung von Rechtschreibfehlern im Deutschen und in Fremdsprachen sowie stärkere Gewichtung der mündlichen Leistungen. Das Vorrücken oder der Wechsel in eine weiterführende Schulform dürfen nicht wegen mangelhafter Rechtschreibleistung verwehrt werden, wenn im Übrigen ein erfolgreiches schulisches Fortkommen erwartet werden kann. Über die Anerkennung der Lese-Rechtschreibstörung im schulischen Leistungsbereich entscheidet eine Lehrerkonferenz (z. B. Hessen) oder der verantwortliche Schulpsychologe (z. B. Bayern), der zugleich erster möglicher Ansprechpartner für Eltern und Lehrer im Falle eines Legasthenie-Verdachts darstellt. (Ausführliche Informationen zu den spezifischen Erlassen in den einzelnen Bundesländern sind zentral über den Bundesverband Legasthenie e. V., Königstraße 32, 30175 Hannover erhältlich).

Eingliederungshilfe

Ist die schulische Eingliederung infolge der Legasthenie trotz Nachteilsausgleich bedroht oder infolge der Lese-Rechtschreibproblematik eine psychopathologische Entwicklung (z. B. Schulangst) eingetreten, so wäre die Indikation für eine Eingliederungshilfe nach § 35a Sozialgesetzbuch VIII gegeben. Über den elterlichen Antrag zur Eingliederungshilfe entscheidet das zuständige Jugendamt. Voraussetzung für die Antragsstellung auf Eingliederungshilfe ist im Einzelfall ein ärztliches Gutachten, das das bereits beschriebene „multiaxiale" diagnostische Vorgehen beinhaltet. Die Diagnostik umfasst neben der psychometrischen Bestimmung der Intelligenz- und Lese-Rechtschreibleistung (Achse 2,3) eine Untersuchung der psychischen Gesundheit (z. B. Schulangst, somatische Störungen infolge des Lese-Rechtschreibversagens, Achse 1) sowie eine internistische und neurologische Untersuchung zum Ausschluss einer primären psychischen oder körperlichen Erkrankung (z. B. Zerebralparese, Höroder Sehstörung, Epilepsie, Achse 4).

Abnorme psychosoziale Umstände (z. B. Erkrankung eines Elternteils, schulische Fehlzeiten) sind ebenso als Ursachen auszuschließen (Achse 5). Zusätzlich erbitten die Jugendämter in den meisten Fällen Schulgutachten des Klassenlehrers über Schulleistungen und Schülerverhalten, um beurteilen zu können, ob über die schulische Förderung hinaus eine außerschulische Therapie notwendig ist. Bei Antragsbewilligung durch das Jugendamt wird dann in der Regel eine Legastenietherapie über zunächst 40 h genehmigt, die nach erneuter Prüfung weiterbewilligt werden kann [14].

Über den elterlichen Antrag zur Eingliederungshilfe entscheidet das zuständige Jugendamt

Literatur

1. Deutsche Gesellschaft für Kinder- und Jugendpsychiatrie und Psychotherapie (Hrsg) (2000) Leitlinien zur Diagnostik und Therapie von psychischen Störungen im Säuglings-, Kindes- und Jugendalter. Deutscher Ärzte-Verlag, Köln
2. Dummer-Smoch L, Hackethal R (1993) Handbuch zum Kieler Leseaufbau, 3. Aufl. Veris, Kiel
3. Dummer-Smoch L, Hackethal R (1993) Handbuch zum Kieler Rechtschreibaufbau, 2. Aufl. Veris, Kiel
4. Hemminger U, Roth E, Schneck S, Jans T, Warnke A (2000) Testdiagnostische Verfahren zur Überprüfung der Fertigkeiten im Lesen, Rechtschreiben und Rechnen. Eine kritische Übersicht. Z Kinder Jugendpsychiatr Psychother 28:188–201
5. Jansen H, Mannhaupt G, Marx H, Skowronek H (1999) Bielefelder Screening zur Früherkennung von Lese-Rechtschreibschwierigkeiten (BISC). Hogrefe, Göttingen
6. Klicpera C, Gasteiger-Klicpera B (1995) Psychologie der Lese-Rechtschreibschwierigkeiten. Huber, Bern
7. Küspert P, Schneider W (2000) Hören, lauschen, lernen. Sprachspiele für Vorschulkinder. Würzburger Trainingsprogramm zur Vorbereitung auf den Erwerb der Schriftsprache, 2. Aufl. Vandenhoeck & Ruprecht, Göttingen
8. Remschmidt H, Schmidt MH (Hrsg) (1994) Multiaxiales Klassifikationsschema für psychische Störungen des Kindes- und Jugendalters nach ICD-10 der WHO. Huber, Bern
9. Reuter-Liehr C (1992) Lautgetreue Rechtschreibförderung. Stundenplanungen und Materialien. Winkler, Bochum
10. Schneider W, Roth E, Küspert P (1999) Frühe Prävention von Lese-Rechtschreibproblemen: Das Würzburger Trainingsprogramm zur Förderung sprachlicher Bewusstheit bei Kindergartenkindern. Kindheit Entwickl 8:147–152
11. Schulte-Körne G, Mathwig F (2000) Das Marburger Rechtschreibtraining. Ein regelgeleitetes Förderprogramm für rechtschreibschwache Schüler. Winkler, Bochum
12. Silbernagl S, Lang F (1998) Taschenatlas der Pathophysiologie. Thieme, Stuttgart
13. von Suchodoletz W (1999) 100 Jahre LRS-Forschung – was wissen wir heute? Z Kinder Jugendpsychiatr Psychother 27:199–206
14. Warnke A (1999) Sozialrechtliche Hilfen für Schüler mit Lese-Rechtschreibstörung. Kindheit Entwickl 8:167–170
15. Warnke A (2000) Umschriebene Entwicklungsstörung. In: Remschmidt H (Hrsg) Kinder- und Jugendpsychiatrie. Thieme, Stuttgart, S 131–143
16. Warnke A, Roth E (2000) Umschriebene Lese-Rechtschreibstörung. In: Petermann F (Hrsg) Lehrbuch der Klinischen Kinderpsychologie und -psychotherapie, 4. Aufl. Hogrefe, Göttingen, S 453–476

Monatsschr Kinderheilkd
2001 · 149:717–729 © Springer-Verlag 2001

K. Holtkamp · B. Herpertz-Dahlmann
Klinik und Poliklinik für Kinder- und Jugendpsychiatrie und -psychotherapie,
Rheinisch-Westfälische Technische Hochschule Aachen

Suizide und Suizidversuche im Kindes- und Jugendalter

Suizidversuche im Kindes- und Jugendalter stellen einen häufigen Vorstellungsanlass in stationären und ambulanten Notfalleinrichtungen dar. Oft sind Kinderärzte die erste Anlaufstelle für Eltern und ihre Kinder nach einem Suizidversuch. Um Suizide bei Kindern und Jugendlichen zu verhindern, ist das Wissen um störungsrelevante Rahmenbedingungen wichtig für die Risikoabschätzung und die Wahl des Behandlungssettings.

In diesem Artikel soll das aktuelle Wissen zum Thema Suizidalität im Kindes- und Jugendalter vermittelt werden. Neben wichtigen epidemiologischen und ätiologischen Aspekten wurde Wert auf die Darstellung des therapeutischen Vorgehens gelegt, da dieses entscheidend für die Verhinderung erneuter Krisen ist.

Definition

Suizidalität ist ein Symptom und keine Diagnose. In der ICD-10 ist folgerichtig keine Kodierungsmöglichkeit auf der Achse der psychiatrischen Störungen vorgesehen. Mit Hilfe des Abschnitts X60–84 der ICD-10 (vorsätzliche Selbstschädigung) können die suizidalen Methoden klassifiziert werden.

In Bezug auf suizidales Verhalten werden folgende Begriffe unterschieden:
- ►**Suizid**: Tod durch selbst intendiertes und lebensbedrohliches Verhalten,
- ►**Suizidversuch**: final angelegter Akt mit lebensbedrohlichem Potenzial ohne Todesfolge,
- ►**Parasuizid**: Selbstschädigung mit potenzieller, aber nicht intendierter Lebensbedrohung,
- ►**Suizidgedanken**: Beschäftigung mit dem eigenen Suizid.

Epidemiologie

In der Bundesrepublik Deutschland haben sich im Jahr 1997 insgesamt 12.265 Menschen das Leben genommen (Quelle: Todesursachenstatistik des StBA). Im Alter von 5–20 Jahren lag die Selbstmordrate bei 7,4 Selbstmorden pro 100.000 Einwohner der Allgemeinbevölkerung (*n*=334).

Seit Mitte der 70er Jahre kam es zu einem Rückgang der dokumentierten Suizidfälle. Es lässt sich aber nicht sicher sagen, ob die Suizidrate im Kindes- und Jugendalter wirklich gesunken ist, da es zu einem Anstieg der Fälle mit ungeklärter To-

Suizid und Suizidversuche häufige Vorstellungsanlässe

Suizidalität ist ein Symptom

►**Suizid**
►**Suizidversuch**

►**Parasuizid**

►**Suizidgedanken**

Rückgang der Suizidrate

Prof. Dr. B. Herpertz-Dahlmann
Klinik und Poliklinik für Kinder- und Jugendpsychiatrie und -psychotherapie, Rheinisch-Westfälische
Technische Hochschule, 52057 Aachen, E-Mail: b.herpertz-dahlmann@kjp.rwth-aachen.de

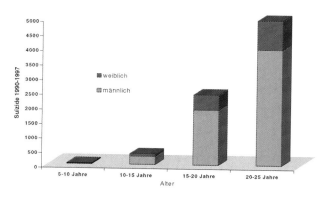

Abb. 1 ◀ **Anzahl der Suizide in Deutschland in den Jahren 1990/1997, getrennt nach Alter und Geschlecht**

desursache und zu Todesfällen durch Drogen und Verkehrsunfälle gekommen ist. Diese Todesursachen könnten eine gestiegene Zahl verdeckter Suizide beinhalten.

Bei Kindern unter 10 Jahren kommen vollendete Suizide sehr selten vor, wenngleich bei kinderpsychiatrischen Patienten dieser Altersgruppe Suizidgedanken oder -drohungen recht häufig sind. Die Gründe hierfür sind wenig erforscht. Kinder sind seltener depressiv und nehmen weniger Drogen. Sie erhalten mehr Zuwendung und haben eine engere Beziehung zu den Eltern. Zudem sind sie durch die noch nicht abgeschlossene kognitive Entwicklung relativ besser als Jugendliche gegen die Planung und Durchführung suizidaler Handlungen geschützt. Ab dem 12. Lebensjahr kommt es zu einem deutlichen Anstieg von Suiziden bis in das Erwachsenenalter hinein (Abb. 1). Dieser Anstieg ist durch viele Faktoren bedingt, wobei v. a. die Zunahme von ▶**depressiven Störungen** sowie von ▶**Drogen- und Alkoholmissbrauch** zu bedenken ist.

Über Suizidversuche werden keine amtlichen Statistiken geführt. Eine Erfassung aller Suizidversuchshandlungen ist zudem sehr schwierig, weil nur ein Teil der suizidalen Handlungen, z. B. die in Krankenhäusern behandelt werden müssen, bekannt wird. Von vielen Suizidversuchen erfahren nur Beratungsstellen oder Hausärzte, oder sie bleiben unbekannt. So überrascht es nicht, dass Untersuchungen zur Häufigkeit von Suizidversuchen sehr unterschiedliche Ergebnisse zeigen. Insgesamt ergeben Studien hohe Prävalenzraten von Suizidversuchen bei Jugendlichen zwischen 3 und 11% [4]. Man kann davon ausgehen, dass Suizidversuche über alle Altersklassen hinweg etwa 10-mal so häufig sind wie die Suizide. Für junge Menschen wird eine weit höhere Anzahl von etwa 50 Suizidversuchen pro vollzogenem Suizid angenommen. Während der vollendete Suizid beim männlichen Geschlecht etwa 3-mal häufiger ist als beim weiblichen, werden Suizidversuche in westlichen Kulturen in der Mehrzahl von Mädchen und jungen Frauen durchgeführt.

Symptomatik

Suizidales Verhalten kann als ein Kontinuum beschrieben werden, das von dem Wunsch nach Ruhe, einer Unterbrechung des Lebens, über Todeswünsche, ▶**Suizidgedanken und Suizidpläne** bis hin zur suizidalen Handlung reicht. Ruhe-, Todeswünsche und gelegentliche Suizidgedanken (Erwägung als Möglichkeit) treten zeitweise bei den meisten Kindern und Jugendlichen auf. Suizidabsichten und -pläne sind hingegen fast immer Ausdruck einer starken subjektiv erlebten Not. Ein Mensch, der sich innerlich fest entschlossen hat, sterben zu wollen, und konkrete Pläne entwickelt, befindet sich in einer akuten ▶**suizidalen Krise**. Dieser Zustand hält bei den meisten Jugendlichen nur für einen bestimmten Zeitraum an. Bei Jugendlichen, die chronisch suizidal erscheinen, können viele einzelne Krisen abgegrenzt werden. Therapeutische Interventionen zielen auf eine rasche Beendigung und auf die Verhinderung erneuter Krisen ab.

Die Absicht, sich zu töten, kann sehr explizit und bestimmt, aber auch ambivalent oder unscharf sein. Die Ernsthaftigkeit ist oft schwer abzuschätzen. Dieses gilt insbesondere für jüngere Kinder. Ein 9-jähriger Junge, der über den Tod seines geliebten Hundes sehr bedrückt war, drohte seiner Mutter während eines Streites, sich mit einem Messer in den Bauch zu stechen. Er verneinte, sich töten zu wollen. Seine Ab-

Suizide vor dem 10. Lebensjahr selten, starker Anstieg ab dem 12. Lebensjahr

▶ **Depressive Störungen**
▶ **Drogen- und Alkoholmissbrauch**

Viele Suizidversuche werden nicht bekannt

Prävalenzrate von Suizidversuchen bei Jugendlichen 3–11%

Vollendete Suizide häufiger bei Jungen

Suizidales Verhalten ist ein Kontinuum
▶ **Suizidgedanken, Suizidpläne**

▶ **Suizidale Krise**

Die Ernsthaftigkeit des Suizidversuchs ist oft schwer abzuschätzen

Tabelle 1

Gründe für Suizidversuche bei Jugendlichen im Selbstreport nach Boergers et al. [2] (_n_=120)

Gründe für Suizidversuche	Primärer Grund [%]	Ein Grund [%]
Sterben wollen	28	56
Erleichterung eines unerträglichen Gefühlszustand	18	57
Zeitweiliges Entfliehen aus einer unlösbaren Situation	13	55
Jemandem seine Verzweiflung mitteilen	9	28
Herausfinden, ob man wirklich geliebt wird	5	27
Jemandem ein schlechtes Gewissen bereiten	4	29
Jemandem zeigen, wie sehr man ihn geliebt hat	2	21
Hilfe zu bekommen	2	18
Eine Entscheidung beeinflussen	1	13
Andere	18	18

sicht war hingegen, Zuwendung von der Mutter zu erhalten. In diesem Fall gab es keine Intention zu sterben, obwohl das Verhalten potenziell lebensbedrohlich war. Bei einer 15-Jährigen, die 150 Aspirintabletten schluckte, nachdem ihr Freund sie verlassen hatte, und die in einem Abschiedsbrief schrieb „Ich habe nichts mehr, wofür es sich zu leben lohnt", war die Absicht, sich zu töten, eindeutig.

Die meisten Jugendlichen geben an, dass ihr primärer Grund für den Suizidversuch der Wunsch ist, sterben zu wollen. Viel weniger scheint es aus Sicht der Jugendlichen eine Rolle zu spielen, wie andere Menschen auf den Suizidversuch reagieren (Tabelle 1).

Suizidmethoden

Bei der Durchführung von Suiziden können so genannte harte von weichen Methoden unterschieden werden. Harte Methoden stellen Handlungen dar, die durch ihren unmittelbaren lebensbedrohlichen Charakter keine oder nur eine sehr begrenzte Einflussnahme von außen zulassen. Hierzu zählen Erschießen, Erhängen, Sprung aus größerer Höhe, sich vor einen Zug legen. Weiche Methoden sind Schnittverletzungen, Einnahme von Tabletten (überwiegend Schmerz- und Beruhigungsmittel) sowie das Einatmen von Gasen. Bei diesen Handlungen besteht zumindest für einen begrenzten Zeitraum die Chance einer Entdeckung und der Verhinderung des Todes. Bei vollendeten Suiziden sind harte Methoden häufiger. Diese Unterscheidung legt nahe, dass bei der Verwendung von weichen Methoden eine geringere Ernsthaftigkeit der Suizidabsicht vorliegen könnte. Dieses trifft sicher nicht immer zu, da die verzögerte Wirkung der weichen Methoden von den Suizidenten oft nicht eingeschätzt werden kann.

In Tabelle 2 ist die Häufigkeit der Suizide in Deutschland der Jahre 1990–1997 getrennt nach unterschiedlichen Suizidmethoden dargestellt. Wie erwähnt, sind in westlichen Kulturen vollendete Suizide beim männlichen, Suizidversuche beim weiblichen Geschlecht häufiger.

Dieses liegt wahrscheinlich daran, dass Jungen überwiegend direkt zum Tod führende Suizidmethoden anwenden, wohingegen bei Mädchen ein Selbstmord häufiger durch eine gute Notfallversorgung bei weichen Methoden (insbesondere Vergiftungen) abgewendet werden kann. In Asien und Südamerika, die nur über eine schlechte Notfallversorgung verfügen, ist das Geschlechterverhältnis fast gleich.

Differenzialdiagnose

Differenzialdiagnostisch kann das suizidale Verhalten vom ▶ **selbstverletzenden Verhalten** abgegrenzt werden, welches nicht primär lebensbedrohlich ist. Im deutschsprachigen Raum wird hierfür auch der Begriff Automutilation verwendet. Im Jugendalter dominieren das wiederholte Ritzen und Schneiden der Haut mit scharfen

Harte Methoden führen meist unmittelbar zum Tod

Suizide mit weichen Methoden können öfter verhindert werden

Die Ernsthaftigkeit der Suizidabsicht hängt nicht unbedingt von der Methode ab

Jungen verwenden häufiger harte, Mädchen weiche Methoden

▶ **Selbstverletzendes Verhalten**

Tabelle 2
Prozentualer Anteil verwendeter Suizidmethoden von 5- bis 20-Jährigen in Deutschland in den Jahren 1990–1997 (Angaben des Statistischen Bundesamts)

Selbstmorde durch	Weiblich [%]	Männlich [%]
Erhängen, Erdrosseln und Ersticken	32	51
Sturz aus der Höhe	20	12
Vergiftung mit festen oder flüssigen Stoffen	18	4
Vergiftung mit sonstigen Gasen und Dämpfen	4	5
Ertrinken	2	1
Vergiftung mit im Haushalt verwendeten Gasen	2	1
Feuerwaffen und Explosivstoffe	1	8
Schneidende und stechende Gegenstände	1	1
Nicht näher bezeichnet	21	17

► Posttraumatische Belastungsstörung, Borderline-Persönlichkeitsstörung

Selbstverletzung zur Spannungsreduktion

Suizidales Verhalten entsteht durch viele Faktoren

► Geringe Problemlösungsfähigkeiten

► Serotonin

5-Hydroxy-Indol-Essigsäure (5-HIAA) im Liquor von Suizidalen vermindert

Familiäre Häufung von Suiziden

► Genetisches Risiko

Gegenständen sowie sekundär die Manipulation an Wunden mit Verhinderung der Wundheilung. Bei bestimmten Krankheitsbildern wie der ►posttraumatischen Belastungsstörung und der ►Borderline-Persönlichkeitsstörung findet sich gehäuft selbstverletzendes Verhalten. Oft werden Selbstverletzungen zur Spannungsreduktion und zum Erlangen von Aufmerksamkeit eingesetzt. Patienten mit wiederholten Selbstverletzungen sollten einem Kinder- und Jugendpsychiater vorgestellt werden, da ein enger Zusammenhang mit psychiatrischen Erkrankungen besteht.

Ätiologie und Pathogenese

Suizidales Verhalten ist ein komplexes Symptom, dessen multifaktorielle Genese durch allgemeine soziokulturelle Faktoren und durch individuelle Bedingungen beeinflusst wird. Wie bei anderen Störungen ist auch bei Suizidalität nicht das Ausmaß einer psychosozialen Belastung allein ausschlaggebend, sondern ein Zusammenspiel von mangelnden individuellen Verarbeitungs- und ►Problemlösungsfähigkeiten mit ungenügenden familiären Ressourcen. Die Faktoren, die die Inzidenz und Prävalenz von Suiziden und Suizidversuchen im Kindes- und Jugendalter beeinflussen, können auf den folgenden Ebenen betrachtet werden:

- biologische und genetische Faktoren,
- Persönlichkeit/Entwicklung,
- belastende Lebensereignisse,
- psychosoziales Umfeld,
- psychiatrische Grunderkrankung,
- auslösende Ereignisse.

Biologische und genetische Faktoren

Suizidales Verhalten scheint mit einer Verminderung der ►Serotonin-(5-HT)-Neurotransmission verbunden zu sein. Bei Patienten mit vollendetem Suizid oder bei Patienten nach einem Suizidversuch fand sich eine signifikante Reduktion des Serotoninmetaboliten 5-Hydroxy-Indol-Essigsäure (5-HIAA) im Liquor im Vergleich zu Kontrollgruppen. Patienten, welche die meisten Suizidversuche begangen haben, weisen die niedrigste Konzentration von 5-HIAA im Liquor auf [7]. Diese Befunde deuten auf Zusammenhänge mit affektiven Erkrankungen und Störungen der Impulskontrolle hin. Impulsivität und Aggressivität stehen mit einem niedrigen Serotoninspiegel in Zusammenhang.

Bei Patienten mit vollendetem Suizid lässt sich in der Familie vielfach ein erhöhtes Suizidrisiko nachweisen. Ungefähr die Hälfte der Suizidopfer besitzt einen Verwandten ersten Grades mit vollendetem Suizid oder Suizidversuch. Auch ist bei eineiigen Zwillingen das Suizidrisiko gegenüber zweieiigen erhöht, sodass ein ►genetisches Risiko diskutiert wird. Hierbei ist allerdings zu beachten, dass auch der Nachahmungseffekt und die Auswirkungen auf die Familie nach einem Suizid ein erhöhtes Risiko für Selbstmorde bei anderen Familienmitgliedern nach sich ziehen.

Persönlichkeit und Entwicklung

Die Jugendzeit ist eine vulnerable Phase. Sie ist gekennzeichnet durch Entwicklungsanforderungen, Veränderungen und Krisen. Die Fähigkeit zur sozialen Anpassung stellt einen bedeutsamen Faktor zur Meisterung dieses Lebensabschnitts dar. Anpassungsstörungen sind ein wichtiges Charakteristikum von suizidalen Kindern und Jugendlichen. Typischerweise reagieren suizidale Kinder und Jugendliche bei Problemen entweder mit impulsiv-aggressivem Verhalten oder mit Rückzug, flüchten sich in Phantasien und Grübeleien. Suizidale Kinder und Jugendliche sind weniger sozial akzeptiert, fühlen sich einsamer, hoffnungsloser und haben ein ▶geringes Selbstwertgefühl [8].

Im Vergleich zu gesunden Jugendlichen zeigen sie öfter perfektionistisches Verhalten, haben mehr Angst vor Fehlern und können sich auf neue Situationen nicht so flexibel einstellen. Jungen mit spätem und Mädchen mit frühem Beginn der Pubertät weisen vermehrt psychische und soziale Probleme als auch ein erhöhtes Suizidrisiko auf [5]. ▶Homosexualität stellt bei einen Teil der Jugendlichen einen weiteren Belastungsfaktor dar.

Belastende Lebensereignisse

Eine Häufung belastender Lebensereignisse findet sich bei der überwiegenden Zahl von suizidalen Kindern und Jugendlichen. Dieses gilt für frühere und aktuelle Ereignisse. Kinder, die einen ▶sexuellen Missbrauch erlebt haben, weisen ein 3- bis 4fach erhöhtes Suizidrisiko auf [1].

Psychosoziales Umfeld

Das ▶familiäre Umfeld suizidaler Kinder und Jugendlicher stellt oft einen schwerwiegenden Belastungsfaktor dar. Scheidung, häufige Streitigkeiten, unzureichende Betreuung, mangelnde Unterstützung oder Überbehütung, psychiatrische Erkrankung oder Suizid auf Seiten der Eltern wurden in zahlreichen Studien als Risikofaktoren identifiziert. Suizidale Kinder und Jugendliche haben selten Bezugspersonen, die ihnen als Richtschnur und Helfer im Umgang mit Besorgnis erregenden Gefühlen und Situationen dienen könnten.

Des Öfteren sind suizidale Jugendliche in der Schule ▶überfordert. Die Folge sind häufige Auseinandersetzungen, Versagensängste und schlechte Noten.

Die Verfügbarkeit von Suizidmitteln im Haushalt (insbesondere Antidepressiva, Schlafmittel und Schusswaffen) führt besonders bei einem impulsiv handelnden Kind und Jugendlichen zu einem deutlich erhöhten Suizidrisiko.

Psychiatrische Grunderkrankung

Suizidales Verhalten tritt oft in Zusammenhang mit psychischen Störungen auf. Zudem ist das Wiederholungsrisiko bei psychisch erkrankten Kindern und Jugendlichen sehr hoch. Das Suizidrisiko depressiver Jugendlicher ist bis zu 27-mal höher als bei gesunden Jugendlichen [6]. Depressive Erkrankungen gehen zudem oft mit einem ▶Alkohol- und Drogenkonsum einher, der für sich genommen das Risiko eines Suizids oder Suizidversuchs deutlich erhöht. Bei so genannten „Problemtrinkern" zeigen sich besonders häufig Suizidgedanken und -handlungen. Oft wird ein Selbstmord unter dem Einfluss von Alkohol oder anderen Drogen durchgeführt. Zum einen wird hierdurch die Impulsivität gefördert und durch die Angst lösenden und Schmerz lindernden Eigenschaften die Hemmschwelle herabgesetzt. Zum anderen können parasuizidale Handlungen nicht ausreichend kontrolliert werden und verlaufen dann tödlich.

Auch so genannte externalisierende Störungen, wie eine ▶Störung des Sozialverhaltens, treten überdurchschnittlich häufig bei Kindern und Jugendlichen mit einem Suizidversuch auf. Dies gilt insbesondere für das männliche Geschlecht. Männliche, alkohol- oder drogenabhängige, dissoziale, depressive Jugendlichen weisen mit Abstand die höchste Suizidrate auf.

▶ **Geringes Selbstwertgefühl**

Erhöhtes Risiko für Jungen mit später und Mädchen mit früher Pubertät

▶ **Homosexualität**

▶ **Sexueller Missbrauch**

▶ **Schwierigkeiten im familiären Umfeld**

▶ **Überforderderung**

Verfügbarkeit von Suizidmitteln im Haushalt erhöht das Risiko

Stark erhöhtes Suizidrisiko bei depressiven Jugendlichen

▶ **Alkohol- und Drogenkonsum**

▶ **Störung des Sozialverhaltens**

▶ Psychotische Erkrankungen

Im Rahmen von akuten ▶psychotischen Erkrankungs-zuständen vollzogene Suizide nehmen eine Sonderrolle ein. Die ansonsten für die Suizidalität im Kindes und Jugendalter relevanten Rahmenbedingungen spielen hierbei eine eher untergeordnete Rolle. Während einer akut produktiven schizophrenen Krankheitsphase entwickeln sich unter dem Einfluss von Wahnphänomenen und Halluzinationen raptusartig einschießende Suizidgedanken mit sofortiger und häufig kaum zu verhindernder Umsetzung. Suizide bei Patienten in Remissionsphasen nach Abklingen der akuten Symptomatik sind häufiger. Ihre Zukunftspläne entpuppen sich vor dem Hintergrund der Erkrankung als nichtig und unerfüllbar. Bedeutsame Beziehungen brechen ab, sodass gerade junge Erwachsene mit rezidivierenden schizophrenen Episoden zu Suiziden neigen.

Insgesamt ist das Risiko, an einem Suizid zu versterben, bei Kindern und Jugendlichen, die aufgrund einer psychiatrischen Erkrankung behandelt wurden, etwa 10fach erhöht im Vergleich zur gleichaltrigen Normalbevölkerung.

Tabelle 3

Auslösende Ereignisse für schwere Suizidversuche 13- bis 24-Jähriger [%], nach Beautrais et al. [1], *n*=129

Auslösende Ereignisse	%
Zwischenmenschliche Probleme	27
Ende einer Partnerschaft	24
Finanzielle Probleme	9
Probleme mit dem Gesetz/der Polizei	7
Schulprobleme	6
Probleme am Arbeitsplatz	4
Andere	19

Suizidrisiko bei psychisch Kranken 10fach erhöht

Auslösende Ereignisse

Bei Kindern und Jugendlichen mit suizidalem Verhalten lassen sich fast immer vorausgegangene Krisensituationen nachweisen. In Tabelle 3 sind die häufigsten auslösenden Ereignisse für schwerwiegende Suizidversuche in der Adoleszenz dargestellt. Das Ende oder Konflikte in einer Partnerschaft sowie Streitigkeiten in der Familie mit den Eltern stehen hierbei an erster Stelle.

Krisensituationen als auslösende Ereignisse

Nach Suizidhandlungen prominenter Persönlichkeiten oder nach Ausstrahlung entsprechender Fernsehsendungen lässt sich v. a. bei Jugendlichen ein Anstieg der Suizidrate feststellen. Dieser ▶**Imitationseffekt** hält meist 1–2 Wochen an. Die 6-teilige Serie „Tod eines Schülers" des Zweiten Deutschen Fernsehens animierte auch nach der 2. und 3. Ausstrahlung 15- bis 17-jährige zu Selbstmordversuchen, sodass die Suizidrate in dieser Altersgruppe während dieser Zeit merklich anstieg.

▶ Imitationseffekt

In der überwiegenden Mehrheit lassen sich die auslösenden Ereignisse durch eine Befragung der Kinder und Jugendlichen erfassen. Schwer zu erkennende oder unklare Auslöser in Verbindung mit harten Suizidmethoden bedeuten oft eine ungünstige Prognose.

Diagnostik

Allgemeine Vorgehensweise

Da die Ernsthaftigkeit des Selbstmordversuches nicht immer einfach zu erkennen ist, ist es für den erstbehandelnden Arzt hilfreich, zunächst jedes potenziell lebensbedrohliche selbstverletzende Verhalten als suizidal zu betrachten.

Der Arzt steht dann vor der Entscheidung, welche Maßnahmen er einleiten muss, um eine weitere Gefährdung des Patienten zu verhindern. Hierfür muss zuerst festgestellt werden, ob noch ein Suizidrisiko besteht. Je früher eine Befragung über das Motiv und die Hintergründe des Suizidversuchs erfolgt, desto emotional empfänglicher sind Kinder, Jugendliche und Eltern. Ängste, dass durch das sofortige Ansprechen des Suizidversuchs erneute suizidale Handlungen gefördert werden, sind im Allgemeinen unberechtigt. Im Gegenteil erlaubt nur ein rasches Vorgehen die notwendige Entlastung des

Tabelle 4

Ärztliches Verhalten beim Erstkontakt mit einem suizidalen Jugendlichen

Verhalten beim Erstkontakt
Gespräch mit bewusstseinsklarem Patienten
Ruhige Atmosphäre, Gespräch ohne Eltern
Offene und verständnisvolle Haltung
Direktes Erfragen der Gründe und des Ablaufes des Suizidversuchs
Direktes Erfragen der Gefühle vor und nach dem Suizidversuch
Vermeidung von Schuldvorwürfen

Der Patient sollte möglichst früh nach den Motiven des Suizids gefragt werden

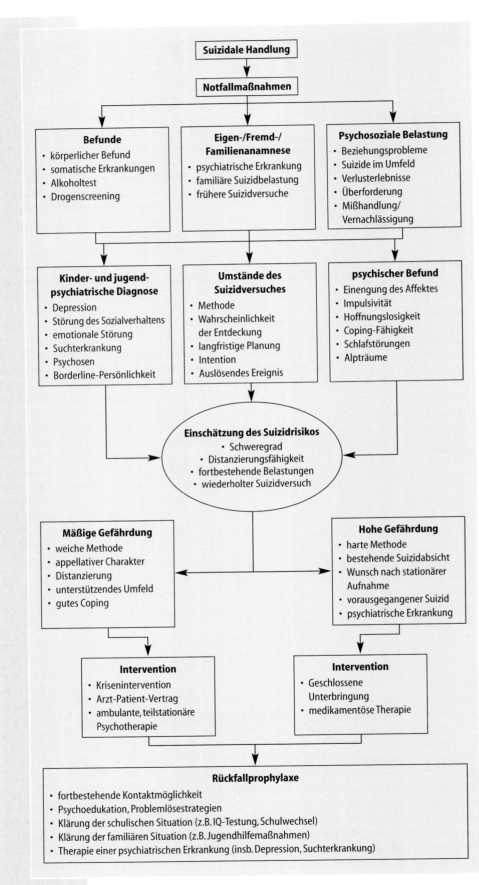

Abb. 2 ▲ **Ablauf der Diagnostik und der Krisenintervention als Flussdiagramm**

Kindes oder Jugendlichen. Dieses sollte zum Aufbau einer vertrauensvollen Beziehung und zur Einleitung therapeutischer Schritte genutzt werden. Hilfestellungen für die Gesprächsführung beim Erstkontakt sind in Tabelle 4 dargestellt.

Die Einschätzung des momentanen Suizidrisikos stützt sich auf den körperlichen und psychischen Befund, eigen- und ▶fremdanamnestische Daten von Eltern, Lehrern und Freunden bezüglich der auslösenden Situation, der Umstände des Suizidversuchs, der psychosozialen Belastung, bestehender psychiatrischer Erkrankungen sowie vorausgegangener Suizidversuche [3].

In Abb. 2 ist der Ablauf der Diagnostik und der Krisenintervention als Flussdiagramm dargestellt. Die einzelnen Schritte werden im Folgenden näher erläutert.

Körperlicher Befund

Neben dem körperlich-neurologischen Befund sollten möglichst rasch eine Bestimmung des ▶Alkoholspiegels im Blut und ein ▶Drogenscreening durchgeführt werden. Schwerwiegende und ▶chronische Erkrankungen sollten als Belastungsfaktoren erkannt werden. Psychosomatische Beschwerden können Ausdruck einer depressiven Störung sein.

Psychischer Befund

Die Erhebung des psychischen Befundes stellt eines der wichtigsten Instrumente zur Beurteilung des aktuellen Suizidrisikos dar. Das Suizidrisiko ist höher bei anhaltenden Suizidgedanken, bei schlechten Problemlösestrategien (Coping), ausgeprägter Hoffnungs- und Hilflosigkeit und bei einer Ablehnung oder Unfähigkeit zu kommunizieren. Ein Patient, der glaubhaft über den Suizidversuch, seine Gefühle und Gedanken spricht, ist einer Hilfe meist zugänglicher und damit weniger gefährdet. Um sich ein endgültiges Urteil bilden zu können, ist oft eine wiederholte Exploration der Kinder und Jugendlichen nötig.

Bei älteren Jugendlichen darf zudem die Feststellung ▶wahnhaften Erlebens und von ▶Denkstörungen als Zeichen einer psychotischen Erkrankung nicht unterlassen werden.

Umstände und auslösende Ereignisse des Suizidversuchs

Der Arzt sollte den Jugendlichen direkt und konkret nach der Planung und der Methode des Suizids fragen. Zudem sollten die Wahrscheinlichkeit der Entdeckung und das Ausmaß des appellativen Charakters eingeschätzt werden. Dem Erfragen der genauen subjektiven Gründe für den Selbstmordversuch (siehe Tabelle 1) und des auslösenden Ereignisses (akute Belastung, Suizide im Umfeld) kommt eine besondere Bedeutung zu.

Aspekte, die für die ▶Ernsthaftigkeit des Suizidversuchs sprechen, sind:
- längere Planung und fixierter oder angekündigter Termin,
- ausgeprägte Vorsätzlichkeit der Selbsttötung,
- harte Suizidmethode,
- getroffene Maßnahmen, die eine Entdeckung verhindern sollten,
- bereits getroffene Regelungen in Vorwegnahme des eigenen Todes,
- Abschiedsbrief mit Angabe von Gründen für den Selbstmord,
- keine Information Dritter bei Verwendung weicher Methoden.

Der Arzt sollte auch nach der Herkunft eines Suizidmittels fragen. Dieses gibt zum einen Auskunft über die Planung des Suizidversuchs. Zum anderen sollten Suizidmittel aus der näheren Umgebung des Kindes und Jugendlichen entfernt werden.

Psychosoziale Belastung

Die Gewinnung von Informationen bezüglich der familiären, sozialen und schulischen Lebensbedingungen ist einerseits wichtig für das Verständnis und die Einschätzung der Ernsthaftigkeit des Suizidversuchs. Zudem wird dem Kind oder Jugendlichen ver-

Marginal notes (left column):

▶ Fremdanamnese

▶ Alkoholspiegel
▶ Drogenscreening
▶ Chronische Erkrankungen

Höheres Risiko bei verschlossenem, hoffnungslosem Patienten

▶ Wahnhaftes Erleben
▶ Denkstörungen

Konkret nach Planung, Suizidmethode und Gründen fragen

▶ Kriterien für die Ernsthaftigkeit des Suizidversuchs

Tabelle 5
Kriterien zur Einschätzung der Suizidgefährdung

Mäßige Gefährdung	Hohe Gefährdung
Gute Distanzierung von weiteren Suizidversuchen	Suizidabsicht/Wunsch nach stationärer Aufnahme
Weiche Methode mit Entdeckungsmöglichkeit	Harte Methode
Appellativer Charakter	Todeswunsch
Erster Suizidversuch	Wiederholter Suizidversuch
Keine psychiatrische Vorerkrankung	Psychiatrische Grunderkrankung
Vorübergehende Krisensituation	Fortbestehende Belastungen
Unterstützendes Umfeld	Schlechte familiäre Ressourcen
Gutes Coping	Schlechtes Coping

mittelt, dass man ihn ernst nimmt und sich für seine schwierige Situation interessiert. Ebenso ist es für die Planung der therapeutischen Schritte wichtig, inwieweit die Familie ein konsistentes und stabiles Umfeld zur Bewältigung der Krisensituation darstellt. Sollten schwerwiegende Belastungen innerhalb des familiären Umfeldes fortbestehen, muss auf einer vorübergehenden Herausnahme des Patienten aus der Familie bestanden werden. Ungünstige Faktoren, die ein erhöhtes Risiko in sich bergen, sind bereits im Abschnitt Ätiologie/psychosoziale Umstände beschrieben worden.

Kinder- und jugendpsychiatrische Erkrankungen

Bestehende psychiatrische Erkrankungen sind prognostisch ungünstig. Wenn eine psychische Störung vorliegt, muss diese im Anschluss an die Krisenintervention behandelt werden. Symptome einer depressiven Störung, einer Suchterkrankung, einer Störung des Sozialverhaltens und einer psychotischen Erkrankung sollten deshalb explizit erfragt werden.

Vorausgegangene Suizidversuche

Vorausgegangene Suizidversuche erhöhen das Risiko erneuter suizidaler Krisen. Während der Diagnostik sollte explizit erfragt werden, ob in der Vorgeschichte schon einmal ein Selbstmordversuch begangen wurde. Die Umstände und Auslöser sind genau zu erfassen. Wenn eine therapeutische Intervention erfolgte, ist zu klären, warum diese Maßnahme keinen Erfolg hatte.

Einschätzung des aktuellen Suizidrisikos

Die kritische Abschätzung der erhaltenen Informationen führt zur Einschätzung des bestehenden Suizidrisikos. Das Kind oder der Jugendliche muss zudem auf weiter bestehende Suizidgedanken und -pläne direkt angesprochen werden. Besteht der Eindruck, dass der Patient etwas verschweigt, sollte ihm diese Einschätzung mitgeteilt werden. Die Fragen „Würdest du noch einmal versuchen, dich umzubringen?" oder „Was passiert, wenn ich dich jetzt nach Hause gehen lasse?" zielen auf die momentane Distanzierungsfähigkeit ab und erlauben einen Einblick in die Zukunftsperspektive des Patienten. In Tabelle 5 sind Kriterien zur Einschätzung einer mäßigen und hohen Suizidgefährdung dargestellt. Wenn nicht genügend Informationen für eine sichere Einschätzung vorhanden sind, sollte bis zur Klärung unbedingt eine stationäre Einweisung erfolgen.

Krisenintervention und Therapie

Nach der Einschätzung des Suizidrisikos muss der behandelnde Arzt das geeignete ▶Interventionssetting auswählen. Bei hoch gefährdeten Kindern und Jugendlichen erfolgt die Einweisung auf eine ▶geschützte Station. Kinder- und Jugendpsychiatrische Kliniken bieten sich hierfür an, da sie den Patienten einen altersentsprechen-

Ist das soziale Umfeld zu belastend, muss evtl. eine vorübergehende Herausnahme des Jugendlichen eingeleitet werden

Psychiatrische Erkrankungen müssen behandelt werden

Direktes Fragen nach weiterbestehenden Suizidgedanken

Stationäre Einweisung bei unklarer Situation

▶Interventionssetting
▶Geschützte Station

den therapeutischen Rahmen bieten. Falls dies gegen den Willen des Patienten geschieht, muss ein ▶ **Beschluss nach § 1631b BGB oder nach dem PsychKG** erwirkt werden. Eine ambulante Weiterbetreuung ist nur bei geringer oder mäßiger Gefährdung zu vertreten. Die stationäre Aufnahme ist jedoch der sicherste Weg, da er für die betroffenen Kinder und Jugendlichen sowie für ihre Eltern eine vorübergehende Entlastung darstellt, welche für die Beratung, Behandlung und die Einleitung präventiver Maßnahmen genutzt werden kann.

Therapeutische Richtlinien

Die ▶ **Krisenintervention** nach einem Suizid beginnt schon während der Diagnostik. Durch das offene Ansprechen des Suizidversuchs und seiner Ursachen fühlt sich der Patient ernst- und wahrgenommen. Dieses ist die Voraussetzung, um überhaupt an eine Verbesserung seiner Lage glauben zu können. Wegen der manchmal brüchigen Kooperation ist es wünschenswert (oft aber nicht durchführbar), dass die Therapie von derselben Person eingeleitet wird, die auch während der Diagnostik Kontakt zum Patienten hatte.

Die Therapie erfolgt in Stufen. In der initialen Phase werden mit dem Jugendlichen gemeinsam alternative Möglichkeiten zu Suizidgedanken und -handlungen erarbeitet und ▶ **Problemlösestrategien** entwickelt. Der Therapeut sollte den Jugendlichen ermutigen, mit ihm über die Gedanken und Gefühle zu sprechen, die ihn in der Situation des Suizidversuchs bewegt haben. Es empfiehlt sich, mit dem Patienten einen schriftlichen Plan für Situationen zu erarbeiten, in denen Suizidgedanken auftreten. Falls ein Parasuizid vorliegt, sollten alternative Problemlösestrategien festgelegt werden.

Im zweiten Schritt müssen psychosoziale Belastungsfaktoren reduziert werden. Hierbei wird die Möglichkeit der Einbeziehung der wichtigsten Bezugspersonen und der Familie entscheidend für den Erfolg sein. Die Personen um den Patienten sollten eine ▶ **ausführliche Information** in Bezug auf Risikofaktoren und Anzeichen suizidalen Verhaltens erhalten. Kritik und Streitigkeiten in der Familie sollten wenn möglich reduziert werden. Gegebenenfalls müssen auch ▶ **Jugendhilfemaßnahmen** und eine Herausnahme aus dem bisherigen Umfeld eingeleitet werden. Der sozialen Wiedereingliederung kommt ebenfalls ein hoher Stellenwert zu. Hier kann zunächst eine Gruppentherapie die Fähigkeit zum Aufbau sozialer Kontakte stärken. Die Klärung der schulischen Situation erfordert die Einbeziehung der Lehrer. Wichtig ist die Überprüfung der intellektuellen Fähigkeiten bei dem Verdacht auf eine chronische Überforderung. Bei deutlichen Leistungsdefiziten wird evtl. eine ▶ **Umschulung** auf eine geeignetere Schulform nötig

In der unmittelbaren Zeit nach der Entlassung bzw. bei Beginn einer ambulanten Betreuung muss sicher gestellt sein, dass es in der Umgebung des Patienten zuverlässige Bezugspersonen gibt, die eine intensive Beobachtung des gefährdeten Jugendlichen ermöglichen. Nicht selten erfolgt in der Zeit nach der Rückkehr nach Hause eine ▶ **Reaktivierung der Suizidideen**. Mit dem Patienten kann ein Vertrag geschlossen werden, der für einen bestimmten Zeitraum die Verpflichtung beinhaltet, keinen Suizidversuch zu unternehmen. Je suizidgefährdeter der Patient erscheint, desto kürzer sollte der Zeitraum gewählt werden. Der ▶ **Vertrag** wird von Patient und Therapeut unterschrieben, um dem Jugendlichen zu demonstrieren, dass ihn der Therapeut ernst nimmt. Für die Zeit bis zum nächsten Gesprächstermin empfehlen sich regelmäßige Telefongespräche mit einem kurzen Bericht über die jeweilige Situation des Patienten. Diese sollten zu einer festgelegten Uhrzeit pünktlich erfolgen, um die Zeit des Suizidgefährdeten zu strukturieren. Der Jugendliche sollte ermutigt werden, bei akut auftretenden Suizidimpulsen sofort Kontakt zum Therapeuten aufzunehmen. Keine Therapiestunde sollte ohne einen fest vereinbarten neuen Termin beendet werden. Die Zeit der Nachbetreuung sollte aufgrund der hohen ▶ **Rezidivrate** nicht zu kurz angesetzt werden.

Prävention

Die Prävention von Suiziden hat sich als schwierig erwiesen. Die Rückfallrate ist besonders in den ersten 12 Monaten nach einem Suizidversuch hoch. Zumindest in die-

---

Randspalte

▶ **Beschluss nach § 1631b BGB/PsychKG**

Ambulante Krisenintervention nur bei geringer Gefährdung

▶ **Krisenintervention**

Diagnostik und Therapie möglichst durch eine Person

▶ **Problemlösestrategien**
Gedanken und Gefühle ansprechen

Einbeziehen von Bezugspersonen

▶ **Ausführliche Information**

▶ **Jugendhilfemaßnahmen**

▶ **Umschulung**

Nach der Entlassung muss die Betreuung gewährleistet sein

▶ **Reaktivierung der Suizidideen**

▶ **Arzt-Patient-Vertrag**

▶ **Rezidivrate**

Der Patient sollte im Notfall Kontakt zu einem Therapeuten aufnehmen können

ser Zeit muss der Patient über eine verlässliche Bezugsperson verfügen. Für den Notfall sollte eine Kontaktmöglichkeit mit einem Therapeuten oder einer Klinik bestehen.

Bei einer ▶ **medikamentösen Behandlung** ist Zurückhaltung bei der Verschreibung von potenziell gefährlichen Medikamenten (z. B. trizyklische Antidepressiva) geboten, deren Aufbewahrung und Einnahme nicht sicher überwacht werden kann. Es empfiehlt sich, Suizidmittel wie Tabletten, Giftstoffe und Schusswaffen aus der unmittelbaren Umgebung des Patienten zu entfernen und somit impulsiven Handlungen vorzubeugen.

Eine weitere wichtige präventive Maßnahme ist die längerfristige konsequente Behandlung einer psychiatrischen Erkrankung, insbesondere einer depressiven Störung.

Kinderärzte können zur Suizidprävention beitragen, wenn sie
- Risikofaktoren erkennen,
- routinemäßig in der Anamneseerhebung nach Symptomen psychiatrischer Erkrankungen (v. a. depressiver Störungen) fragen,
- frühzeitig Kontakte zu Beratungsstellen, Kinder- und Jugendpsychiatern und Fachkliniken herstellen und
- sich als Teil eines Helfersystems zur Prävention von Suiziden im Kindes- und Jugendalter verstehen.

Literatur

1. Beautrais AL, Joyce PR, Mulder RT (1996) Risk factors for serious suicide attempts among youths aged 13 through 24 years. J Am Acad Child Adolesc Psychiatry 35: 1174–1182
2. Boergers J, Spirito A, Donaldson D (1998) Reasons for adolescent suicide attempts: associations with psychological functioning. J Am Acad Child Adolesc Psychiatry 37:1287–1293
3. Braun-Scharm H, Martinius J, Poustka F (2000) Leitlinien zu Diagnostik und Therapie von psychiatrischen Störungen im Säuglings-, Kindes- und Jugendalter. In: Deutsche Gesellschaft für Kinder- und Jugendpsychiatrie und Psychotherapie, Bundesarbeitsgemeinschaft leitender Klinikärzte und Berufsverband der Ärzte für Kinder- und Jugendpsychiatrie und Psychotherapie (Hrsg). Deutscher Ärzteverlag, Köln, S 369–379
4. Brent DA (1995) Risk factors for adolescent suicide and suicidal behavior: mental and substance abuse disorders, family environmental factors, and life stress. Suicide Life Threat Behav [Suppl] 25:52–63
5. Brent DA, Baugher M, Bridge J, Chen T, Chiappetta L (1999) Age- and sex-related risk factors for adolescent suicide. J Am Acad Child Adolsc Psychiatry 38: 1497–1505
6. Herpertz-Dahlmann B (1997) Depressive Syndrome und Suizidhandlungen. In: Remschmidt H (Hrsg) Psychotherapie im Kindes- und Jugendalter. Thieme, Stuttgart New York, S 232–242
7. Mann JJ, Malone KM (1997) Cerebrospinal fluid amines and higher-lethality suicide attempts in depressed inpatients. Biol Psychiatry 41: 162–171 8. Shaffer D, Gould MS, Fisher P, Trautman P, Moreau D, Kleinman M, Flory M (1996) Psychiatric diagnosis in child and adolescent suicide. Arch Gen Psychiatry 53: 339–348

Monatsschr Kinderheilkd
2001 · 149:601–611 © Springer-Verlag 2001

F. Petermann
Lehrstuhl Klinische Psychologie und Kinderambulanz, Universität Bremen

Unterstützende Maßnahmen zur Krankheitsbewältigung

Früher tödlich verlaufende Krankheiten erfordern heute ein Krankheitsmanagement über Jahrzehnte

Die Fortschritte der Kinderheilkunde führten dazu, dass früher tödlich verlaufende Krankheiten heute von den Betroffenen ein Krankheitsmanagement über Jahrzehnte abverlangen. In den letzten 10 Jahren gelang es, chronisch Kranke durch neue Versorgungsangebote wie die Patientenschulung [6] gezielt zu unterstützen. Diese Maßnahmen erstrecken sich im Wesentlichen auf 3 Bereiche:

- strukturierte Familienberatung,
- Patientenschulung/Verhaltenstraining,
- verhaltensmedizinische Interventionen, um die Häufigkeit und Intensität von Symptomen und Beschwerden zu reduzieren [5].

Chronische Krankheiten schränken die Lebensqualität und die konkrete Alltagsgestaltung ein

Chronische Krankheiten in der Pädiatrie sind kein Randthema: Mindestens 10% aller Kinder und Jugendlichen leiden unter einer chronischen Krankheit [10]. Die Lebensqualität und die konkrete Alltagsgestaltung der Betroffenen und ihrer Familien wird häufig über viele Jahre, manchmal lebenslang, und nicht selten in bedrohlicher Weise von diesen Erkrankungen bestimmt.

Glücklicherweise leben chronisch Kranke immer länger mit ihrer Krankheit, die Pädiatrie weist immer bessere Erfolge mit immer komplexeren, anforderungsreichen Behandlungsverfahren auf. In dieser Situation wächst der Unterstützungsbedarf für die Betroffenen und ihre Familie. Obwohl chronische Krankheiten sehr unterschiedlich von der Prognose und vom Verlauf sein können, lassen sich einige grundsätzliche Hinweise zur Strategie formulieren, mit denen die Krankheitsbewältigung verbessert werden kann. Zur Illustration dieser Strategien wird an einigen Stellen des Beitrags auf 3 Krankheitsbilder eingegangen: Asthma bronchiale, Diabetes mellitus und Neurodermitis.

Wann spricht man von einer chronischen Krankheit?

Eine chronische Krankheit erstreckt sich im Kindesalter auf einen Zeitraum von minimal einem Jahr [10], wobei zumindest eine der genannten Folgen auftreten müssen:

- Funktionelle Einschränkungen, z. B. Probleme, die Schule zu besuchen oder mit anderen Kindern zu spielen; Schwierigkeiten beim Essen, Anziehen, Waschen oder beim Toilettengang; Hör-, Sprach- und Kommunikationsprobleme.
- Kompensatorische Bemühungen, um die verschiedenartigen Einschränkungen auszugleichen; dies bezieht sich v. a. auf Einschränkungen aufgrund der Medikation, spezielle Diäten oder den Einsatz von medizinischen Hilfsmitteln.

Prof. Dr. F. Petermann
Direktor des Zentrums für Rehabilitationsforschung, Universität Bremen, Grazer Straße 6, 28359 Bremen

▶ Objektive Parameter

▶ Subjektive Krankheitsbewertung

▶ Strukturierte Angebote der Familienberatung

❱ Servicenutzung, d. h., es besteht ein hoher Bedarf an medizinischen Versorgungsleistungen, von psychosozialer Beratung, Sonderbeschulung, Krankengymnastik, Sprachtherapie usw.

Chronische Krankheiten unterscheiden sich erheblich voneinander, wobei die Prognose, das Ausmaß der körperlichen Beeinträchtigungen, die Sichtbarkeit der Krankheitssymptome und ähnliche ▶ objektive Parameter dafür von Bedeutung sind. Für die Verarbeitung der chronischen Krankheit durch die Betroffenen und die Familie spielen neben diesen objektiven Merkmalen, aber v. a. Aspekte der ▶ subjektiven Krankheitsbewertung und die verfügbaren psychosozialen Ressourcen des Patienten und seiner Familie eine Rolle. Vielfach werden objektiv wenig bedrohliche Belastungen und Einschränkungen überdramatisiert, da die Betroffenen und ihre Familien über keine Fertigkeiten und Ressourcen verfügen, solche Anforderungen zu bewältigen. Einige Betroffene und ihre Familien bagatellisieren die Krankheit und weisen eine besonders niedrige Compliance auf. Der Unterstützungsbedarf eines chronisch kranken Kindes und seiner Familie resultiert demnach aus 3 Komponenten:

❱ den objektiven Krankheitsbelastungen,
❱ den subjektiven krankheits- und behandlungsbedingten Einschränkungen,
❱ den vorhandenen Fertigkeiten und Ressourcen des erkrankten Kindes und seiner Familie.

Darüber hinaus ist die Phase der Erkrankung bedeutsam. So ist in der Phase der Krankheitsmanifestation die ärztliche Aufklärung entscheidend, bei einer Symptomverschlechterung besteht ein erhöhter Schulungsbedarf und in der finalen Phase der Betreuung eines krebskranken Kindes werden fundamentale zwischenmenschliche Bedürfnisse im Mittelpunkt stehen.

Strategien zur Verbesserung der Unterstützung

Der Unterstützungsbedarf eines chronisch kranken Kindes und seiner Familie kann – neben der ärztlichen Aufklärung und Beratung – v. a. durch psychosoziale Angebote erfolgen. Hierbei kann man 3 Interventionsebenen (Abb. 1) unterscheiden:

❱ die Familie,
❱ das chronisch kranke Kind,
❱ die Symptome.

So kann man mit ▶ strukturierten Angeboten der Familienberatung den psychosozialen Status (die psychosoziale Belastung) aller Familienmitglieder günstig beeinflussen. Das chronisch kranke Kind erhält durch Maßnahmen zur Patientenschulung und zum Verhaltenstraining Hilfen zur Krankheitsbewältigung, wodurch v. a. die langfristige Compliance aufgebaut und erhalten werden soll. Auf der Ebene der Symptome kann durch Entspannungsverfahren das Schmerzmanagement verbessert

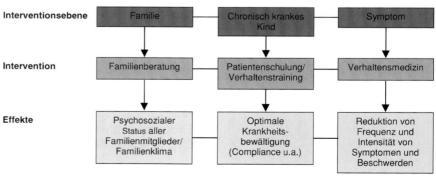

Abb. 1 ▲ **Interventionsstrategien bei chronisch kranken Kindern und deren Familien [5]**

Tabelle 1

**Stufen der kognitiven Entwicklung und deren Bedeutung für das Krankheits- und Behandlungs-
verständnis von Kindern und Jugendlichen [10]**

Präoperationales Entwicklungsstadium (etwa 3–6 Jahre)	Konkret-operationales Entwicklungsstadium (etwa 7–11 Jahre)	Formal-operationales Entwicklungsstadium (etwa ab 12 Jahren)
Konzentration auf sichtbare oder fühlbare Symptome	Verständnis einfacher Relationen zwischen Krankheitsursache und Wirkung („physiologisches Denken")	Verständnis für komplexe Funktions-zusammenhänge („psychophysiologisches Denken")
Keine oder wenig realistische Vorstellungen über Krankheits-ursachen und Krankheitsverläufe („magisches Denken")	Zunehmendes Verständnis für die Prozesshaftigkeit von Erkrankungen	Fähigkeit, abstrahierte Modelle (auch hypothetisch) auf andere Sachverhalte zu übertragen
Geringes Verständnis für die Prozess-haftigkeit von Erkrankungen	Verständnis für Sachverhalte, die konkret beschrieben werden (konkrete Symptome, konkrete Therapien usw.)	Fähigkeit, Sachverhalte aus den verschiedensten Perspektiven zu betrachten (z. B. Krankheit aus individueller und gesellschaftlicher Perspektive)
Geringes Verständnis für die Intentionen anderer sowie für die Fähigkeit anderer, die eigene Situation zu verstehen	Fähigkeit, Denken und Gefühle anderer zu erschließen und Wissen, dass auch andere dies können	Fähigkeit, Denken und Gefühle anderer zu erschließen und Wissen, dass auch andere dies können

▶ **Verhaltenstherapeutische Behandlung**

▶ **Ärztliche Aufklärung**

Am Krankheits- und Behandlungs-verständnis des Kindes anknüpfen

[3] oder durch die ▶ **verhaltenstherapeutische Behandlung** einer Injektionsphobie das Diabetesmanagement optimiert werden.

Unterstützung durch altersgerecht vermittelte Informationen

In der Phase der Manifestation einer chronischen Krankheit ist die ▶ **ärztliche Auf-klärung** der erste Schritt, dem Betroffenen Unterstützung zu geben. Hierbei muss der Arzt die Informationen altersgerecht und wahrheitsgemäß vermitteln. Wesentlich ist am Krankheits- und Behandlungsverständnis des Kindes anzuknüpfen, wobei man 3 kognitive Entwicklungsstufen unterscheiden kann, die in Tabelle 1 (in Anleh-nung an das Konzept von Jean Piaget) für den Bereich der pädiatrischen Psychologie mit Beispielen illustriert sind.

Das ärztliche Aufklärungsgespräch wirkt unterstützend, wenn 3 Botschaften den Patienten (und seine Familie) erreichen:

▶ Die Patienten müssen erfahren, dass man ihnen die beste Behandlung ermög-licht; sie können dadurch die bestmögliche Lebensqualität erwarten.
▶ Es muss deutlich werden, dass die Patienten an einer Krankheit leiden, die eine ernsthafte Bedrohung darstellt und spezifische Risiken aufweist.
▶ Schließlich müssen die Patienten die Überzeugung gewinnen, dass die Behand-lung wirksam ist.

Der Arzt kann durch die Art der Informationsvermittlung dazu beitragen, dass auch jüngere Kinder ihre Erkrankung bereits richtig einschätzen können. Die Betroffenen sollten bei einem Beratungsgespräch in einfachen Worten alle wesentlichen Infor-mationen erhalten, wobei es wichtig ist, die Erkrankung nicht zu bagatellisieren.

Kein Bagatellisieren der Erkrankung

Non-Compliance, das Problem bei chronisch Kranken

In einer Studie bei asthmakranken Kindern untersuchte Bob Strunk, unter welchen Bedingungen Kinder am Asthma verstarben [2]. Die Studie zeigte einen signifikan-ten Anstieg der Mortalitätsrate, wenn bei diesen Kindern zusätzlich Verhaltensproble-me und Eltern-Kind-Konflikte auftreten. Demnach waren weniger der Schweregrad des Asthmas als vielmehr psychosoziale Probleme für den Krankheitsverlauf verant-

Häufig sind psychosoziale Probleme für den Krankheitsverlauf verantwortlich

▶ **Kortisonängste**

▶ **Patientenschulungsprogramme**

Eigenverantwortliche Bewältigung der Aufgaben, die durch Krankheit oder Behandlung gegeben sind

wortlich. Die familiäre Unterstützung war bei den an Asthma verstorbenen Kindern mangelhaft und aus diesen Gründen traten Probleme bei der Durchführung der Asthmatherapie auf. Eine unzureichende soziale Unterstützung durch die Familie führen demnach bei der Asthmatherapie zu Compliance-Problemen, die die Prognose des Asthmas massiv beeinflussen können.

Die Compliance wird jedoch durch eine Vielzahl weiterer Faktoren bei der Behandlung asthmakranker Kinder und Jugendlicher bestimmt, die in Tabelle 2 zusammengestellt sind [4]. Neben den psychosozialen Faktoren sind es v. a. die befürchteten oder tatsächlichen Nebenwirkungen (▶ **Kortisonängste**), die Angst davor, von Medikamenten abhängig zu werden, Applikationsprobleme und Ähnliches. Besonders folgenschwer ist es, wenn die Betroffenen und/oder ihre Familien den Schweregrad des Asthmas unterschätzen und völlig unrealistische Erwartungen an die Wirkungsweise der Medikamente oder an die Therapie besitzen. Alle diese Defizite sind klassische Indikationskriterien für ▶ **Patientenschulungsprogramme** [6]. Solche Programme liegen seit über 10 Jahren für asthmakranke Kinder und Jugendliche vor und sind in der Lage, die Compliance zu verbessern [2]. Um dies zu erreichen, werden Kinder und (bei jüngeren Kindern bis zum Grundschulalter) ihre Eltern geschult. Die besonders wirksamen Asthmaverhaltenstrainings weisen 4 Schulungselemente auf:

▶ Informations- und Wissensvermittlung,
▶ Schulung der Selbstwahrnehmung (z. B. bezogen auf Vorboten einer Atemnot; Wahrnehmung von spezifischen Asthmaauslösern),
▶ Verhaltenseinübung (z. B. Umgang mit Hilfsmitteln, Sport/Bewegung),
▶ Einüben krankheitsspezifischer sozialer Fertigkeiten (z. B. Ablehnen einer Zigarette in der Gleichaltrigengruppe, Benutzen von Hilfsmitteln in der Öffentlichkeit).

Diese 4 Schulungselemente tragen dazu bei, dass sich das Asthmamanagement verbessert. Unter dem Begriff „Asthmamanagement" wird in diesem Kontext das Selbstmanagement des Asthmas verstanden.

Was versteht man unter Selbstmanagement?

Das Krankheits- oder Selbstmanagement bezieht sich auf die eigenverantwortliche Bewältigung der Aufgaben, die durch die Krankheit oder ihre Behandlung gegeben sind. Glasgow [1] vergleicht die Aufgaben, die sich dem Diabetiker im Rahmen des Selbstmanagements stellen, mit den Fähigkeiten, die ein Pilot beim Steuern eines Flugzeuges benötigt. Ständig müssen aktuelle Daten wahrgenommen und verarbeitet werden (Monitoring). Abweichungen vom Zielzustand müssen umgehend durch angemessene Entscheidungen und Handlungen korrigiert werden. Die Effekte des eigenen Bemühens müssen registriert und mit dem Zielzustand verglichen werden; somit sind kontinuierliche Abstimmungsleistungen erforderlich. Der Selbstmanagementansatz wurde v. a. bei der Behandlung des Asthmas und Diabetes aufgegriffen und findet sich in den Behandlungsempfehlungen der Fachgesellschaften wieder.

Beim Selbstmanagement beobachtet jedoch der Patient nicht nur, wie sein körperlicher Zustand ist, sondern er bewertet sein eigenes Handeln – nach subjektiven Kriterien – als erfolgreich oder als Versagen. Es entstehen dadurch Gefühle von Stolz und Selbstvertrauen, aber auch Trauer, Verzweiflung und Gleichgültigkeit. Solche Gefühle hängen nicht primär von der Erkrankung ab, sondern entstehen durch Selbstbewertung des Kindes oder Jugendlichen. Die Regulierung solcher Gefühle, v. a. wenn

▶ Vermeidungsverhalten

▶ Bewältigungsverhalten

Verhaltenspsychologisch fundierte Programme, durch interdisziplinäre Teams vermittelt

sie, wie Scham und Hilflosigkeit negativ ausgeprägt sind, beeinflussen das Selbstmanagement. So kann daraus ein ▶ **Vermeidungsverhalten** resultieren, d. h., die Probleme beim Selbstmanagement werden dem Arzt verschwiegen.

Was versteht man unter Patientenschulung?

Patientenschulung (patient education) bezieht sich auf verhaltenspsychologisch begründete Maßnahmen, die in Gruppen (stationär oder ambulant) durchgeführt werden. Im ambulanten Bereich werden etwa 8 Doppelstunden für Gruppen von 5 bis 8 Kindern und Jugendlichen angeboten. Den Kindern und (bei Kindern unter 6 Jahren) den Eltern sollen Wissen und neues ▶ **Bewältigungsverhalten** vermittelt werden. Auf diese Weise werden sie in die Lage versetzt, sich aktiver an der Krankheitsbewältigung zu beteiligen (mehr Eigenverantwortung übernehmen). Mit diesem Vorgehen kann die Patienten-Compliance erhöht, die Lebensqualität der Patienten verbessert und die Kosten im Gesundheitswesen gesenkt werden [6].

Zur Durchführung der Patientenschulung liegen in der Regel gut ausgearbeitete Materialien vor (z. B. Folien, Arbeitsblätter, Hinweise zur Durchführung von Rollenspielen). Die Programme sind altersgruppenspezifisch gestaltet und liegen für eine Vielzahl von Krankheitsgruppen vor, z. B.:

- Asthma bronchiale [2],
- Diabetes mellitus [5],
- Kopfschmerzen [3],
- Neurodermitis [8].

Tabelle 3 gibt eine Übersicht über den Grad der altersspezifischen Differenziertheit solcher Programme am Beispiel der Neurodermitis.

Viele Schulungsprogramme in der Pädiatrie wirken heute noch sehr „selbst gestrickt", sind aus der Praxis entstanden und nicht wissenschaftlich überprüft. Es ist jedoch sehr deutlich darauf hinzuweisen, dass viele praxiserprobte und ansprechend aufgemachte Programme noch nicht per se wirksam sind. Vor allem im Bereich der ambulanten pädiatrischen Versorgung liegt eine unzureichende Patientenakzeptanz und eine Überschätzung globaler Schulungskonzepte vor. Wesentliche Merkmale wissenschaftlich fundierter Programme sind ihre verhaltenspsychologische Fundierung und ihre Vermittlung durch interdisziplinäre Teams.

Der in den letzten Jahren stark einsetzende Schulungsboom macht schon wieder skeptisch. Kluge Ideen und wunderschöne Materialien ersetzen nicht die Forderung, dass solche Ansätze kritischer zu überprüfen sind als bisher [2, 6].

Inhalte von Schulungsprogrammen, am Beispiel der Neurodermitisschulung

Erfolgreiche Schulungsprogramme beinhalten sowohl Elemente der Wissensvermittlung als auch Verhaltensübungen (z. B. Eincremen üben, Entspannungstrainings er-

Tabelle 3
Übersicht über altersspezifisch ausgestaltete Schulungsprogramme bei Neurodermitis, modifiziert nach Petermann und Warschburger [8]

Schulungsansatz	Zielgruppe
Mediatorentrainings	Mütter (Eltern) neurodermitiskranker Kinder (bis etwa 6 Jahre)
Kindertrainings	Vorschulkinder
	Grundschulkinder (maximal 12 Jahre)
Kinder- und begleitende Elterntrainings	Eltern mit Kindern der Altersgruppe 4 bis 12 Jahre
Jugendlichentrainings	Jugendliche zwischen 13 und 18 Jahren

proben, Kratz-stopp-Übungen in der Gruppe demonstrieren). Um die Krankheitsbewältigung zu optimieren, müssen ► **3 Inhaltsbereiche** in einer Schulung bearbeitet werden (Tabelle 4):

- Erwerb von präventiven Strategien, die im Vorfeld akuter Situationen (z. B. Juckreiz- oder Kratzattacken) eingesetzt werden können (Tabelle 4, Punkt A),
- Maßnahmen zur Steigerung der Krankheitsakzeptanz und Therapiemitarbeit; hierbei geht es im Wesentlichen um den Erwerb von Hilfen, um einer akuten Symptomverschlechterung entgegenzuwirken (Tabelle 4, Punkt B),
- Aufbau sozialer Fertigkeiten, um eine soziale Isolation und damit verbundene psychosoziale Handicaps zu verhindern (Tabelle 4, Punkt C, [8]).

Kindzentrierte Hilfen bei der Krankheitsbewältigung

Die Patientenschulung wird in den nächsten Jahren vermutlich zu einem Standardangebot in der pädiatrischen Versorgung werden, wobei sich mit einem solchen Angebot jedoch nur einige Probleme lösen lassen. Eines wird schon jetzt offensichtlich: Gerade Risikopatienten und ihre Familien, d. h. solche mit einer geringen Krankheits- und Behandlungseinsicht (und einer mangelnden Compliance), werden die ambulanten Schulungsangebote nur schleppend oder gar nicht annehmen. Solche Patienten müssen im ärztlichen Einzelkontakt unter Mitwirkung eines Klinischen Kinderpsychologen betreut werden.

Hierzu ein ► **Beispiel**: Ein 14-jähriger Diabetiker mit einem ungenügendem HbA1c-Wert (und durchschnittlichen Blutzuckerwerten zwischen 250 und 300 mg/dl) weigert sich, eine Diabetesschulung zu besuchen, da er keine Beschwerden hat. Die Warnung des Arztes und seiner Eltern vor den Spätfolgen des Diabetes bagatellisiert er; über seine Angst, durch eine Hypoglykämie die Kontrolle zu verlieren, redet er nicht gerne. Diese Compliance-Problematik bei jugendlichen Diabetikern tritt häufig auf [9] und erfordert eine sensible Problemanalyse, wie sie in Tabelle 5 vorgenommen wird.

Tabelle 5 gibt 4 Bereiche an, durch die die Compliance-Problematik bedingt sein kann (A–E). Hiermit werden lediglich einige Aspekte einer verhaltenspsychologischen Problemanalyse aufgezeigt. Selbstverständlich können noch andere Probleme dafür verantwortlich sein, dass im vorliegenden Fall die Compliance gering ausgeprägt ist [5].

Tabelle 5 benennt 5 Strategien, mit denen die Krankheitsbewältigung unterstützt werden kann. Es wird damit deutlich, dass in der Trias „Arzt-Patient-Eltern" eine Vielzahl von Modifikationen möglich sind. Die einfachen Lösungen beziehen sich auf die Möglichkeit der Nachschulung und die Veränderung des Behandlungsplans durch den Arzt. Die Familienberatung setzt die ► **Mitwirkung eines Klinischen Kinderpsychologen** oder Psychotherapeuten voraus. Ebenso können die unter Punkt C und D aufgeführten Trainings nur von einer Fachkraft mit verhaltenstherapeutischen Kenntnissen durchgeführt werden.

Tabelle 4

Inhalte der Neurodermitisschulung, modifiziert nach Petermann und Warschburger [8]

A. Prävention

Vermeiden von Allergenen (z. B. bestimmte Nahrungsmittel, Pollen, Tierhaare)

Vermindern des Kratzens

Eincremen (z. B. regelmäßige Rückfettung der Haut)

Kognitive Techniken, um akuten Juckreiz zu kontrollieren (z. B. sich sagen „Meine Haut ist angenehm kühl!")

Vermeiden/Behandeln von Hautinfektionen

B. Akzeptanz und Mitwirkung bei der Behandlung

Maßnahmen bei Schüben (z. B. Entspannungsübung, Eincremen)

Hilfesuchen bei Hautverschlechterung

Juckreizmanagement (z. B. frühzeitiges Ablenken, Umbewerten, alternative Hautstimulation)

C. Soziale Fertigkeiten

Mit Gleichaltrigen über die Erkrankung reden

Offener, selbstbewusster Umgang mit der Erkrankung (trotz sichtbarer Hautveränderungen sich nicht „verstecken")

Verantwortung für den Hautzustand übernehmen (Wollkleidung ablehnen, Arzttermine wahrnehmen)

Entwicklung von Hobbys (sportliche Aktivitäten trotz Schwitzens, ggf. neue Hobbys)

Keine Vorteile aus dem Kranksein beanspruchen (z. B. durch Kratzen die Aufmerksamkeit der Eltern suchen)

Tabelle 5

Compliance-Probleme eines jugendlichen Diabetikers

Vorgehen		Fragen
1. Ziel: Problemanalyse unter Beteiligung des Patients, der Eltern und des Arztes	A	Besteht ein Nachschulungsbedarf beim Patienten?
	B	Wie kontrollierend wirken die Eltern auf das Diabetesmanagement ein?
	C	Wodurch ist die Angst vor der Hypoglykämie verursacht? – Der Jugendliche kann den Zustand der Hypoglykämie nicht frühzeitig wahrnehmen.
	D	Wodurch ist die Angst vor der Hypoglykämie verursacht? – Die Hypoglykämie-angst verhindert ein rationales Diabetesmanagement.
	E	Ist der Behandlungsplan angemessen, ggf. wie kann die ärztliche Empfehlung zur Insulinsubstitution geändert werden?
2. Wahl möglicher Strategien zur Problemlösung	A	Durchführung einer Nachschulung
	B	Familienberatung (Ziel: Kompetenzübertragung an den Jugendlichen)
	C	Training zur Hypoglykämiewahrnehmung
	D	Training zur Angstbewältigung bei Hypoglykämien
	E	Erarbeitung eines angemessenen Behandlungsplans

Spezielle Anforderungen der Krankheitsbewältigung im Jugendalter

Durch das Autonomiestreben Jugendlicher wird die Bereitschaft zur Compliance reduziert

Im Jugendalter treten massive Probleme im Rahmen der Bewältigung einer chronischen Krankheit auf, die eine Vielzahl von Autoren diskutieren [5, 7, 9, 10]. Vielfach wird durch das Autonomiestreben die Bereitschaft zur Compliance reduziert [5], und typische Konflikte mit den Eltern prägen das Bewältigungsverhalten [9]. Das Bestreben, körperlich fit und attraktiv (für das andere Geschlecht) zu sein, erschwert die Krankheitsakzeptanz im besonderen Maße. Zusätzlich belasten die in Tabelle 6 genannten jugendspezifischen Themen die Krankheitsbewältigung. Spezifische Fördermöglichkeiten für diese Altersgruppe liegt zwar vereinzelt vor (s. rechte Seite der Tabelle 6), werden jedoch nur sehr begrenzt von Jugendlichen wahrgenommen.

Förderprogramme für asthmakranke Jugendliche zur Berufsentscheidung

Gehen wir kurz auf die in Tabelle 6 genannten Unterstützungsmöglichkeiten ein. Es lassen sich berufs- und freizeitbezogene Themen unterscheiden. Für asthmakranke Jugendliche, die berufswahl- und ausbildungsreif sind, genügen kurze Förderprogramme von maximal 4 Wochen, um sie zu einer Berufsentscheidung hinzuführen [7]. Ausbildungsreife Jugendliche nehmen an 3-monatigen Maßnahmen zur Berufsfindung teil [7]. Durch solche vom Arbeitsamt geförderte Maßnahmen können folgen-

Tabelle 6

Jugendspezifische Themen der Krankheitsbewältigung (am Beispiel des Asthmas; vgl. weitere Details in Petermann [7])

Themen im Jugendalter	Problemlösung
A. Berufsbezogene Themen	
Berufswahl-/Ausbildungsreife	Teilnahme an Förderprogrammen
Berufswahl unter Beachtung der Allergiebelastung	Teilnahme an Maßnahmen zur Berufsfindung
B. Freizeitbezogene Themen	
Asthmarisiken (z. B. Rauchen)	Antiraucherprogramme/Aufklärungsmaßnahmen
Soziale Fertigkeiten (z. B. Passivrauchen vermeiden)	Einüben von krankheitsspezifischer Selbstsicherheit
Ausübung von Sport	Informationen über geeignete Sportarten und Vorbereitung (ggf. Prämedikation) auf sportliche Aktivitäten

Tabelle 7

Ziele der Familienberatung bei fortschreitenden oder lebensbedrohlichen Erkrankungen, modifiziert nach Noeker und Petermann [5]

Nr.	Ziele
1.	Unterstützung bei der emotionalen Verarbeitung der bedrohlichen Diagnose und Abklärung möglicher Schuldgefühle bezüglich der Krankheitsursachen
2.	Entwicklung einer angemessenen, den Anforderungen gerecht werdenden Bewältigungshaltung
3.	Stärkung einer offenen innerfamiliären Kommunikation über die Krankheit und ihre Begleitumstände
4.	Schutz einzelner Familienmitglieder – v.a. hochbelasteter Mütter – vor Überforderung
5.	Stärkung des familiären Zusammenhalts
6.	Sicherung der Lebensqualität und psychischen Gesundheit der einzelnen Familienmitglieder

schwere berufliche Fehlentscheidungen von asthmakranken Jugendlichen weitgehend verhindert werden.

Die freizeitbezogenen Themen (Asthmarisiken, soziale Fertigkeiten, Sport) können durch spezifische Trainings- und Schulungsmaßnahmen angegangen werden; allerdings ist auch hier mit einer sehr begrenzten Anfangsmotivation der Jugendlichen zu rechnen. Antiraucherprogramme, Übungen zum Bereich Asthmasport und krankheitsspezifische Trainings zum Aufbau sozialer Fertigkeiten für Jugendliche liegen bereits vor [6, 7].

Familienzentrierte Hilfen bei der Krankheitsbewältigung

Im Wesentlichen kann man 2 Wege unterscheiden, das familiäre Krankheitsmanagement zu verbessern. Der 1. bezieht sich auf die Schulung von Familienmitgliedern oder der Familie insgesamt; der 2. stellt die strukturierte Familienberatung bei fortschreitenden oder lebensbedrohlichen Erkrankungen dar. Weiterhin ist es nötig, eine Familienberatung durchzuführen, wenn massive Compliance-Probleme bestehen und möglicherweise eine ungünstige Familieninteraktion diese Probleme verursacht hat oder aufrechterhält.

Prinzipiell sollte man eine Elternschulung anbieten, wenn das chronisch kranke Kind unter 6 Jahre ist. Positive Erfahrungen liegen hier v. a. bei der Neurodermitisschulung vor [8]. Bei Kindern ab dem Schulalter sollten Eltern und Kinder getrennt geschult werden, wobei der Schwerpunkt auf der Schulung der Kinder liegen sollte [6]. In der Regel genügen 2 oder 3 Elternsitzungen, in denen ähnliche Inhalte bearbeitet werden, wie in den Kindersitzungen [7]. Die Schulung der Eltern sollte zunächst mit der ▶ **der Erarbeitung eines wissenschaftlichen Krankheitsmodells** beginnen.

Vor allem beim Asthma bronchiale herrschen nach wie vor Laienvorstellungen hinsichtlich eines psychogen bedingten Asthmas vor, wodurch sich in der Regel die Schuldgefühle der Eltern gegenüber der Erkrankung ihrer Kinder verstärken. Dieses Laienkonzept behindert in der Regel eine aktive Mitarbeit im Rahmen des Asthmamanagements und führt zu ungünstigen familiären Interaktionsstilen (z. B. angstvolle Interaktion, Verwöhnung). In der Regel handelt es sich um emotionale Barrieren der Eltern, die nicht allein durch wissenschaftliche Fakten zu verändern sind. Vielfach gelingt es jedoch den Eltern durch neue Erfahrungen im Kontext des Asthmamanagements (z. B. beim Notfallmanagement), die Schuldgefühle zu überwinden. So gesehen bilden die Elternschulung und die Gespräche mit betroffenen Eltern oft den Startpunkt einer gelungenen familiären Krankheitsbewältigung.

Bei chronischen Krankheiten mit lebensbedrohlichen oder prognostisch negativen Verläufen (z. B. der Mukoviszidose, Krebs- oder Tumorkrankheiten) ist die Familie massiv belastet und eine psychosoziale Unterstützung durch den behandelnden Arzt und einen Klinischen Kinderpsychologen dringend erforderlich. Tabelle 7 stellt aus diesem Grund für diese spezifische Ausgangslage die Ziele der Familienberatung zusammen.

Familienberatung bei massiven Compliance-Problemen

Elternschulung prinzipiell bei chronisch kranken Kindern <6 Jahren

▶ **Erarbeitung eines wissenschaftlichen Krankheitsmodells**

Laienkonzepte behindern in der Regel eine aktive Mitarbeit im Rahmen des Asthmamanagements

Fazit für die Praxis

Chronisch kranke Kinder und Jugendliche weisen eine verringerte Lebensqualität und funktionelle Einschränkungen auf. Durch ärztliche Aufklärung, Familienberatung, Patientenschulung und verschiedene kindzentrierte (v. a. verhaltenspsychologische) Angebote kann die Krankheitsbewältigung unterstützt werden. Alle Maßnahmen, auch und gerade die Wissensvermittlung, muss am Krankheits- und Behandlungsverständnis des Kindes und der Familie ansetzen.

Besonders intensiv werden Ansätze zur Patientenschulung diskutiert, die besonders bei Diabetes mellitus, Asthma bronchiale, Kopfschmerz und Neurodermitis erfolgreich die Krankheitsbewältigung unterstützen. Diese Programme liegen mittlerweile altersgruppenspezifisch ausgearbeitet vor; trotz dieser Vielfalt müssen sich die Programme wissenschaftlich erst noch bewähren. Patientenschulungsprogramme basieren auf dem verhaltenspsychologischen Konzept des Selbstmanagements, worunter man versteht, dass der Patient in die Lage versetzt wird, die Krankheit und Behandlungsanforderungen eigenverantwortlich zu meistern. Leider werden diese grundlegenden Konzepte viel zu wenig in der pädiatrischen Praxis zur Kenntnis genommen, wodurch die Gefahr besteht, dass Schulungsprogramme allzu „naiv" angewandt werden.

Jugendliche Patienten weisen besonders komplexe und folgenschwere Compliance-Probleme auf, die nur durch intensive Bemühungen (Schulung, berufsbezogene Förderung, Familienberatung) angegangen werden können. Die Misserfolgsrate liegt entsprechend hoch.

Sehr positiv sind die Möglichkeiten der Elternschulung (bei Kindern bis 6 Jahre) und strukturierte Angebote zur Familienberatung im Kontext der familiären Krankheitsbewältigung zu bewerten. Auf diese Weise kann man problematische Laienvorstellungen zur Krankheitsgenese modifizieren und dadurch Schuldgefühle der Eltern gegenüber ihrem erkranktem Kind abbauen. Solche Schuldgefühle verhindern – als emotionale Blockade – eine aktive Krankheitsbewältigung.

Literatur

1. Glasgow RE (1995) A practical model of diabetes management and education. Diabetes Care 18: 117–126
2. Lecheler J, Petermann F (1999) Asthmaverhaltenstraining – Grundlagen der Patientenschulung mit Kindern und Jugendlichen. In: Reinhardt D (Hrsg) Asthma bronchiale im Kindes- und Jugendalter, 3. aktualisierte und erweiterte Auflage. Springer, Berlin Heidelberg New York, S 267–273
3. Mühlig S, Breuker D, Petermann F (2000) Schmerz. In: Petermann F (Hrsg) Lehrbuch der Klinischen Kinderpsychologie und -psychotherapie, 4. vollständig überarbeitete und erweiterte Auflage. Hogrefe, Göttingen, S 587–621
4. Niggemann B (1998) Compliance-Probleme bei asthmakranken Kindern und Jugendlichen und deren Familien. In: Petermann F (Hrsg) Compliance und Selbstmanagement. Hogrefe, Göttingen, S 247–255
5. Noeker M, Petermann F (2000) Interventionsverfahren bei chronisch kranken Kindern und deren Familien. In: Petermann F (Hrsg) Lehrbuch der Klinischen Kinderpsychologie und -psychotherapie, 4. vollständig überarbeitete und erweiterte Auflage. Hogrefe, Göttingen, S 513–540
6. Petermann F (Hrsg) (1997) Patientenschulung und Patientenberatung, 2. völlig veränderte und erweiterte Auflage. Hogrefe Göttingen
7. Petermann F (1999) Asthma bronchiale. Hogrefe, Göttingen
8. Petermann F, Warschburger P (Hrsg) (1999) Neurodermitis. Hogrefe, Göttingen
9. Seiffge-Krenke I, Kollmar F (1996) Der jugendliche Diabetiker und sein Arzt: Diskrepanzen in der Einschätzung der Arzt-Patient-Beziehung und der Compliance. Kindheit Entwickl 5: 240–248
10. Warschburger P, Petermann F (2000) Belastungen bei chronisch kranken Kindern und deren Familien. In: Petermann F (Hrsg) Lehrbuch der Klinischen Kinderpsychologie und -psychotherapie, 4. vollständig überarbeitete und erweiterte Auflage. Hogrefe, Göttingen, S 479–511

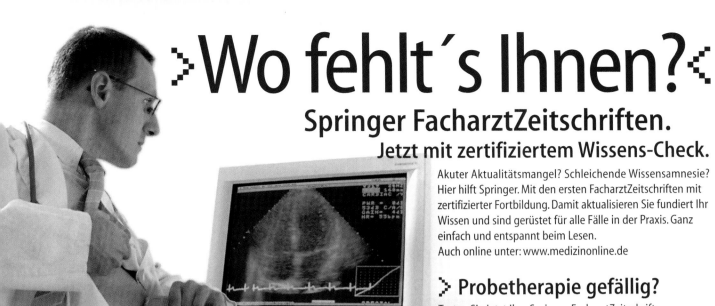
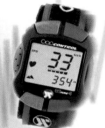
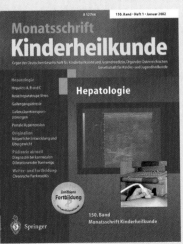
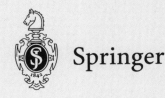